围产期保健宣教概论

WEI CHAN QI BAO JIAN XUAN JIAO GAI LUN

乔秋飞　编著

U0280607

西北大学出版社

前　言

围产期保健是围产期医学的具体应用,是围产期医学的预防部分。主要包括加强孕妇和围产儿的健康管理和监护,从而降低孕产妇和围产儿的死亡。我国地域辽阔,各地经济、文化、卫生事业发展很不平衡。许多城市在孕产妇系统管理的基础上,已开始了围产期保健的试点工作,并总结出符合我国实际情况的一些经验。特别是京津沪三市,在围产保健某些方面的工作,已经接近世界先进水平。而某些农村,新法接生尚未完全普及,新生儿破伤风还时有发生,围产儿和婴儿死亡率还相当高。在孕产妇死亡率高的一些地方,其死因中以产后出血居首位,且多因无血源或无输血条件或无交通运送车辆而造成。为此,我国的孕产妇保健工作,必须采取因地制宜、分级管理和分类指导的原则,要探讨一些切实可行的围产保健知识,让母亲及其家人掌握一些自我监护、自我保健的知识和技术。

本书作者根据多年的临床实践经验,结合基础理论知识,参阅国内外现代文献资料,汇集近年来围产医学的新知识、新技术,吸收国内外有益的经验而编写的。按照城市三级围产保健网开展围产保健工作的要求,从基础理论到工作实践,系统地介绍了各种围产保健知识;对各种监护方法及各种病症的临床表现、预防和处理方法,做了具体的论述。本书的编写力求通俗易懂,医护人员和广大读者均可阅读。

由于缺乏编写经验,加之时间短促,书中一定存在不少缺点,恳请广大读者和同道批评指正。

目 录

第一章 围产期保健概论

第一节 内容及范畴

一、定义

围产保健学是针对女性生殖生理、胎儿及新生儿生长发育的一系列特征,以保健为中心,以群体为对象,在传统的产科、儿科和近年来迅速发展起来的围产医学的基础上,通过长期的妇幼保健的实践及多学科的参与发展而兴起的一门学科。它属于预防医学的范畴。

围产期是指围绕新的生命产生前后的一段时期,通常是指母亲怀孕 28 周后(或 20 周,从末次月经开始算起)到新生儿分娩后 7 天(或 28 天)止。围产保健学则是研究围绕新生命诞生前后不同时期的孕产妇、胎儿及新生儿生理、心理、社会特点及保健要求;研究影响孕产妇、胎儿及新生儿健康的卫生保健、社会环境、经济文化方面的各种高危因素;研究危害孕产妇、胎儿及新生儿健康的各种常见病、多发病的流行病学及防治措施,研究有利于提高防治和监护质量的适宜技术;研究有利于提高孕产妇、胎儿及新生儿健康水平的保健对策和管理方法。本书将涉及婚前及婴儿生后一年所有时期的保健内容。

围产保健学以"儿童优先、母亲安全"为宗旨,以孕产妇、胎儿及新生儿"人人享有卫生保健"为总目标,从而达到降低孕产妇死亡率、围产儿死亡率及新生儿后遗症的发生率,提高人口素质和健康水平的目的。

二、意义

围产保健学的发展直接关系到人类子孙后代的健康和人口的素质。为人口素质的提高奠定了物质基础。

孕产妇及其配偶的健康直接关系到子代的健康,"人之初"是由受精卵开始的,因此形成受精卵的母亲是否健康,将为胚胎的健康打下基础,如果孕前的保健工作有了疏忽,或是正当的科学的生理、心理、社会要求不能得到满足,不良影响将在下一代反映出来,因此而造成的损失和不良后果往往很难弥补。未来人口的健康素质取决于受孕前后母亲及父亲的健康,因此围产保健工作应从孕前咨询开始,婚前、孕前保健是围产保健的基础阶段。

胎儿的生长发育是否正常直接影响出生后儿童的健康,无论是在胚胎时期还是在胎儿时期,各种不良的物理化学因素,或者是生物因素或社会因素,都可能造成孕母的健康受影响,患各种疾病的孕母将是对宫内胚胎或胎儿正常生长发育的直接威胁,以致发生畸形或生长发育异常,因此孕期保健是围产保健的主要阶段。

新生儿时期健康将直接影响人类个体的一生健康,从"一朝分娩"的那一刻开始,这个新生儿作为人类的一个个体便诞生了。这个时期的生命是极脆弱的,极不稳定的,但这个生命是母亲经"十月怀胎"的结局。比起"十月怀胎"来说这是短暂的,但也是关键的。这一阶段的保健工作不但决定了前十个月保健工作的成果能否得到肯定,也直接影响了今后他的人生的质量,因此新生儿期、甚至整个婴儿期保健是围产保健的关键阶段。

三、特点

随着医学,包括基础医学、临床医学及公共卫生学的发展,围产医学近年来发展极快。这主要表现为:①随着遗传学、胚胎学、围产流行病学的深入发展,目前对人类各种遗传代谢病和出生缺陷有了更具体了解,这样使得婚前、孕前咨询成为可能;②各种无创和微创的检查方法的广泛使用,使得孕期的胎儿监测更具体、更仔细、更准确,而且使得胎儿宫内治疗手段近年来得到飞速发展;③新生儿重症监护室(NICU)的广泛建立使得新生儿复苏急救及重症监护技术得到迅速提高,使得新生儿从断脐的一刻开始便处在强有力的保健之下。

但是随着社会经济的发展、社会交往的增加、妇女就业人数的增加,围产保健也面临着新的课题。性传播疾病包括淋病、衣原体病及艾滋病的发生率在上升;商品经济带来了人口的流动性增大,导致围产保健对象不稳定等。

围产保健工作是一项群众性、社会性强,涉及面广,具有相当艰巨性的卫生保健工作。它不同于日常的临床工作,可以坐在医院等病人上门,以治愈疾病为主要内容,而是要深入到家家户户,通过调查研究,了解孕产妇、胎儿及新生儿面临的问题和需要,确定解决的办法,然后组织人力和物力资源,使计划付诸实施,达到解决问题、提高保健水平的目的。它也不像临床工作那样能立竿见影地见到效果,必须经过一定时间的努力,才能显示出成果来。

围产保健工作不仅是一项单纯的科学技术工作,在实施中还包括了许多社会工作,要排除不利的社会因素,绝不是卫生保健部门的力量所能办到的,必须依靠各级政府及政府各部门包括民政、教育等共同协作。

围产保健工作是建立在多学科的理论和实践上,这包括产科、儿科、围产医学,以及流行病学和社会医学的观点和方法,以群体为对象,以预防保健为重点。必须注意预防与医疗相结合,保健和临床相结合。围产保健工作没有围产医学的临床工作为基础、为后盾,就提不高工作水平。围产保健工作者必须团结、依靠广大的产科及儿科临床工作者,因为产科及儿科的临床工作实际上就是围产保健工作的重要组成部分。

第二节　围产保健的工作内容

围产保健是围产医学付诸实施的具体措施,为保障围产期孕产妇、胎儿及新生儿的健康与安全,以围产医学的理论和技术,发展和提高孕产妇系统保健,应用围产医学增添的新的内容、方法和技术,对孕产妇、胎儿和新生儿进行统一的系统保健和管理,以降低围产儿、孕产妇死亡率和远期伤残发病率。

围产期Ⅰ、Ⅱ和Ⅲ的时间计算是从妊娠 20 周或 28 周开始,但是为了胎儿的正常发育和生长,保健工作不能从孕 20 周或 28 周开始,因为从这时开始太晚了,许多不良或致畸因素在孕早期甚至婚前就要加以预防,才能达到优生的目的。国家卫生部 1987 年颁发的"全国城市围产保健管理办法"(试行草案)列出的围产保健的内容为:①早孕保健;②产前检查;③高危妊娠检查和管理;④产时保健;⑤新生儿保健;⑥产褥期保健;⑦围产保健指导及宣教;⑧围产保健要求及监测内容。

除以上内容外,为了优生和做好围产保健工作,还要进行婚前或新婚后和孕前保健。妊娠必须是有计划的,选择在生育最佳的年龄和妇女身体、精神、心理等方面条件最好的时候怀孕。因此保健必须从婚前开始,以免婚后很快怀孕,一切条件均未做好准备。另外婚前男女双方进行咨询和检查,以了解和避免对后代不良影响的婚配,如近亲结婚可以避免;并可矫治一些疾病和计划妊娠的适宜时期,以及宣传孕早期检查和保健的重要性。

新婚后或孕前保健,使青年夫妇掌握避孕方法和选择适宜的妊娠时间,避免滥服药、吸烟及酗酒对胎儿的危害;避免孕早期接触致畸因素或患病毒性疾病;以及宣传早孕检查的必要性和重要性,以免孕早期未得到保健而危害胎儿。

宣传教育工作十分重要。可采用各种科学普及教育方式。例如,组织孕妇和家属学习班、产前门诊宣教等,利用宣传小册、宣传画、幻灯、录像片和医务人员讲课及示教等形式,使孕妇、家属及群众得到围产保健的知识,懂得近亲结婚和低智能痴呆患者婚配的不良后果,掌握妊娠各时期的保健要求,特别是注意 4~6 周这个关键时期,要避免接触各种致畸因素;孕末期指导孕妇进行自我监护,及早发现异常。应根据不同地区和存在的问题,进行不同内容的宣教,以动员社会、家庭和医务人员共同防止社会、环境和家庭对后代生长发育的不良影响,共同为保护母婴的身心健康贡献力量。

第三节 围产保健组织

围产保健是一项科学性、社会性和群众性很强的工作,要开展好围产保健的系统管理,必须在当地卫生行政部门领导下,实行围产保健地区化,并把各医疗机构和各科专家组织起来,才能达到要求。

一、实行围产保健管理地区化

各地区可根据地区内的任务和医疗单位的情况,将孕产妇按居住地点划归就近的医院负责其保健工作,医院就近划分给责任地段。孕产妇可按规定到责任医院(或门诊部)就诊、产前检查、住院分娩,接受责任医院的产后访视和儿童保健。医院对其责任地段的孕产妇进行定期产前检查、孕产期保健及产褥期和新生儿期保健,并对高危妊娠的孕妇进行系统观察和随访,以达到母婴围产期统一系统管理的目的。

二、组织围产保健协作组

1.组织。地区的卫生行政部门,将本地区医疗保健的业务技术骨干组织起来,成立围产保健协作组(有的为委员会)。主要有产科、新生儿科或儿科及围产保健医务骨干,根据需要和任务吸收有关科的专家参加,发挥其业务技术指导作用。

2.任务。通过协作组,可密切医疗、保健及临床与保健之间的关系,共同为提高本地区的围产保健工作质量和水平而努力。

(1)定期开会,讨论本地区的围产保健工作计划。

(2)研究围产保健工作中存在的问题和解决办法。

(3)负责学术交流、教学,科研及技术咨询,更新知识,提高专业队伍的业务水平。

(4)安排工作质量检查的指标和参加检查。

(5)组织业务讲座活动。

(6)对本地区的围产保健工作进行讨论和评审,对围产死亡进行分析和评审。

三、建立和健全围产保健三级网

建立围产保健网是开展好围产保健工作的保证,卫生行政部门根据本地区医疗机构的设备、技术能力、分级分工组织好地区的围产保健三级网。

1.组织。按城市医院和妇幼保健机构的水平、设备条件可分为三级:

(1)一级为基层街道妇幼保健站、医院或卫生院(所)及厂矿保健站。

(2)二级为区妇幼保健院(所)、区级医院及有产科床位的厂矿职工医院。

(3)三级为省、市级妇幼保健院(所)及医院、中央各部属医院及医科大学。

2.上下级机构之间的联系制度各级之间除有明确的职责分工之外,还有一套业务联系的制度:

(1)上级机构通过定期的例会,总结布置工作,对接收转诊的病例进行讲解分析;交流经验,接受咨询;核对各种登记资料,同时检查资料质量。

(2)下级对上级定期汇报工作和正确汇报原始资料,接受上级的质量检查。

(3)上下级之间互通信息,加强协作。

3. 各级的职责。

（1）一级的职责。

①及早掌握孕妇情况，负责做好早孕登记，进行孕早期卫生指导，建立围保卡（册），及早筛出高危病例，及时治疗或转到上级医院确诊。

②有条件者可开展产前检查门诊，住院及产后检查门诊。

③负责管辖范围内产妇的产前和产后访视。

④指定专人负责掌握本辖区孕产妇的全面情况。

⑤正确做好原始资料的积累工作，定期向上级汇报，做好孕卡的回收和上缴。

⑥深入街道、红医站、工厂及里弄卫生站普及围产保健、优生优育知识。

（2）二级职责。

①承担所在区划定的服务范围内全部孕产妇的保健医疗服务。负责一般高危孕产妇产前检查、监护和分娩处理。

②接受挂钩基层机构的全部转诊和会诊。

③与挂钩的上级医院保持密切联系。对特殊高危孕产妇及危重新生儿，应及时请上级医院会诊，或转上级医院诊治。

④负责挂钩基层医院及工厂的业务指导，选派医生定期深入基层开展具体业务指导，并承担基层产科及保健人员的培训和进修任务。

⑤认真填写围保卡（册）及各种记录，重视资料积累和汇总，做好有关围产保健的分析统计和报表工作。

⑥结合各阶段的中心工作，与有关部门协作，组织开展各种群众性的宣传活动。

⑦区妇幼保健院、所（站），除完成上述任务外，必须做好围产保健管理的组织协调和卡（册）印刷、发放和管理工作。

（3）三级职责。

①承担所在区划定的服务范围内全部孕产妇的保健和医疗服务。

②接收挂钩的下一级及其他保健机构中高危孕妇和新生儿的转诊和会诊。

③负责挂钩医院产科的业务指导（包括质量分析、孕产妇和围产儿死亡评审等）和培训及进修等任务。

④设立高危妊娠门诊和病房及产前、优生、遗传咨询门诊，备有必要的监护设备，

如 B 型超声波及能进行围产期监测的有关实验室、专科医院或有条件的妇幼保健院应设新生儿科,综合医院的婴儿室要有专职儿科医师,对危重新生儿要特殊监护。

⑤建立健全产前检查、孕期宣教,产房、婴儿室、产后休养室的各项有关医疗、护理及保健常规制度。认真填写围保卡(册)及各种记录,定期做好统计报表。

⑥编写、制作和提供围产保健,优生优育等宣传资料。

⑦省、市级妇幼保健院(所),除完成上述任务外,还负责定期汇总分析有关围产保健的重点问题,组织调查和进行必要的研究工作。

第四节　围产保健资料的统计、分析和利用

各级医疗保健部门,必须做好围产保健工作的记录、登记和管理,对所获得的资料定期进行收集、统计和分析,以评价该单位或地区所负责的对象——孕产妇和围产儿的健康水平,及所提供的围产保健工作的效果和存在问题,以制订提高工作质量和开展更切合当地实际、效率更高、效果更好的工作计划。

一、统计和分析围产保健资料的意义、重要性

1. 系统的、完整的围产保健资料和数据,是对围产保健工作进行科学评价的依据,可以检查工作是否背离目的和是否失去控制,可以衡量工作的开展及效果。

(1)可查看工作的适当性和足够程度,是否适合服务对象重点问题的需要,所采取的措施能否解决问题。

(2)可检查工作进展的实际情况与所定的指标或规划的差距,找出指标是否合适、成功或不足的经验。

(3)从效率上看,所花费的人力、物力和财力,与所得的成果之间的关系如何。

2. 为各级卫生行政部门制订围产保健规划提供数据资料,使之完善,切实可行并能解决主要问题。

3. 对影响孕产妇和胎婴儿的死因、各种危险因素和发病因素进行监测和流行病学研究,以便提出对策。

4. 对围产保健三级网的各级机构提出的资料进行研究分析,可以对各机构的工作

进行有效的监督和提出改进措施。

5.培养各级人员对资料的重视,培养其以科学的态度来进行工作管理和评价。

6.各单位或地区每日或每季度,对各种原始资料的数据和指标进行统计分析,可作纵向或横向比较,知道现在的工作情况,和以前作对比,也可和相对等的单位进行同时期的对比,找出差距,发现存在的问题,研究出今后努力的方向。

7.可针对统计分析的结果,提出人员培养的内容、方式与时间等,制订或调整培训方案。

二、原始资料的收集和管理

大量的和经常取得的原始资料,是来自日常的工作记录、病历记录,也可以由统计报表和专题调查而取得。

1.原始记录的填写要求。应向填写记录的医务人员说明原始记录的作用和重要性,要求填写准确、完整、及时,防止漏填、误填、重复或含糊不清,使资料和数据确切可用。应指定专人分工负责核对资料的登记、管理和统计报表工作。原始记录表的项目要明确、符合工作的要求,避免繁琐和不必要的项目和重复,要明确规定收集的范围、观察的指标、记录的要求和统一的标准。

2.基本原始记录。

(1)围产保健卡(册)各城市多已设计了统一使用的围产保健卡(册)。在此卡(册)内有孕妇从早孕登记开始到产褥期结束为止的孕产妇和新生儿的病史,检查结果,妊娠、分娩和产后的过程及接受治疗情况的摘记或索引,积累了个案资料。围产保健卡(册)所起的作用如下:

①可以了解孕妇的孕产期全过程,及其(怀孕的)胎儿及新生儿的情况,以便进行统计分析。

②可以反映医疗保健机构对孕妇的系统管理,及给予的围产保健措施的质量和效果。

③可作为医疗和保健机构互通信息的媒介,以加强协作,达到防治结合。

④对正常和高危孕产妇实行分级管理的情况和记录。

(2)出生报告卡(包括孕28周以后的活产、死胎和死产)、胎婴儿死亡报告卡和孕产妇死亡报告卡这些是生命统计的重要原始记录。通过出生报告卡可以知道出生数,是统计出生率和围产儿及孕产妇死亡率的基数。必须注意不要漏掉孕28周以后的死胎和死产的出生报告卡和死亡报告卡的填写,因为围产儿死亡率要包含此两者。育龄妇女死亡者,必须弄清她是否怀孕。往往有孕早期和中期者,患其他疾病而死亡,因为不知道她是孕妇,而未计入孕产妇死亡。产后42天内的妇女死亡,仍统计在孕产妇死亡中,分娩1个多月后死亡者,往往被漏掉。

(3)围产保健管理登记表。围产保健工作内容很多,为了便于进行统计和分析工作,除了定期收回围产保健卡(册)进行统计分析外,每日各医疗保健机构进行的围产保健工作必须进行登记。

(4)门诊部和医院的产前检查和住院病历也是很重要的原始资料,在进行许多细致和深入的分析时需要查阅,也要填写详细和清楚、完整。

3.原始资料的收集和管理。

(1)围产保健卡(册)的管理。

①建立保健卡。每个孕妇在早孕时,必须到所居住地区的地段保健站(一级机构)建立围产保健卡(册),以便开始早孕保健和系统孕期管理。

②保健卡的使用和运转。孕妇进行产前检查或咨询时,须携带围产保健卡(册),由医务人员将检查结果摘要填写。住院分娩时,亦带此卡(册),由医院接生人员将产时分娩和产后母婴情况,填写到卡(册)里。出院后将卡(册)交回地段保健站。一级医疗保健机构接到卡(册)后,即进行产后访视并填入访视情况。

③保健卡回收。产妇进行产后检查后,医生填入检查结果,产妇将围产保健卡(册)交基层保健站,由基层保健站交地区保健院、所(站)。将新生儿情况小结,转交儿童保健机构,以便对新生儿进行系统管理。

(2)出生和死亡报告由负责接生和处理死亡的医务人员——医生或助产士负责记录和报告。区妇幼保健所(站)负责保存。各市、区根据情况建立生命统计工作,建立和健全出生和死亡的登记报告制度。市和区妇幼保健所、站,定期统计死亡率和进行死因分析。

(3)通过例会、联席会或工作检查,上级对下级各单位所报的各项数据、指标和原始记录进行核对和检查,以保证数据的正确、完整及合乎逻辑。

三、数据和指标的统计与分析

原始资料提供的基本数据,是分散的、零星的,只有被观察对象的各自特点。必须进行统计,提取出所要的数据和指标,才能显示其特点,对工作进行客观的检验和评价,以提高工作质量。统计工作的基本步骤是:收集资料、整理资料和分析资料。有目的、有计划地进行科学的加工,使之系统化、条理化,以便进行统计分析。把整理后的资料,进一步计算相应的指标,并结合专业知识,进行分析对比,从丰富的数据资料中,阐明研究对象的特征和找出规律,用于指导实践。

围产保健资料统计的主要内容,是调查母婴的健康状况及疾病发生情况,分析和评价围产保健工作的质量、效果和存在问题,为制订工作计划及改进和提高工作质量提供科学依据,使各项保健工作更加切合实际,效果更好。

各级医疗保健机构,按照围产保健三级网的职责要求,进行围产保健的数据和指标的统计与分析:

(1)根据孕妇登记,一级机构负责每季度统计一次,并填写《围产保健工作报表》上报。

(2)围产儿死亡率和孕产妇死亡率及其死因构成,根据出生和死亡登记报告卡统计,每半年一次,以评价母婴健康水平,反映围产保健工作的效果。

(3)疾病发病率和保健工作指标的统计。每个地区或城市,每年抽取一定数量的围产保健卡(册),按选定的指标进行统计分析,以评价围产保健服务工作的覆盖面和质量,以进一步确定重点保健措施。

第五节　评价围产保健工作的指标及其计算法

通过对围产保健工作资料的统计分析,可以得出工作指标,作为评价和衡量工作水平和质量的标准,又可提供制订计划、指导工作和开展研究工作的依据。在开展工作前,有设想和计划,同时也要考虑用什么指标,来进行阶段性的工作小结和检查,看工作完成的程度及效果,便于检查。

一、指标的意义和作用

指标是某一种情况的标记,以反映某一情况的程度;是评价的工具,用以直接或间接地衡量该情况的变化;是用数字来评价工作的质量。例如,评价围产保健工作的质量,可用孕妇早孕受检率作为指标之一。选择指标时要有确定的目的、严格的科学性,它应该是能够衡量该种情况,是可靠的、灵敏的和符合这些要求的。指标的定义和计算方法,必须有统一的标准,才能使统计数字口径一致,便于比较。

指标是反映实际情况或事物,衡量所定目标实现的程度的尺度。有计划地应用各种指标衡量工作,可以揭示工作发展的方向和变化,有助于进行比较。例如,用某一个指标可以进行某单位或地区的工作的前后对比,也可以进行同时期、不同单位或地区之间工作的对比。指标也有助于确定工作的重点,考虑适宜的策略。例如,我国大部分城市的孕产妇死亡率已比较低,围产儿死亡率仍很高,因此工作重点应放在围产期保健,以降低围产儿死亡率。

二、围产保健工作指标的分类

将围产保健工作指标按时间分为孕期、产期、产褥期、新生儿期和围产期的保健服务工作指标,在各期里都有保健措施、工作和效果的指标,另一种是分为反映母婴健康和反映保健服务工作的指标;还有一种是按性质把指标分为围产保健措施(即服务工作)和工作效果两种指标,这种分法比较清楚,可以反映母婴健康状况、保健服务的状况、效果和存在问题,有利于制订新的保健对策和计划。

三、各类保健指标及其计算

1. 基本情况项目为了计算以下指标,必须掌握一些基本情况的数据。

(1)服务对象人口总数一般用年平均人口数,即当地上年年末或本年初的人口数,与本年末人口数的平均数;或用本年中的人口数代替平均人口数。

(2)生育年龄妇女数。服务对象为 18~45 岁妇女的人数。

(3)产妇总数。

(4)分娩总数。包括活产及体重≥1000g 或≥孕 28 周的死胎和死产。

（5）出生率 $= \dfrac{同年出生人数}{同期年平均人口数} \times 1000(‰)$

（6）初产率 $= \dfrac{初产妇人数}{同期产妇人数} \times 100(\%)$

（7）活产总数。不论通过自然分娩或手术分娩，当胎儿全身脱离母体时，无论脐带是否剪断，或胎盘是否剥离，有任何一个生命征兆者（见下）为活产。

生命征兆：①呼吸；②心跳；③脐带搏动；④随意肌肯定地收缩过。

死产经抢救后，恢复过任何一种生命征兆者，亦为活产。

（8）围产期Ⅰ的围产儿总数。体重≥1000g 或 ≥孕 28 周的死胎和死产及满 7 天以内的新生儿数。

2.保健措施指标及其计算法。

（1）孕期建卡率 $= \dfrac{孕 3 个月建立围产保健卡（册）产妇人数}{同期产妇总数} \times 100(\%)$

（2）早期受检率 $= \dfrac{孕 12 周前受检产妇总数}{同期产妇总数} \times 100(\%)$

（3）孕期受检率 $= \dfrac{孕期受检产妇人数}{同期产妇总数} \times 100(\%)$

（4）平均产前检查次数 $= \dfrac{产前检查总次数}{同期产妇总数}$

（5）新法接生率 $= \dfrac{新法接生产妇人数}{同期产妇总数} \times 100(\%)$

（6）住院分娩率 $= \dfrac{住院分娩人数}{同期产妇总数} \times 100(\%)$

（7）产后访视率 $= \dfrac{产后初次访视人数}{同期产妇总数} \times 100(\%)$

（8）产后访视平均次数 $= \dfrac{产后访视总人次数}{同期产妇总数}$

（9）高危孕产妇系统管理率 $= \dfrac{系统管理的高危产妇人数}{同期高危产妇总数} \times 100(\%)$

（10）产后 4~6 小时抱喂母乳率 $= \dfrac{产后 4~6 小时抱奶婴儿数}{同期内婴儿数} \times 100(\%)$

（11）产后 4 个月母乳喂养率 $= \dfrac{产后 4 个月母乳喂养人数}{同期活产数 - 4 个月内死亡婴儿数} \times 100(\%)$

（12）产后 42 天检查率 $= \dfrac{\text{产后 42 天受检产妇人数}}{\text{同期产妇总数}} \times 100(\%)$

（13）围产保健卡（册）回收率 $= \dfrac{\text{实际收回保健卡（册）数}}{\text{同期已建卡的产妇人数}} \times 100(\%)$

3. 保健效果指标。

（1）胎位矫正率 $= \dfrac{\text{产时已矫正胎位人数}}{\text{孕期} \geqslant 28 \text{周胎位异常人数}} \times 100(\%)$

（2）早产率 $= \dfrac{\text{早产人数}}{\text{同期产妇总数}} \times 100(\%)$

早产指孕满 28 周，但不足 37 周的分娩（即 190 天到少于 259 天的妊娠）。

（3）孕产妇某种疾病的发病率 $= \dfrac{\text{孕（产）期某种并发症发生数}}{\text{同期产妇总数}} \times 1000(‰)$

（4）子痫发生率 $= \dfrac{\text{子痫病人数}}{\text{同期产妇总数}} \times 100(\%)$

（5）会阴Ⅲ°裂发生率 $= \dfrac{\text{会阴Ⅲ°裂人数}}{\text{同期产妇总数}} \times 100(\%)$

（6）产后出血率 $= \dfrac{\text{产后出血产妇人数}}{\text{同期产妇总数}} \times 100(\%)$

产后出血指产后 24 小时内，出血量 $\geqslant 400\text{ml}$。

（7）产后感染率 $= \dfrac{\text{产后感染人数}}{\text{同期产妇总数}} \times 100(\%)$

（8）胎位性难产发生率 $= \dfrac{\text{胎位异常难产数}}{\text{同期产妇总数}} \times 100(\%)$

胎位性难产指由于横位、臀位和面先露所致难产，不包括其他头位异常。

（9）新生儿出生缺陷率 $= \dfrac{\text{某期内出生缺陷婴儿数}}{\text{同期内出生总数}} \times 1000(‰)$

（10）新生儿合并症发生率 $= \dfrac{\text{新生儿合并症发生数}}{\text{同期活产总数}} \times 1000(‰)$

（11）平均出生体重：即出生体重的中位数。

（12）低出生体重儿发生率 $= \dfrac{\text{体重} < 2500\text{ g 活产婴儿数}}{\text{活产总数}} \times 100(\%)$

（13）新生儿破伤风发生率 $= \dfrac{\text{新生儿破伤风数}}{\text{期内活产数}} \times 100(\%)$

（14）死胎率 = $\dfrac{孕周 \geqslant 28 \text{ 或体重} \geqslant 1000g \text{ 的死胎数}}{孕周 \geqslant 28 \text{ 或体重} \geqslant 1000 \text{ g 胎婴儿总数}} \times 1000(\text{‰})$

（15）死产率 = $\dfrac{孕周 \geqslant 28 \text{ 或体重} \geqslant 1000g \text{ 的死产数}}{孕周 \geqslant 28 \text{ 或体重} \geqslant 1000 \text{ g 胎婴儿总数}} \times 1000(\text{‰})$

死产指产程中死亡者。

（16）胎儿死亡率 = $\dfrac{孕周 \geqslant 28 \text{ 或体重} \geqslant 1000g \text{ 的死胎和死产数}}{孕周 \geqslant 28 \text{ 或体重} \geqslant 1000 \text{ g 胎婴儿总数}} \times 1000(\text{‰})$

（17）早期新生儿死亡率 = $\dfrac{生后 7 \text{ 天以内的新生儿死亡数}}{同期内活产数} \times 1000(\text{‰})$

（18）围产期Ⅰ死亡率

$= \dfrac{孕周 \geqslant 28 \text{ 或体重} \geqslant 1000g \text{ 的死胎、死产及 7 天以内新生儿死亡数}}{孕周 \geqslant 28 \text{ 或体重} \geqslant 1000 \text{ g 胎婴儿总数}}$

$\times 1000(\text{‰})$

（19）孕产妇死亡率 = $\dfrac{妊娠后至终止妊娠后 42 \text{ 天内的孕产妇死亡数}}{同期活产分娩数} \times 1000(\text{‰})$

（20）特定出生体重的围产死亡率，按出生体重分组计算其死亡率，可分为 < 2500g、2500 ~ 3999 g、及 $\geqslant$ 4000 g 三组。

例如：出生体重 2500 ~ 3999g 组新生儿死亡率

$= \dfrac{出生体重 2500 ~ 3999 \text{ g 新生儿死亡数}}{同期体重 2500 ~ 3999g \text{ 新生儿总数}} \times 1000(\text{‰})$

第二章　孕期保健

第一节　早期妊娠的诊断

胎儿在子宫内生长发育,引起孕妇机体生理和解剖上一系列变化,临床上根据这些变化确定妊娠,妊娠全过程在临床上分为三个时期:妊娠 12 周以前称为早期妊娠,妊娠 12~28 周为中期妊娠,妊娠 28~40 周为晚期妊娠。

诊断早期妊娠主要依靠以下几方面:

一、症状

1. 停经。停经为妊娠的主要症状,凡育龄妇女,夫妇同居,既往月经规律,突然停经者,应首先考虑到有妊娠的可能,但应注意与因病闭经者加以区别。

2. 消化系统症状。多数妇女在停经后 40 天左右,出现不同程度的食欲不振,偏食,唾液分泌增加,或晨起有轻度恶心、呕吐。

3. 尿频。由增大的子宫压迫膀胱所引起,此症状在子宫继续增大,升入腹腔后,可自行消失。

4. 乳房胀痛。在停经后约 40 天起,可有乳房胀痛或刺痛感。

5. 其他。头晕、体倦、懒言、嗜睡、怕冷等不适。

二、体征

1. 乳房变化。乳房增大,乳头及乳晕色素沉着,乳头周围有深褐色小结节突起。

2. 生殖器官改变。妊娠后,生殖器官充血、黏膜增厚,尿道和宫颈呈紫蓝色而柔软,子宫随妊娠月份增加而增大变软。其前后径增加明显而成球形。子宫峡部变软较体部明显,检查时感到子宫体与子宫颈好似不相连的两个部分,此征被称为海格氏征。

三、检查

1.妇科检查。检查所见如上述之乳房和生殖器官的体征。

2.辅助检查。在孕早期,经病史和妇科检查,确诊妊娠有困难时,可采用辅助检查。

(1)黄体酮注射试验　用复方黄体酮1支或黄体酮10mg加乙底酚注射液1mg混合,肌肉注射,每日1次,连用3~5天。如停药后3~5天仍无月经者,可以拟诊为妊娠。

(2)宫颈黏液涂片检查　宫颈黏液的量、性状、内含物等,受卵巢激素的影响而变化。雌激素促进宫颈黏液结晶形成,而孕激素则抑制其出现。正常情况下,月经周期第7天后,出现羊齿状结晶。排卵后,孕激素的出现使宫颈黏液结晶消失,而出现排列整齐的椭圆小体。故停经后,宫颈黏液未出现羊齿状结晶,而为排列整齐的椭圆体,可拟诊为妊娠。

(3)测定妊娠后母体内胎盘激素,如hCG(绒毛促性腺激素)。

①直接测定母亲血或尿中hCG含量。据研究,妊娠后母体血浆中hCG含量与尿中含量差异不显著,故查尿中含量即可。表2-1列出妊娠后孕妇尿中hCG含量变化。

表2-1　孕妇尿液 hGG 含量变化

时　间	平均值(ng/ml)	范围(ng/ml)
60~80 天	4460	2100~6000
80~90 天	3064.5	950~4750
100~160 天	1359	350~2500
160~200 天	686.6	200~1850
200~240 天	1500	350~1950

用此法不但可诊断妊娠,还可诊断滋养细胞疾病。

②蟾蜍实验。一定量的绒毛促性腺激素,可刺激雄性蟾蜍或蛙排精。取体重20~30克的雄性蟾蜍,自肛穴内取尿液检查。无精子者,可以选用。取受试者尿2~3毫升,注射入蟾蜍皮下,2~4小时后,再取肛穴尿液检查,如发现精子,则为妊娠试验阳性,若无精子,再观察24小时,如仍无精子,则为阴性。此方法诊断妊娠比较准确,假

阳性率低。

③免疫试验。根据免疫学原理,人类绒毛促性腺激素属蛋白类物质,可作为抗原。将绒毛促性腺激素注入家兔体内,制备含抗体的血液。再用羊的红细胞吸附绒毛促性腺激素,做成致敏细胞。用受试者晨尿,加入含抗体的血浆中,如果尿中含绒毛促性腺激素,则抗原抗体结合,再加入致敏红细胞,则不发生凝集反应。此法诊断妊娠,阳性率在90%以上,操作方法简单,已为临床所广泛使用。

(4)测定母体血浆中妊娠特异性蛋白(SP_1)含量和尿中妊娠特异性蛋白含量,可以比较准确地诊断早孕和早早孕。测定方法有放射免疫法、妊娠特异性 β_1 糖蛋白反向被动血凝试验,后者方法敏感、简单、快速。操作时用吸管向试验用的微量血凝板之小孔内每孔滴一滴生理盐水,然后用稀释棒沾滴受试者血清或尿样品,作倍比稀释。再向每孔中滴加诊断用血细胞悬液,每滴含 25 微升。振荡 30～60 秒钟,然后将试验板置37℃箱中 30 分钟,或室温 20 分钟,然后判断结果:不凝者为阴性,呈现典型凝集的样品最大稀释度为阳性反应终点。以此稀释倍数乘以试剂的敏感度,为样品(受试者血清或尿中)中 SP_1 的含量。在早孕期孕妇尿中 SP_1 含量低于血中的含量。从早孕 37 天至 68 天,SP_1 在血中的含量为 0.58～5.75μg/ml,在尿中的含量为 0.21～0.47μg/ml。可见其含量随妊娠日期增加而增高。

第二节　产前检查

妇女妊娠以后,全身各器官和系统发生一系列的生理变化,功能负荷加重。如果机体器官原有疾病,可因负荷加重而失去代偿能力,不能承担妊娠或在妊娠后出现一些并发症,如妊娠高血压综合征,可使母、婴病死率,围产儿死亡率增加。为确定母体疾病是否可以妊娠和胎儿宫内发育情况,及早发现妊娠合并症,并向孕妇进行妊娠分娩的知识教育,产前检查是十分重要的。

一、产科初诊

(一)初查时间

初查时间应在早孕(10 周以前)进行,其原因是:

1.可以准确地知道怀孕的时间,作为分娩处理的重要根据。

2.可以了解母体健康状况,是否能负担妊娠和分娩的过程,如果不适合,可早期终止妊娠,对母体较为安全。

3.可以进行遗传咨询,对可疑者可在孕早期终止妊娠。

4.可及早接受健康知识教育,避免有害因素对妊娠的影响,并可调配有利于母儿的合理膳食。

(二)初查内容

1.确定是否妊娠,建立病历和围产保健手册(或保健卡)。

2.询问病史是筛查高危妊娠和胎儿质量的重要环节,其中每项内容均不可忽视。

(1)一般信息为姓名、年龄、籍贯、职业(包括工种);结婚年龄、丈夫健康情况、有无性病;避孕情况:无、工具、宫内避孕器、药物、其他、时间;月经情况:初潮、周期、末次月经、前次月经。

(2)孕期情况。早孕反应:轻、中、重。阴道出血:无、有,原因。发烧:无、有,原因。

有害与致畸因素接触情况:汞、铅、苯、农药、一氧化碳、其他;药物、放射线、病毒感染及其他传染病;吸烟、饮酒。

(3)既往孕产史:流产(自然、人工)、早产、死胎、死产;足月分娩、自然分娩,手术产、合并症;双胎史。

婴儿情况:性别、低体重儿、健存、疾病、畸形(种类)、死亡(原因)。

(4)既往疾病:本人是否存在结核、心脏病、高血压、肝脏病、肾炎、糖尿病、甲状腺功能亢进、甲状腺功能低下、代谢性病、遗传病;过敏史、手术史等情况。

(5)家族史:家庭是否存在高血压、肾炎、妊高征、遗传性疾病、多胎、畸形或其他病史。

3.体格检查甚为重要,应包括全身状况和产科检查,是产科处理的重要依据。

(1)一般体检

①发育和营养状况:佳、中、差。

②身高:145cm以下常提示有骨盆狭窄。

③体姿和步态:对发现骨盆异常具有重要意义。

④体重:可了解营养状况,提示有无代谢性或其他内科疾病。

⑤血压:孕 20 周前测得的血压,可作为基础压的参考,对日后妊高征的鉴别诊断甚为重要。

⑥脉搏、呼吸。

⑦皮肤:有无黄染、出血点、水肿。

⑧颈部:活动情况,气管位置,甲状腺肿大否,有无静脉怒张。

⑨胸部:胸廓是否对称,有无畸形,呼吸运动。乳房发育、肿块及慢性病变,乳头突或凹陷。心脏心界正常或扩大,心律是否规律,有无杂音。肺呼吸音、其他。

⑩腹部:外形,血管怒张,色素沉着,妊娠纹。触诊了解肝、脾是否肿大。

⑪脊柱、四肢有无畸形,活动是否正常。

(2)产科检查

①腹部检查。了解子宫大小、形态。子宫长轴取纵式,则为纵产式。如腹部两侧显得特别突出,胎儿取横产式可能性大。腹部增大过快,要注意有无羊水过多或双胎。故应测量腹围、子宫底高度。

1)触诊:采用四段触诊法,首先触摸子宫底,了解其内胎体之形态、硬度、活动度。如是胎头则为圆形,规则,质硬,易推动;如为臀位则形状不规则,较大,质软,不易推动,如活动,则胎背常随之运动。其次,触摸腹壁两侧,胎背和肢体。然后查清胎先露是头或臀,根据胎头突出部分朝向胎背或胎儿腹侧,可知道胎头处于俯曲或仰伸状态。最后了解胎先露和骨盆之关系,胎头是否入盆,或衔接。

2)听诊:得到胎心音的部位,作为诊断胎位的参考。胎心音从胎体与母体腹壁最接近的部位传出最为清晰。一般情况下,胎儿脊背前弯,四肢屈曲,整个胎儿呈俯屈状。故胎儿取枕前位,骶前位和肩前位时,胎背接近母亲腹壁。而胎儿呈面前位、额前位时,胎胸挺突,贴近母体腹壁。因此胎儿为枕前位时,胎心音在下腹两侧近腹中线最清晰;如为枕横位或枕后位,则胎心音分别在母体下腹部和双外侧最清楚;臀位、骶前位,胎心音在上腹两侧近中线最清楚;骶后位则在上腹两侧靠外(离中线较远)可听到清晰的胎心音;如为横位,则在母体脐周可听到最清楚之胎心音。

②阴道检查。外阴和阴道检查,对妊娠和分娩过程,具有重要的价值。孕妇初次检查与一般妇科检查方法相同,主要应明确以下情况,以作为分娩处理的参考。

1）外阴：发育佳，不良；有无炎症；有无肿块、静脉曲张及疤痕。

2）阴道：分泌物是否正常，有无炎症、畸形、肿物、疤痕。

3）宫颈：大小，有无炎症、裂伤、息肉、肿瘤。

4）子宫：增大情况，大于、等于或小于孕月；形态是否正常，如单角子宫，双角子宫；肿瘤在浆膜下、肌壁间、子宫体部或底部、峡部。

5）附件：有无肿瘤，实质性或囊性。

③骨盆外测量。骨盆的大小和形态，是分娩能否顺利进行的重要因素之一，故在产前检查中，不可缺少此项检查，必要时在临产前还需重复检查核实，以便作出分娩处理计划。

1）髂棘间径：平均值为 24.3cm，作为估计骨盆入口横径的价值不大。

2）髂嵴间径：平均值为 28cm，柯氏的大量临床资料证明，这个径线与骨盆入口按比例增减，并提出了估计骨盆入口横径的换算方法，即测得的髂嵴间径数减去常数 16，为骨盆入口横径数。如测得数为 29，骨盆入口横径为 29 减 16 等于 13。

3）骶耻外径：骶耻外径的大小与骨盆入口前后径成比例，是骨盆外测量中最重要的径线之一。均值为 20cm，18cm 为临界值。小于此值需做进一步检查，除外骨盆狭窄。

4）米氏菱形区：横径为 9.4cm，直径（上、下）为 10.5cm。横狭骨盆，横径缩短，佝偻性骨盆则为上段变短；偏斜骨盆时菱形区不对称。故此区情况对估计骨盆有一定临床价值。

5）出口横径：即坐骨结节间径，正常值大于 8 cm。此径的临床价值最大，可用来估计阴道分娩的可能性。

出口后矢状径。正常值为 8～9 cm。在骨盆出口横径小于 8cm 时测量此径线，因为坐骨结节间径狭窄的孕妇，耻骨弓下废区大，儿头下降时，向骨盆出口后三角推进，故此径的宽窄与胎儿能否顺利娩出密切相关。出口横径与后矢状径之和大于 15cm，中等大小的胎儿可由阴道分娩。亦有学者提出计算面积更为合理，即以 1/2（坐骨结节间径×出口矢状径），乘积在 35～55 之间者，可由阴道分娩，25～34 之间者，分娩有困难。如小于 25，则不能从阴道分娩。

④骨盆内测量。从骨盆外测量怀疑骨盆狭窄的病例，孕 36 周后胎头未入盆者，或

临床检查怀疑有头盆不称时,可做此项检查。一般在孕36周后进行。通过此项检查可更为准确地估计经阴道分娩之难易。测量时注意孕妇采用正确的姿势,一般为膀胱截石位。外阴清洗后进行检查。可先测量中骨盆,后检查骨盆入口情况。中骨盆横径即坐骨棘间径,平均值为10cm。中骨盆前后径,即第4和第5骶椎关节面至耻骨弓下缘,平均值为11.5cm。中骨盆后矢状径(坐骨切迹底部宽度)可表明中骨盆后部情况,可估计胎头在此回转是否会发生困难。正常为3横指宽。然后检查者以手沿骶骨向上,探查清骶骨弯曲度,最后测得对角结合径。一般情况,检查者难以触到骶骨岬。如扁平骨盆,骶岬前突则可以触到。测量此点与耻骨弓下缘距离即为对角结合径,正常应大于12cm。对角结合径减去1~1.5cm为真正的骶耻内径。

为明确骨盆狭窄情况,还可进行狭窄骨盆评分(表2-2)。

表2-2 狭窄骨盆的评分标准

骨盆大小	骶耻外径(cm)	对角径(cm)	坐骨结节间径(cm)	坐骨结间径 + 后矢状径(cm)	评分
>正常	>19.5	>13.5	>9.0	>19.0	6
正 常	18.5~19.5	12.0~13.5	8.0~9.0	15.5~19.0	5
正常边界	18.0	11.5	7.5	15.0	4
轻度狭窄	17.5	11.0	7.0	14.0	3
中度狭窄	17.0	10.5	6.5	13.0	2
重度狭窄	≤16.5	≤10.0	≤6.0	≤12.0	1

4. 化验室检查。

(1)血。血常规检查,包括血色素、红细胞、白细胞计数;血型、肝功能及澳抗、甲胎蛋白;其他项目则根据病史及体检决定。

(2)尿。尿常规,尿糖;其他检查根据病史和体检决定,预约在复诊时进行。

5. 诊断。根据病史体检得出初步诊断。

6. 处理。拟订孕期随诊计划,包括检查时间和内容。对不宜继续妊娠者,拟出终止妊娠的时间、方式和其他终止妊娠前后的处理。

二、产科复诊

复诊检查甚为重要,可以及早发现妊娠期合并症,及时确诊,及时处理,及时了解胎儿在宫内的发育和安危情况,拟订监护计划,确定分娩方式,进行孕期卫生教育。

(一)检查次数

整个孕期需检查 10 次左右。

(二)检查时间

孕早期(孕 3 个月前)检查 1 次,情况正常者在孕 5 个月以后每月检查 1 次。孕 28 周后每两周检查 1 次。孕 36 周后每周检查 1 次或遵医嘱。

(三)检查内容

1. 询问。健康情况、胎动出现时间,并记录之。

2. 检查。记录检查日期,检查孕周,测体重(图 2-1)、血压,观察有无浮肿,测量子宫底高度、腹围,检查胎位、胎心,绘制妊娠图。

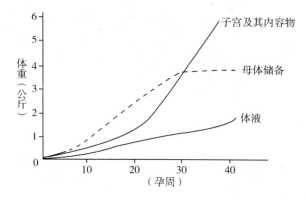

图 2-1　正常妊娠体重增加的组成部分

3. 化验。每月复查血常规、尿常规。特别情况按病情随时复查。特殊检查根据病情决定,如 B 超、羊水检查、绒毛检查等。

(四)高危妊娠管理

1. 根据病史和检查及时识别和诊断高危妊娠。

2. 建立高危妊娠登记、追踪、检查记录卡片或登记本。每周检查 1 次卡片或登记本,追踪来就诊者。

3. 确定复诊检查时间、检查内容,包括一般产科检查和特殊的辅助检查内容。每周 1~2 次监测胎儿、胎盘功能(详见胎盘功能的监测)。孕 33 周后,可每周 1~2 次胎心监测,作 NST,如为异常结果可随时进行复查。每周作 B 超 1 次,监测宫内发育情况。

4.保健指导,教孕妇作自我监护(详见本章第五节)。

5.根据病情变化,随时请主治医师拟订治疗计划。

(五)预测分娩方式和分娩地点

一般在孕26周后由高年医师或主治医师进行,复查及审核整个孕期情况后将处理意见记录在孕期鉴定的专门栏目内。

第三节　遗传咨询与产前诊断

遗传咨询也叫做遗传商谈,它是指对遗传病患者及其家属所提出的有关其疾病的问题,由从事医学遗传学专业人员,或掌握一定的遗传学知识的临床医师进行解答的过程。一般咨询内容包括对疾病的发病原因、遗传方式,子女患病的危险率等问题进行解释、提出建议和指导。对有可能生出染色体病、遗传性代谢病或先天畸形儿的孕妇,进行有关的产前诊断,及早诊断出胎儿的缺陷或严重的遗传性疾病,及时中止妊娠,避免异常胎儿的出生,对提高人口素质有十分重要的意义。

一、对象

1.高龄孕妇(即35岁以上者)。

2.生过畸形儿或呆傻儿者。

3.有习惯性流产、死胎、死产等不良生育史者。

4.生过遗传病或染色体病儿者。

5.夫妇双方之一为遗传病或染色体病患者。

6.夫妇双方之一为染色体平衡易位或倒位携带者。

7.夫妇双方之一有遗传病家族史者。

8.近亲结婚者。

9.孕期接触放射线化学毒物或患病毒感染者。

10.孕期服用致畸形药物者,如抗癌药、抗癫痫药等。

二、咨询的程序

1.通过询问有关患者或前一患儿的病史,询问孕妇本人的生育史、家族史,做体格检查,初步判断是否遗传病,属于哪一类遗传病。

2. 建议做必须的专科检查进一步确诊。

3. 在确诊的基础上对复发危险率做出估计。

4. 对本次妊娠的处理提出建议和忠告。

三、遗传性疾病的类别及其患病危险率

（一）单基因遗传病

由单个基因突变所引起的疾病称单基因遗传病。

1. 常染色体显性遗传病。

（1）常见者如软骨发育不全、成骨不全、多发性神经纤维瘤，多发性家族性结肠息肉、肾源性糖尿病，多囊肾（成人型）、遗传性震颤症、遗传性球形红细胞增多症、地中海贫血、先天性眼睑下垂、遗传性舞蹈病、结节性硬化症等。

（2）复发危险率。夫妇双方之一为患者，其子女患病危险率为50%，若为重症遗传病，则不宜再生育，若夫妇双方之一的同胞中有患者，而夫妇双方正常，则子女患病危险率与一般人群发病率相同。

2. 常染色体隐性遗传病。

（1）较常见者如小头畸形、苯丙酮尿症、肝豆状核变性、扭转痉挛、视网膜色素变性、先天性青光眼、先天性全色盲，先天性聋哑、先天性肌弛缓症、婴儿型进行性肌萎缩、先天性肾病综合征、多囊肾（婴儿型）、白化病、垂体性侏儒、呆小症、克汀病，肾上腺性征异常综合征等。

（2）复发危险率。如夫妇双方之一为患者，对方正常，其子女一般不发病，但都是致病基因携带者，携带者与正常人结婚其子女不会发病。曾生过一个患儿的夫妇，再生同样患儿的机会是1/4。

3. X连锁显性遗传病。

（1）较少见，例如抗维生素D性佝偻病。

（2）复发危险率。夫妇中男方为患者，女方正常，所生男孩都是正常的，女孩都会发病。如女方是患者，男方正常，则所生男孩和女孩发病危险率各为50%。

4. X连锁隐性遗传病。

（1）常见者如假肥大型进行性肌营养不良、血友病、肾原性尿崩症、红绿色盲、无

汗性外胚层发育不良、先天性丙种球蛋白缺乏症等。

（2）复发危险率。夫妇中男方患病，女方正常，所生男孩均正常，女孩也不发病，但都是致病基因携带者。如女方患病，男方正常，所生子女中男孩都发病，女孩都是致病基因携带者。

（二）多基因遗传病

1.涉及2对以上的遗传基因，多基因遗传病是遗传因素与环境因素共同作用的结果。常见者如无脑儿、脊椎裂、原发性癫痫、精神分裂症、重症肌无力、先天性髋关节脱位、唇裂、腭裂、先天性幽门狭窄、先天性巨结肠、先天性心脏病、哮喘等。病种不同其遗传度的高低也不同。

2.复发危险率的推算比较复杂。一般来说，遗传度高地多基因遗传病，患者的一级亲属发病率接近一般群体发病率的平方根。一对夫妇生过一个患儿，再生同样患儿的可能性明显增加。病情重的复发危险率比病情轻的要高。例如无脑儿、脊椎裂在一般人群中发病率为0.2%～0.3%，当生过一个这种患儿后下次妊娠复发危险率为3%～5%，如生过两个这种患儿则再次妊娠复发危险率为10%。

（三）染色体病

1.由染色体数目或结构异常所引起的疾病。常见者有先天愚型（21－三体）、13－三体综合征、18－三体综合征、Turner氏综合征（45X）及47,XXX、47,XXY或称先天性睾丸发育不全或小睾症，还有5P－（猫叫综合征）等。染色体异常大部分是由于亲代的生殖细胞在发生过程中发生了畸变而形成的。

2.估计其复发危险率时应考虑父母的年龄、有害物质接触史等因素。有少部分是由于双亲中有平衡易位或倒位携带者的结果，或在早期胚胎发育过程中，细胞有丝分裂发生错误。如果双亲之一为平衡易位或倒位携带者，其后代染色体异常的发生率高，染色体异常严重的胚胎多发生流产，轻者可存活至足月分娩。故这类夫妇如怀孕应做产前诊断。

四、染色体病的产前诊断

（一）适应证

1.高龄孕妇，一般指35岁以上的孕妇。

2.曾生过染色体异常儿者。

3.夫妇之一为染色体平衡易位或倒位携带者。

4.有性连锁遗传病家族史者。

5.曾生过智力低下儿或多发畸形儿者。

6.有习惯性流产史者。

7.近亲结婚者。

（二）染色体检查

1.孕早期产前诊断:有上述适应证者可于孕40～60天时取绒毛做染色体检查。

2.孕中期产前诊断:有上述适应证者可于孕16～20周取羊水做染色体检查。

五、先天性代谢病的产前诊断

1.先天性代谢病的种类很多,但每一种的发病率并不高,有的甚至非常罕见,所以了解先天性代谢病患儿的一般特征,可筛选出可疑患儿,再进一步做特殊的化验及检查,确诊后再进行产前诊断。大部分先天性代谢病是隐性遗传病,患者双亲是携带者,其子女中将有1/4的发病可能性。

2.先天性代谢病患儿的一般特征

（1）阿氏评分低。

（2）一般情况差,喂养困难,呕吐,体重不长,脱水,代谢性酸中毒,抽搐,持续黄疸等。

（3）尿、汗有特殊气味。

（4）肝脾大,肌张力低,眼部异常等。

3.检查方法。

（1）生化方法。利用羊水中胎儿释放的异常代谢产物,可做出产前诊断的疾病,主要有肾上腺性征异常综合征,羊水中17-酮类固醇及雌三醇含量升高。

（2）羊水细胞培养。检查细胞中有关酶的含量,可诊断下列疾病:脑苷脂病、神经磷脂病、半乳糖血症、黏多糖沉积病、枫糖尿症等。

（3）DNA诊断。利用基因探针及DNA限制性片段多肽连锁分析法检查羊水细胞中的DNA,以诊断先天性代谢病,国内已开展对苯丙酮尿症的产前诊断。另外,也可用于某些分子病如血友病、地中海贫血等的产前诊断。

六、先天性畸形的产前诊断

（一）产科检查发现

产科临床检查如发现以下情况，应做进一步检查以除外胎儿先天性畸形。

1.羊水过多或过少。

2.胎儿发育迟缓合并先天畸形者，较正常发育胎儿的发生率高。

3.胎位异常，如臀位时，应仔细检查，注意胎头径线是否增大。

4.胎头径线增大或未触到胎体有两个大部。

（二）羊水的检查

大部分先天畸形没有染色体和生化异常。现已确证，胎儿有开放性神经管缺陷时，羊水中的甲胎蛋白（AFP）明显升高。甲胎蛋白由胎儿的卵黄囊、肝脏、肾和肠道等合成，在受孕后 29 天即可测得，羊水中 AFP 主要来自胎儿的尿液。其高峰值在孕 12 ~14 周以后下降。故羊水 AFP 预测神经管缺损，是一种敏感的方法，准确率在 90% 以上。

1.羊水中 AFP 的检测。产前羊膜腔穿刺取羊水测 AFP 的适应证是：

（1）分娩过 1 个或 1 个以上的开放性神经管缺陷的孕妇。

（2）孕妇本人或其丈夫为神经管缺陷者。

（3）临床检查怀疑胎儿有神经管畸形。

2.羊水中巨噬细胞测定正常脑脊液中含有巨噬细胞，故推测在开放性神经管缺陷中，胎儿羊水内可能出现巨噬细胞。文献资料报告，在无脑儿的羊水中有大量快速黏附的 RA 细胞，与大脑或脊髓细胞十分相似，可能是源于神经组织。正常羊水中 RA 细胞 <6%，无脑儿 >20%。但正常胎儿羊水中，RA 细胞有约 3% 增高，故诊断时应结合其他指标。

（三）母血清 AFP 检查

用于预测开放性神经管缺陷。胎儿血清 AFP 从羊水进入母体血循环，妊娠妇女血清 AFP 含量个体差异较大，英国推荐用正常中位数的 2.5 倍为临界值，可将 90% 的开放性神经管缺陷筛检出来。检查时间一般在孕 16~18 周进行。

（四）B 型超声诊断

有产前诊断适应证者可在妊娠中期16～20孕周时做 B 超检查,看有无先天畸形。有的畸形随着胎儿的发育而增大,故必要时在孕28周前重复检查,以便终止畸形胎儿的妊娠。目前 B 超可监测出无脑儿、脑积水、较大的开放性脊柱裂、肢体畸形、腹裂（内脏外翻）、多囊肾、寄生胎等先天畸形。

（五）X 线检查

对高度怀疑,经上述检查,仍不能确诊者,如脑积水、脊柱裂等,可采用此法拍片,协助诊断。

七、处理意见

1. 如产前诊断中发现胎儿为染色体病或先天性代谢病或严重畸形,应与孕妇及其家属商谈,为了优生,应劝其做人工流产术。

2. 如子女患病可能性超过10%,应劝不再生育。

3. 如发现胎儿为遗传性平衡易位或倒位,可考虑保留胎儿,但应告知小孩长大以后,结婚怀孕时应做产前诊断。

八、遗传病的防治

因为绝大部分遗传病目前尚无有效的根治办法,所以对遗传病来讲预防更为重要。具体措施有几个方面:

1. 孕期尤其是在受孕8周以内,避免接触有害因素如化学、物理、生物等方面的不利因素。

2. 染色体平衡易位或倒位携带者的检出。通过对习惯性流产、生过染色体病儿、生过多发畸形或呆傻儿的夫妇,进行染色体检查来检出。

3. 禁止近亲结婚。在随机婚配的情况下,配偶都为相同隐性致病基因携带者机会不多,但在近亲婚配时,因为他们彼此间往往具有相同的基因,因此,两个相同的致病基因相遇在一起的机会就大得多,所以出生隐性遗传病患儿的机会也就大得多。

4. 计划生育。平衡易位或隐性致病基因携带者所生后代中将按一定的概率发病,生育次数越多,出生患儿的机会越大。

5. 产前诊断如发现患儿则及时终止妊娠。

第四节　胎儿生长发育的监测

妊娠从受精至分娩,其生长发育一般分为三个阶段:

1. 受精后两周内,即闭经 4 周,称为受精卵。

2. 从孕 5 周起至第 8 周止,称为胚胎,这阶段内从形成各脏器系统开始,至基本完成发育基础。

3. 从孕 9 周起,胚胎已具人形,直至妊娠结束,称为胎儿(有的学者认为从孕 10 周起进入胎儿期)。

胎儿及其所属的组织和器官,在宫内生长的速度,有很大差异,有些在胎儿早期生长迅速,而有些后来才开始生长。由于胎儿循环系统的特殊分布,中枢神经系统在胎儿早期生长发育迅速。孕 3 个月胎头占胎儿身长的 1/3。以后才是骨骼、肌肉和脂肪,按顺序出现高速度的增长。在孕 20 周,胎儿的身长为足月时的 1/2。而体重仅为足月时的 1/10,体重增长最快的时间是孕 27 周至孕 38 周之间。

根据胎儿的生长发育规律,可采用多种不同的方法,对胎儿的生长发育进行监测。

一、临床测量法

(一)妊娠图

最常用的方法是测量孕妇的体重、子宫底高度和腹围增长情况,绘制成妊娠图。

1. 孕妇的体重在整个孕期的增长曲线一般在妊娠 20 周时,体重的第 50 百分位为 55.6kg,平均每周约增加 0.44kg,孕 40 周约为 65.8kg,共增加 10.2kg,孕 41 周后稍下降(图 2 - 2 及表 2 - 3)(根据北京妇产医院资料统计)。

2. 腹围的测量　用软尺在孕妇腹部平脐水平测量,绘制整个孕期的增长曲线,平均每周增长约 0.79 厘米。与相应孕周对照,若在相应孕周的第 10 和第 90 百分位之间,为正常发育的胎儿,如果小于第 10 百分位,预示胎儿宫内发育不良,大于第 95 百分位,可能为胎儿加速发育(图 2 - 3 及表 2 - 4)。

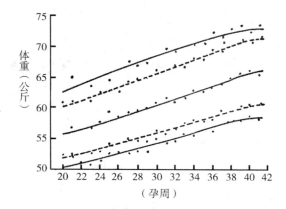

图 2-2 各孕周孕妇体重增长的百分位数曲线

表 2-3 各孕周体重测量值（kg）

孕周	人次	均值	S	S$\bar{x}$	全距	百 分 位 数				
						10th	20th	50th	80th	90th
20*	69	55.86	4.860	0.585	47~67	50.13	52.43	55.60	60.10	60.60
21	106	56.76	5.133	0.499	47~71	52.08	52.53	56.83	60.86	64.90
22	98	56.60	4.875	0.492	48~70	51.13	52.66	56.63	60.93	63.90
23	81	56.73	5.097	0.566	47~69	50.85	52.76	56.80	60.97	63.47
24	90	57.34	5.068	0.534	47~68	51.50	53.07	57.50	62.50	64.83
25	123	58.89	5.598	0.505	48~71	52.53	54.08	59.08	64.40	67.78
26	272	58.28	4.991	0.303	47~72	52.65	54.28	58.39	62.58	65.90
27	201	58.99	5.242	0.370	47~76	52.61	54.80	59.16	64.07	67.15
28	194	59.16	5.163	0.371	49~72	52.95	54.57	59.50	64.53	66.79
29	186	59.35	5.509	0.404	49~70	52.77	54.53	59.70	64.60	67.24
30	489	60.50	5.206	0.235	48~75	54.75	56.23	60.58	65.80	68.21
31	218	60.83	5.685	0.385	48~74	54.22	55.80	61.37	65.88	69.30
32	324	60.91	5.497	0.305	50~79	54.53	56.54	60.77	66.59	68.92
33	313	61.60	5.539	0.313	49~78	55.60	57.06	61.56	66.47	69.94
34	502	62.32	5.661	0.253	49~78	55.58	57.67	62.69	67.70	70.21
35	450	62.61	5.610	0.265	49~77	56.16	57.77	62.65	67.83	70.36
36	453	63.23	6.221	0.292	50~82	56.11	57.93	63.25	69.23	71.97
37	603	63.82	5.663	0.231	52~81	57.07	59.45	63.51	68.98	71.40
38	824	64.36	5.937	0.207	51~82	57.51	59.39	64.56	66.92	72.53
39	636	65.06	5.918	0.235	51~83	57.83	59.98	65.48	70.74	73.11
40	404	65.23	5.637	0.281	52~81	58.22	60.43	65.78	70.68	72.93
41	111	65.08	5.645	0.536	55~78	58.23	60.03	65.06	71.06	73.08

注:母体重每周增0.439公斤。

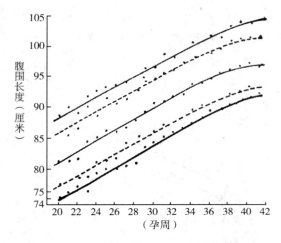

图 2-3　各孕周腹围增长的百分位数曲线

表 2-4　各孕周腹围测量值(cm)

孕周	人次	均值	S	S$\bar{x}$	全距	百　分　位　数				
						10th	20th	50th	80th	90th
20	69	80.94	5.457	0.657	68~95	74.80	77.40	80.90	85.80	88.55
21	106	81.59	5.420	0.526	70~100	76.01	77.94	81.11	85.20	89.97
22	98	82.00	4.412	0.446	71.94	76.98	78.43	81.50	86.21	88.80
23	81	83.85	5.857	0.651	70~96	76.12	78.60	84.29	90.06	91.80
24	90	84.51	5.067	0.534	70~97	79.17	80.92	85.00	88.50	92.50
25	123	85.70	5.139	0.463	71~99	79.96	81.24	85.88	91.09	92.95
26	272	85.67	5.002	0.303	73~100	80.24	81.58	86.02	90.63	92.45
27	201	87.04	4.902	0.346	73~100	81.26	84.10	86.65	91.22	93.98
28	194	87.71	5.011	0.360	77~102	81.73	84.12	87.79	92.63	94.90
29	186	88.63	5.218	0.383	78~105	83.40	84.98	88.90	94.03	96.05
30	489	89.77	4.778	0.216	76~102	84.37	85.91	90.55	94.38	96.41
31	218	90.80	4.898	0.332	79~103	85.32	87.05	90.93	95.45	98.53
32	324	91.46	4.775	0.265	81~107	86.00	87.49	91.60	96.07	98.12
33	313	92.22	5.016	0.284	80~106	86.73	88.09	92.13	97.13	99.19
34	502	93.24	4.893	0.218	80~109	87.45	89.51	93.50	97.65	100.48
35	450	93.80	4.856	0.229	79~106	88.15	90.24	93.86	98.65	100.87
36	453	94.58	4.762	0.224	81~108	89.51	90.95	94.77	98.97	101.48
37	603	95.71	4.792	0.195	80~110	89.72	91.36	95.59	99.56	101.42
38	824	95.96	4.939	0.172	84~112	90.65	92.13	96.20	100.64	103.10
39	636	96.64	4.914	0.195	84~112	90.97	92.81	96.77	101.22	103.95
40	404	97.05	4.717	0.235	84~111	91.66	93.43	97.14	101.36	104.19
41	111	97.45	4.856	0.461	84~108	92.51	93.52	96.71	101.47	104.45

注:腹围每周增 0.786 厘米。

3. 子宫底高度　用软尺测量孕妇耻骨联合上缘至子宫底部的高度,绘制整个孕期的增长曲线,并与相应的孕周对照,方法同腹围(图2-4及表2-5)。

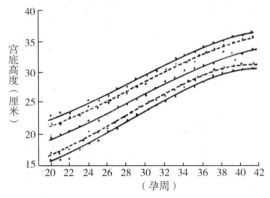

图2-4　各孕周宫底高增长的百分位数曲线

表2-5　各孕周宫底高度测量值(cm)

孕周	人次	均值	S	$S_{\bar{x}}$	全距	百 分 位 数				
						10th	20th	50th	80th	90th
20	69	19.02	2.873	0.346	12~28	15.77	16.80	19.46	21.45	22.86
21	106	19.22	2.831	0.275	12~25	15.93	16.90	19.96	21.76	23.27
22	98	19.63	2.906	0.294	12~28	16.13	17.59	20.54	22.67	23.37
23	81	20.62	2.870	0.319	12~29	17.52	18.77	21.18	23.10	24.28
24	90	21.66	2.748	0.290	13~29	18.50	20.55	22.19	24.50	25.40
25	123	21.79	2.481	0.224	15~27	19.13	20.36	22.31	24.34	25.47
26	272	22.80	2.390	0.145	14~29	20.57	21.13	23.25	25.25	26.21
27	201	23.82	2.533	0.179	15~31	21.01	22.08	24.59	26.28	27.42
28	104	24.39	2.263	0.163	18~30	22.07	23.08	24.81	26.73	27.82
29	186	25.45	2.382	0.108	18~32	23.13	24.15	25.82	27.77	29.04
30	489	26.19	2.272	0.103	18~34	23.77	24.95	26.46	28.40	29.00
31	218	27.04	2.185	0.143	20~32	24.78	25.70	27.58	30.42	30.56
32	324	27.99	2.339	0.130	21~34	25.47	26.30	28.68	30.59	31.31
33	313	28.85	2.277	0.129	23~34	26.18	27.34	29.27	31.38	32.27
34	502	29.72	2.050	0.092	22~36	27.67	28.49	30.47	31.68	32.89
35	450	30.17	2.252	0.106	24~37	27.88	28.81	30.77	32.02	33.43
36	453	31.03	2.130	0.100	25~37	28.74	29.86	31.55	33.23	34.38
37	603	31.59	2.150	0.088	25~37	29.80	30.66	31.67	33.90	35.08
38	824	32.05	2.250	0.078	25~41	30.27	30.79	32.50	34.46	35.51
39	636	32.77	2.257	0.089	25~39	30.67	31.16	33.15	35.20	36.24
40	404	33.07	2.257	0.112	26~40	30.78	31.46	33.43	35.56	36.36
41	111	33.41	2.226	0.211	28~38	30.91	31.72	34.04	35.84	36.77

注:宫底高度每周增0.685厘米。

4.根据妊娠图,对新生儿出生体重进行预测,新生儿出生体重及宫高与腹围的相互关系,都很密切。宫高与出生体重的回归系数为 62.67,即宫高每增长 1cm,新生儿出生体重增加约 63g。腹围与出生体重的回归系数为 16.66,即腹围每增加 1cm,新生儿出生体重增加约 16.7g。

孕妇的宫高与腹围两者与新生儿出生体重的关系,比宫高或腹围单项要密切。二元回归方程式为: $\hat{y}$(克) $= 89.62x_1 + 4.74x_2 - 129.7$,标准估计误差 285g。以二元回归方程式计算出新生儿出生体重,绘制成新生儿体重推算图(图 2-5),将短尺或硬纸条,在宫高线上固定所测的宫高,另一端在腹围线上固定所测的腹围,此两点连线在出生体重线上的交叉点,即为预测的出生体重。从推算出的新生儿出生体重表(表 2-6),可从腹围及宫高查出新生儿的出生体重。

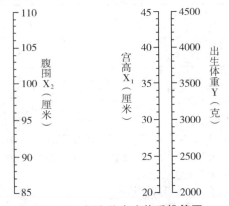

图 2-5 新生儿出生体重推算图

表 2-6 新生儿出生体重推算表

$(\hat{y} = 89.62x_1 + 4.74x_2 - 129.7)$

		腹 围 x_2 (cm)											
		86	87	88	89	90	91	92	93	94	95	96	97	98
宫高 x_1 (cm)	25	2518	2523	2528	2533	2537	2542	2547	2552	2556	2561	2566	2571	2575
	26	2608	2612	2618	2622	2627	2632	2637	2641	2646	2651	2656	2660	2665
	27	2698	2702	2707	2712	2717	2721	2726	2731	2736	2740	2745	2750	2755
	28	2787	2792	2797	2802	2806	2811	2816	2821	2825	2830	2835	2839	2844
	29	2877	2882	2886	2891	2896	2901	2905	2910	2915	2920	2924	2929	2934
	30	2967	2971	2976	2981	2986	2990	2995	3000	3005	3009	3014	3019	3023

续表

宫高 x_1（cm）		腹围 x_2（cm）											
		86	87	88	89	90	91	92	93	94	95	96	97	98
	31	3056	3061	3066	3070	3075	3080	3085	3091	3094	3099	3104	3108	3113
	32	3146	3151	3155	3160	3165	3170	3174	3179	3184	3188	3193	3198	3203
	33	3235	3240	3245	3250	3254	3259	3264	3269	3273	3278	3283	3288	3292
	34	3325	3330	3335	3339	3344	3349	3354	3358	3363	3368	3372	3377	3382
	35	3415	3419	3924	3429	3434	3438	3443	3448	3453	3457	3462	3467	3472
	36	3504	3509	3514	3519	3523	3528	3533	3537	3542	3547	3552	3556	3561
	37	3594	3599	3603	3608	3613	3618	3622	3627	3632	3637	3641	3646	3651
	38	3684	3688	3693	3698	3703	3707	3712	3717	3721	3726	3731	3736	3740
	39	3773	3778	3783	3787	3792	3797	3802	3806	3811	3816	3821	3825	3830
	40	3863	3869	3872	3877	3882	3886	3891	3896	3901	3905	3910	3915	3920

续表

宫高 x_1（cm）		腹围 x_2（cm）											
		99	100	101	102	103	104	105	106	107	108	109	110	
	25	2580	2585	2590	2594	2599	2604	2609	2613	2618	2623	2628	2632	
	26	2670	2674	2679	2684	2689	2693	2698	2703	2708	2712	2717	2722	
	27	2759	2764	2769	2774	2778	2783	2788	2793	2797	2802	2807	2811	
	28	2849	2854	2858	2863	2868	2873	2877	2882	2887	2892	2896	2901	
	29	2939	2943	2948	2953	2958	2962	2967	2972	2977	2981	2986	2991	
	30	3028	3033	3038	3043	3047	3052	3057	3061	3066	3071	3076	3080	
	31	3118	3123	3127	3132	3131	3142	3146	3151	3156	3160	3165	3170	
	32	3207	3212	3217	3222	3226	3231	3236	3241	3245	3250	3255	3260	
	33	3297	3302	3307	3311	3316	3321	3326	3336	3335	3340	3344	3349	
	34	3387	3391	3396	3401	3406	3410	3415	3420	3425	3429	3434	3439	
	35	3476	3481	3486	3491	3495	3500	3505	3509	3514	3519	3524	3528	
	36	3566	3571	3575	3580	3585	3590	3594	3599	3604	3609	3613	3618	
	37	3656	3660	3665	3670	3675	3679	3684	3689	3693	3698	3703	3708	
	38	3745	3750	3755	3760	3764	3769	3774	3778	3783	3788	3793	3797	
	39	3835	3840	3844	3849	3854	3858	3863	3868	3873	3877	3882	3887	
	40	3924	3929	3934	3939	3943	3948	3953	3958	3962	3967	3972	3977	

注：表内数据为出生体重(g)。

（二）五十岚等根据妊娠图制订的胎儿发育指数公式

胎儿发育指数 = 测得的子宫底高度 $-3 \times$〔月份（孕月）$+1$〕

例：孕妇妊娠 7 个月，测得的子宫底高度为 28cm。

胎儿发育指数 $= 28 - 3(7 + 1) = 4$。

胎儿发育指数正常值在 $-3 \sim +3$ 范围。如果小于 -3，预示胎儿宫内发育不良，应进一步检查，以确定诊断。如果大于 $+3$，则提示胎儿加速发育，或有双胎、羊水过多等情况，需进一步检查，以明确诊断。

（三）Wennergren 产前评分法，采用 8 个指标来判断胎儿发育情况（表 2 - 7）

如果评分小于 3 分，预示胎儿发育正常；评分等于或大于 4 分，提示胎儿有宫内发育不良的可能性，需进一步检查证实。

表 2 - 7 Wennergren 氏产前评分法

项　　目	评　分
1. 以前分娩过≤2 500 克婴儿，或孕 28 周，超声波测量胎儿身长≤35 cm	1
2. 孕期血压≥18.71/12kPa(140/90mmHg)	1
3. 孕妇患有肾脏病，慢性尿道感染	1
4. 吸烟	2
5. 妊娠期出血	1
6. 孕期体重增加不足	1
7. 孕期腹围不增长	1
8. 子宫底高度不增加	3

二、超声检查法

详见第十四章第三节。通过超声检查，测量胎囊、头臀长度、双顶径、腹围、股骨长度等，在不同时期可以估计胎龄，对胎儿的生长和发育可起到监护作用。

三、羊水检查

（一）卵磷脂/鞘磷脂（即 L/S 比值）测定

在胎儿肺泡表面的活性物质中含有卵磷脂与鞘磷脂，可维持肺泡的稳定性。在妊娠后期 90% 的卵磷脂通过胆碱结合通路在肺内合成。在妊娠 30 ~ 32 周时,羊水中 L/S 比例相等,以后鞘磷脂下降而卵磷脂在孕 35 周后增加迅速,L/S 比值升至 1.8 ~ 3∶1。

1. 操作方法。羊水抽提后,用硅胶薄层色谱板显色法测定。要注意羊水勿被血及胎粪污染。测定 L/S 比值可以作为胎儿肺功能成熟的指标。

2. 结果与临床意义。如果 L/S 比值在 1.5 以下,娩出的新生儿易患呼吸窘迫综合征。

(二)泡沫或震荡试验

它是一种快速测定羊水中表面活化物质的方法,在时间紧急或条件限制时,需要了解肺功能是否成熟,可由此得出可靠的结果。

1. 操作方法。备两个含 95% 乙醇 1ml 的试管,将离心后的羊水上清液在第一管中加 1ml,在第二管中加 2ml。极力震摇 16 ~ 20 秒后静放 15 分钟,观察试管液面的水泡。在操作时要注意室温,一般以 20℃ ~ 30℃ 为最适宜,室温高泡沫消失快于室温低的环境。

2. 结果与临床意义。

(1)如两管的液面有整圈的水泡(不饱和的磷脂酰胆碱族物质)为阳性,则可假定其 L/S 比值 >2 或更高,指示肺功能已成熟。

(2)如仅在 1∶1 试管中阳性,为中间型 L/S,比值可能 <2。

(3)如无水泡存在为阴性,说明胎儿肺功能肯定未成熟。

(三)肌酐值测定

是一种能可靠反映胎儿肾小球成熟度的化学测定。羊水中的肌酐主要来自胎儿尿,自中期妊娠起,羊水中肌酐浓度逐增,孕 34 周时突然上升,孕 37 周时羊水肌酐量超过 2mg/100ml。

1. 操作方法。一般加苦味酸及氢氧化钠孵育后比色。

2. 结果与临床意义。根据肌酐值可以估计孕周。一般 1.5 ~ 2mg/100ml 为警戒值;1.5mg/100ml 以下为危险值。此外在母血浆肌酐上升时能使羊水肌酐值上升。

(四)胆红素值测定

胎儿的血球破坏后形成胆红素。羊水中胆红素在妊娠后半期陆续下降,在胎儿肝功能成熟后,胆红素值可下降到零。正常羊水中含量为 0.02 △OD450(光密度为 450

纳米）。一般 0.03～0.06 为警戒值，危险值在 0.06 以上。此方法与其他方法比较，不够敏感。

（五）脂肪细胞计数

随着胎儿皮脂腺的成熟，羊水脱落细胞中的脂肪颗粒逐渐增多。如用 1% 硫酸尼罗兰（nile blue sulfate）染色，含脂肪的上皮细胞呈橘黄色，无细胞核，不含脂肪者呈蓝色，有细胞核。孕 38 周时，橘黄细胞占 10%～15%，孕 42 周以后占 50% 以上，一般 10% 以下为危险指标。

四、阴道细胞学检查

对胎儿是否足月，胎盘功能对胎儿的安危有预测参考价值。

（一）细胞学所见　见表 2-8。

表 2-8　孕期阴道细胞学检查结果

	Ⅰ型 （妊娠后期）	Ⅱ型 （足月前期）	Ⅲ型 （足月妊娠）	Ⅳ型 （胎盘功能减退）
妊娠舟形细胞	+++	++	+	0
表层分散细胞	0	+	++	+++
中层圆形细胞	+	++	+++	+
嗜酸细胞指数	<1%	2%	8%	20%
细胞核致密指数	<3%	6%	15%～20%	20%～40%
外基底层细胞	0	0	0	++
白细胞	±	+	+++	+
黏液	0	+	++	0

（二）临床意义

1.超预产期孕妇出现Ⅰ、Ⅱ型者可等待，对胎儿不致有损害。

2.超预产期孕妇出现Ⅲ、Ⅳ型，表示分娩应在 5 天内开始，如超出此期限 90% 为过期妊娠。

第五节　孕期保健指导

为了顺利度过妊娠、分娩,获得健康婴儿,除了在产前检查时发现异常,及时处理外,还应对妊娠期的生活、卫生、心理以及如何进行自我监护进行指导。

一、心理指导

早在我国古代就有人提出妊娠期心理健康的重要性以及对母婴的影响,史记中载有:太伍有妊,目不视恶色,口不出傲言。素问奇病中还提出,妊娠期母亲惊恐,可导致儿童先天性癫疾。现代医学认为:大脑影响机体的一切生理过程,有意识或无意识的心理活动,如情绪、思维、记忆、想象等因素能影响机体的内部平衡、适应能力。积极的情绪,可适应妊娠后的各种生理变化。消极情绪,则降低这种适应能力。精神紧张,可引起血管痉挛,使肾血流量减少,肾素分泌增加,可加重妊高征的病情。因此,孕期应保持安静的情绪,愉快的心情。可以用美丽的画卷、鲜花装饰卧室,业余时间可与家人共同欣赏宁静、愉快、悦耳的音乐,陶冶自己的情操,使整个孕期保持在欢快之中。

二、卫生指导

1. 适当的活动。适当的活动可以增进血液循环,减少由于孕期胃肠肌肉张力减低、蠕动减少所致的腹胀、便秘等,但不宜作长期站立和剧烈的运动。

2. 睡眠。孕期应有足够的睡眠时间,夜晚睡眠时间应有 8 小时。妊娠末期(7 个月以后),不宜从事夜班工作,白天也要适当增加休息时间,以避免过劳后精神紧张,诱发妊娠合并症的发生。

3. 清洁卫生。这很重要,例如,口腔卫生不好,牙周、牙本质疾患可为产后感染的来源;阴道炎症,可引起上行感染,发生绒毛膜或羊膜炎,影响羊膜的弹性,增加胎膜早破的机会。故妊娠以后更应每日刷牙,清洗外阴,经常洗澡。洗澡以淋浴为好,可避免脏水灌入阴道。

4. 衣着。孕期衣着要随季节变化增减,避免受凉感冒。衣服要宽大,不能束胸或束腰,这有利于胎儿发育。应穿平底鞋,保持身体的平衡。

5. 性生活。妊娠期性生活常易引起流产和早产,妊娠末期也可增加产后感染的机会,故应节制。

6. 乳房护理。以肥皂水清洗乳头,洗净皮脂腺溢出的分泌物所致的乳痂。并涂5%维生素 B₂ 油膏,防止皲裂。乳头凹陷者,可每日向外拉牵,为产后哺乳做好准备。

7. 营养指导。妊娠期的营养很重要,除母体需要外,尚要供给胎儿生长发育。妊娠期的饮食应含丰富的蛋白质、矿物质、各种维生素和一些微量元素,缺一不可。胎儿若不能通过胎盘获取足量的重要蛋白,就会限制胎儿细胞蛋白合成所需的氨基酸的可用性。相应地增加可利用的蛋白质,是用以供给能量,而不是合成 DNA 及蛋白质。蛋白质缺乏,是产生胎儿宫内发育迟缓的原因。

对矿物质的需求,足月胎儿体内含钙 30g,磷 18g,大多在妊娠晚期贮存,如果供应不足,母亲可发生骨软化病,胎儿受影响,出生时就可有佝偻病。对铁的需要也明显增多,尤其在妊娠最后 3 个月,胎儿每日约需贮存 10 ~ 15mg 铁。

各种维生素也是维持正常妊娠所必需的。孕期维生素 A、B、C、D、E 缺乏,可导致死胎或流产。

目前已公认一些微量元素如锌、铜对胎儿发育的重要性。锌缺乏,可引起胎儿畸形和胎儿宫内发育迟缓。它们对人身体内多种酶的功能有重要影响。

妊娠期所需要的营养是多种的,孕妇的食谱绝不能只是鸡、鸭、鱼、肉,也不能偏食,要吃一定量的蔬菜、水果。总之,是要从多种食物内摄取多种不同的营养,以维持妊娠正常过程。

三、自我监护的指导

(一)避免接触有害和致畸因素

胎儿发育受遗传和环境因素影响,是众所周知的。为了胎儿正常发育,须避免有害和致畸因素的影响。

1. 吸烟。许多资料都提出了吸烟对胎儿的影响,不仅母亲吸烟对胎儿有影响,父亲吸烟每日 10 支以上,亦可影响胎儿的正常发育,低体重儿的发生比不吸烟者明显增多。

2. 酗酒。临产前,急性酒精中毒可引起新生儿反射亢进、震颤、抽搐。孕妇有慢性酒精中毒者,可引起子代颅面、四肢及心血管缺陷和智力低下。

3.避免接触放射线、化学毒物(汞制剂、铅、苯、二硫化碳等)、药物(致癌药、叶酸拮抗剂、苯妥因钠、激素、四环素等),避免病毒或细菌感染。

4.不作免疫接种,某些免疫接种如风疹疫苗可致胎儿畸形。

(二)举办孕妇或孕妇夫妇学习班,利用模型、图片、文字、播放录音、幻灯或讲课等形式,讲解受孕过程、妊娠期生理变化、主要合并症的症状、临产先兆、何时送往医院以及妊娠期如何进行自我监护、及时发现异常、及时请医师诊治等知识。

(三)常用的监护方法

1.胎动计数。19世纪产科医师就把孕16~20周的初觉胎动作为胎儿生命存在的象征,并用以估计孕周。近年来围产医学的进步,对胎儿生理病理的深入研究,用胎动监测胎儿的安危引起了人们的关注。因为这种方法简单,不需特殊设备,并具备一定预测价值,可以广泛使用。应当注意到自我监测是凭孕妇感觉获得胎儿活动信息,并非用仪器来监测。孕妇可感到比较强大的胎动,而弱小的不易感觉到。具体方法是:每日监测3次,每次30~60分钟。孕妇每感到胎动1次,就用笔画1道,或用实物(如豆、纽扣,胎动1次,放1颗)记数,最后总计在监护时间内胎动的次数。多数报道以每小时多于3次为正常,以每小时少于3次为胎动不活跃的指标。胎动不活跃时可及时去医院做进一步检查与诊断。

2.胎心听诊。可教会孕妇家属如何听诊并计数胎心音。这种方法也很简单,用木质胎心听筒,或检查者的耳部直接贴在孕妇的腹部,即可听到胎儿心跳之声音。正常胎心频率为每分钟120~160次,可由孕妇的丈夫每日听,并记录次数。如果每分钟低于120次或多于160次,则到医院查看有无问题。

3.测量子宫底的高度。用软尺测量子宫底高度,与就诊地区绘制的子宫底高度曲线之孕周比较,或用计算胎儿发育指数的方法计算。发现异常情况,可以及时注意和进一步检查,给予适当的处理。

4.其他异常症状。

第三章 高危妊娠保健

第一节 妊娠早期出血

一、流产

流产分为自然流产和人工流产,本节的内容仅包括自然流产。

妊娠在28周前,胎儿体重在1000g以下,未使用人工方法,胚胎或胎儿自动脱离母体而排出者,称为自然流产。目前因各国的医疗卫生条件不同,流产的定义也有所不同。发达国家将妊娠20周前终止或胎儿体重小于500g者定为流产。

根据流产发生的时间不同,又可分为早期流产和晚期流产。前者是指发生在妊娠12周以前的流产。后者是指发生在妊娠12周至28周之间的流产。

(一)流产的发生率

据多数文献报道,流产的发生率为10%~18%。根据对已婚妇女的调查统计,有一次流产史的妇女约为15%,有两次流产史者约为4%,有三次以上者约为3%。从妊娠妇女的年龄分析可见年龄越大,流产的发生率越高。15~24岁妊娠妇女,其流产率约为10%~12%,而35~44岁妊娠妇女则约为31%。

近年来早期诊断妊娠的方法有了很大进步。用放射免疫法测定β-hCG,可检测出受孕后6~7天的妊娠,而且方法简便、快速,结果可靠。用此方法诊断早孕中的流产率高达43%,甚至还有高达78%的报告,说明有很多流产发生在预期的月经来潮以前,在临床上仅表现为一次"月经延期"或"经血过多",常不作为流产处理。

(二)流产的原因

1.遗传因素。

基因异常是自然流产最常见的原因,早期流产中染色体异常者占50%~60%。

染色体异常可表现为数目异常和结构异常。常见的染色体数目异常有多倍体、三体和单体等。如35岁以上的妇女,生殖细胞分裂时染色体不分离的机会增加,容易发生三体或单体,所以流产率较高。常见的染色体结构异常有染色体易位、倒位、断裂和缺失等。染色体异常的胚胎多数发生流产,有极少数发育成胎儿,甚至出生后可成活,成为畸形儿或染色体异常携带者。

2. 母方因素。

(1)全身性疾病:孕妇患有某些疾病,如严重贫血或营养不良、急性传染性疾病、急性感染、严重心脏病、肾炎、或沉重的精神创伤等均可影响胚胎发育而导致流产。

(2)生殖器官疾病:孕妇合并子宫畸形(如纵隔子宫、双角子宫)、子宫发育不良、宫腔粘连、黏膜下肌瘤、宫颈机能不全等,均可因胎儿生长发育的内环境不良而导致流产。

(3)内分泌疾病:孕妇合并内分泌疾病如黄体功能不全、甲状腺功能亢进或低下以及糖尿病等,都可影响子宫蜕膜发育、孕卵的种植和发育,引起流产。

3. 父方因素。

有关这方面的因素近年来逐渐得到重视,有研究发现,10%～15%的男性生殖道内存在着无症状的感染,活动的精子可传送细菌,而干扰精卵结合和着床发育,导致流产。

4. 免疫因素。

胎儿和母体之间存在着复杂而特殊的免疫关系。由于母儿双方免疫不适应可引起母体对胎儿的排斥以致发生流产。至今已发现的有关免疫因素包括配偶的组织相容抗原、胎儿抗原、血型抗原、母体细胞免疫调节失衡、孕期中母体封闭抗体缺乏、母体抗父方淋巴细胞的细胞毒抗体缺乏等。

5. 外界不良因素。

许多外界的因素可直接作用于胎儿或通过胎盘损害胎儿,造成流产。

(1)化学物质:有镉、铅、镍、有机汞、DDT、氯丁二烯、二溴氯丙烷、二硫化碳、麻醉气体及吸烟和酗酒等。

(2)物理因素:如接触放射性物质可增加流产、新生儿死亡和畸形的发生率。目前国际保护标准规定,每年职业性暴露的剂量是5rem(0.05SV)。在孕期需进行放射学诊断和治疗时,其接受剂量应低于 2.5/GY,并尽可能将时间推迟到妊娠后半期。其他这方面的因素还有噪音、高温、微波等。

(三)临床分型

流产的主要症状是阴道流血和腹痛。在临床上流产的发生、发展有一系列的过程。根据患者就诊时的不同情况,可分为以下几种:

1. 先兆流产。在停经一段时间后,出现少量阴道流血,一般少于月经量。并伴有轻微的腹痛。检查可见宫口未开,子宫大小与停经周数相符。妊娠试验仍为阳性。经治疗和休息后若流血和腹痛消失,则妊娠可继续;若腹痛增强,流血增多,则可能转变为难免流产。

2. 难免流产。即流产已不能避免。常由先兆流产发展而来,此时腹痛加剧、阴道流血增多,似月经量或多于月经量,羊膜可能已破。检查见宫颈口扩张,有时可见宫颈口内堵有血块或组织等物。子宫与停经周数相符或略小。有时出血不多,但 B 超检查提示胎囊挛缩变小、未见胎心搏动,妊娠试验可由阳性转为阴性,临床诊断为胎儿停育,也属难免流产之列。

3. 不全流产。多发生于孕 8 ~ 12 周的流产。此时部分妊娠物已排出体外,但仍有部分残留在子宫腔内,使子宫不能很好收缩,伴腹痛下坠及阴道流血不止。出血多时可造成严重贫血,甚至休克。检查见子宫颈口已开大,常有活动出血,有时见蜕膜或胎盘组织堵塞在子宫颈口或部分组织已排出在阴道内。一般子宫小于停经月份。

4. 完全流产。常见于孕 8 周前和 16 周以后发生的流产。往往随着下腹痛和阴道出血,妊娠物完全排出。此后,子宫收缩良好、阴道出血明显减少或已停止、腹痛减轻或消失、宫口关闭、子宫接近正常大小。

5. 过期流产。它是指胚胎在子宫内死亡已超过 2 个月,但仍未排出者。患者主诉有停经和早孕反应,子宫曾随停经月份增大但后来不再长大,甚至缩小,有时可有反复阴道流血。如已至妊娠中期,孕妇也未感腹部增大和胎动。由于胚胎死亡过久,胎盘组织机化,与子宫壁紧密粘连不易剥离,故流产时往往伴有大量出血。偶尔还可因胎盘稽留自溶,产生凝血活酶而引起弥漫性血管内凝血。近年来加强了孕期保健,对流产的诊治比较及时,过期流产已较少见。

6. 习惯性流产。它是指连续发生三次或三次以上的流产。约占自然流产的4% ~

8%。其临床经过和一般流产相同,每次流产往往发生在相同的妊娠月份。最常见的原因有黄体功能不全、先天性生殖器官发育异常、子宫肌瘤、子宫颈口松弛等。近年来发现与染色体异常有密切关系,常见的有非整倍体和不平衡易位。

7. 感染性流产。它是在流产同时合并生殖器官感染。除了有流产的征象外,还有体温升高、下腹疼痛、阴道分泌物有臭味、白细胞总数升高等症状,甚至还可并发腹膜炎、败血症而引起感染性休克,危及孕妇生命。各种类型的流产均可并发感染,但以不全流产者常见。

（四）诊断

根据病史、症状和体征,常可做出诊断,但要注意与功能性子宫出血、输卵管妊娠、葡萄胎、子宫肌瘤等进行鉴别。必要时可采用一些辅助检查的方法。

目前常用的辅助检查方法有:

1. 血或尿的绒毛膜促性腺激素(hCG)测定。妊娠后母血和尿中 hCG 浓度上升,正常妊娠时一般在停经第 3 天尿 hCG > 625 lU/L;至妊娠 8 ~ 10 周达最高峰为 8 ~ 32 万 IU/L。如 hCG 低于正常,则提示可能流产。

2. 血中胎盘泌乳素(hPL)测定。孕妇血中 hPL 浓度可以用来监测胎盘功能,妊娠 6 ~ 7 周时,正常值为 0.02mg/L,8 ~ 9 周时为 0.04mg/L,hPL 下降,说明滋养叶细胞及胎盘功能不足,提示可能流产。

3. 血中雌二醇(E_2)测定。早孕时如孕妇血清 E_2 < 740pmol/L,提示可能流产。

4. 尿中孕二醇测定。早孕时如孕妇 24 小时尿中孕二醇低于 15.6μmol 时,提示 95% 的孕妇将流产。

5. B 型超声检查。可用 B 型超声显像观察有无胚囊及胚囊大小,观测胎体大小、胎动、胎心搏动等,确定胚胎是否存活,鉴别各种不同类型的流产。

（五）流产的防治

流产是妇产科的常见疾病,预后的好坏在很大程度上取决于处理是否及时与正确。如正确处理,则预后良好;反之,则可造成贫血、感染及不孕等,重者还可发生出血性或中毒性休克,而危及孕妇生命。

重视孕期保健和卫生,使孕妇情绪乐观、起居有序、合理营养,对预防流产或对流产后孕妇身体健康的恢复,都能起到良好作用。一旦出现流产的症状,则应根据其不同类型,给予积极而正确的处理。

1. 先兆流产。应在精神上和心理上给病人以支持,让其卧床休息、安定情绪。必要时可给镇静剂、口服维生素 E、中药保胎丸等,应禁止性生活。安胎药物以肌肉注射黄体酮为主,也可加用绒毛膜促性腺激素。以抑制宫缩和促使蜕膜发育,但不要口服合成的孕激素如安宫黄体酮。

对孕周小于 8 周的流产,多不主张安胎。因为早期自然流产中约 50% 是由胚胎染色体异常、发育不正常所致。可行超声检查,以判断胚胎是否正常,是否可安胎治疗。

2. 难免流产。一旦诊断明确,及早使宫内妊娠产物完全排出。妊娠 12 周以下者,可行吸宫术;妊娠大于 12 周者,可酌情使用钳刮术或催产素引产。胎儿胎盘排出后要检查排出物是否完全,必要时刮宫以清除宫腔内残留的妊娠物。

3. 不全流产。尽快清除宫内残留组织,必要时补液、输血、给抗生素预防感染。刮出物最好送病理检查。

4. 完全流产。确定妊娠物已完全排出,一般不需作特殊处理。

5. 过期流产。诊断确立后尽早住院排空子宫。先检查病人的凝血功能是否正常,如正常应先口服乙烯雌酚,5mg 每日三次连续 5~7 天,以提高子宫肌肉对催产素的敏感性、软化子宫、促使子宫内膜的增生和修复,以利于钳刮或引产。子宫小于孕 12 周者,直接行钳刮术,术前应备血,术时用宫缩剂。子宫大于 12 周者可用催产素或前列腺素引产。凝血功能异常者,应给予治疗,待凝血功能改善后,再行钳刮术或引产。

6. 习惯性流产。应在流产后或再次妊娠前查找病因,针对病因进行治疗。至今尚有一部分习惯性流产的病因不明,但随着医学发展,能查明的病因正不断增加。

7. 感染性流产。出血多时,可一方面经静脉给抗生素治疗,一方面用卵圆钳将宫腔内容物钳出,以控制出血,注意不用刮匙搔刮宫腔以免感染扩散。如出血不多,则可先用抗生素控制感染后,再行刮宫。

二、葡萄胎

葡萄胎是一种良性的滋养细胞疾患。主要是胎盘绒毛间质发生水肿变性、绒毛形成大小不等的水泡,相互之间由绒毛干梗连接成串,形如葡萄,而称为葡萄胎。

近年来从遗传学的角度,发现葡萄胎的发生与卵子和精子的异常受精有关。它分为完全性和部分性葡萄胎两类。完全性葡萄胎,整个宫腔内充满水泡状组织、无胎儿及其附属物,滋养细胞增生活跃,染色体核型通常为46XX。部分性葡萄胎是部分胎盘绒毛有水泡样变性,常可见发育不良的胎儿和胚囊,滋养细胞轻度增生,染色体核型常是三倍体。

(一)发病率

葡萄胎可发生在生育期的任何年龄,文献报道,45 岁以后的高龄孕妇发病率剧增。其发病率国内外报道相差较大,东南亚国家或地区的葡萄胎发生率较高,约500 ~ 800 次妊娠中有 1 次葡萄胎。欧美国家约 1500 ~ 2000 次妊娠中有 1 次。1979 年我国绒毛膜癌协作组调查了 23 个省、市、自治区的 30 ~ 60 岁的妇女 2023621 人,其发病率为 290/10 万。发病率最高的为江西、浙江两省,最低为山西省。

(二)临床表现

1. 闭经。葡萄胎患者均有闭经史,从 4 ~ 37 周不等,多为 8 ~ 12 周。

2. 阴道出血。一般于闭经 6 ~ 8 周左右,出现不规则阴道流血,多为断续性少量流血,也可突然大量流血,并反复出现,偶尔血中可发现水泡状物。有时无外出血,表现为宫腔内积血。

3. 子宫异常增大。由于绒毛水泡状变性后体积增大,或因宫腔内积血,多数患者子宫大于停经月份,但也有少数小于停经月份。

4. 妊娠呕吐及妊高征的症状。有半数患者在妊早期出现较严重的恶心、呕吐。少数患者较早出现高血压、水肿、蛋白尿等变化。极少数可发展为子痫。

5. 贫血与感染。反复出血或突然大出血,常导致贫血、宫腔感染,还可因急性出血而发生休克,甚至危及生命。

(三)诊断

出现上述临床表现,并有水泡状组织排出,即可诊断。有疑问时可做下列辅助检查。

1. 超声检查。它是目前诊断葡萄胎的主要辅助检查方法。用 A 型超声检查时,葡萄胎可出现典型的"U"波,子宫区不能见到与妊娠月份相应的羊水平段。B 型超声检查可见增大的子宫腔内充满长形光片,呈现"落雪状图像",而无正常胎体影像。

2. 血或尿的绒毛膜促性腺激素(hCG)测定。葡萄胎因滋养细胞增生,产生大量 hCG,故血和尿内的 hCG 含量较正常妊娠明显升高,多数在 50 万 IU/L 以上。利用这一特点,可作辅助诊断用。目前测定 hCG 的方法有生物、免疫、放射免疫测定方法及酶联免疫测定法等。

(四)处理

1. 清宫。在确诊后应及时清除子宫内容物。常采用吸宫术,在子宫内容物吸出时子宫会逐渐缩小,子宫缩小后可慎重刮宫,第一次不强调吸净,在 3~5 天后可行第二次刮宫,此次尽量刮尽。刮出物送病理检查。

2. 子宫切除。对此目前仍有争论。有报道,对无再生育要求、年龄在 40 岁以上者,切除子宫可避免复发,但也有报道认为不能减少其他部位恶变的机会。

3. 预防性化疗。对此意见尚不一致。目前一般主张有以下条件之一者,应采用预防性化疗。①年龄大于 40 岁;②滋养细胞高度增生或有间变;③无病灶发现,但有症状;④无条件随访。

4. 随诊。据北京协和医院统计 15% 的葡萄胎患者可发生恶变,40 岁以上妇女,葡萄胎发生恶变者比青年妇女明显增高。故术后随诊很重要。

在葡萄胎清除后,每周应查血或尿 hCG,尿放射免疫试验在 100 IU/L 以下,血放射免疫试验在 20ng/ml 以下,B-hCG 值在 3.1ng/ml 以下时,可每月或每 2 月复查一次,持续半年。然后每年一次,至少持续 2 年。葡萄胎清除后 8 周,妊娠定性试验仍阳性或定量试验高于上述水平或 hCG 水平下降后又重复升高者,在除外葡萄胎组织残留或再次妊娠后,应考虑到侵蚀性葡萄胎或绒癌的可能。

在患葡萄胎后 2 年内应避孕以便随访和鉴别诊断,避孕方法以采用避孕套或阴道隔膜为宜。

三、异位妊娠

孕卵种植在子宫腔以外部位的妊娠为异位妊娠,又称为宫外孕。包括输卵管妊娠、腹腔妊娠、卵巢妊娠、宫颈妊娠及子宫残角妊娠等。其中最常见的是输卵管妊娠,发生率约占异位妊娠的 90%~95%,而且其中 50% 以上是发生在右侧输卵管;其次为卵巢妊娠约占 0.17%~2.74%;子宫颈妊娠极为罕见,多见于经产妇,近年来由于人工流产率上升,其发生率似有增加。本节主要介绍输卵管妊娠。

输卵管妊娠是指孕卵在输卵管的任何部位种植和发育。最多发生在壶腹部(约占 55% ~60%);其次为峡部(约占 20% ~25%);再次为伞端(约占 17%);发生在间质部的最少见(仅占 2% ~4%)。

(一)发生率

异位妊娠的发生率,国内外各地、各时期的报告差异较大。据近年来国内外统计,异位妊娠与正常妊娠之比是 1:50 ~300。自 20 世纪 70 年代以来,其发生率有所增加。美国报道 1978 年发生的异位妊娠是 1970 年的 2 倍多。据上海市 5 个医院统计,1981 年异位妊娠的发生率是 0.6%,1987 年则增为 1.8%。张卓敏等对北京地区 1990 年间 272 余万育龄妇女监测,发现宫外孕发生率为 0.25/1000 育龄妇女。

(二)病因

正常情况时,卵子在输卵管壶腹部受精后经 3 ~4 天进入宫腔,在 6 天后开始在子宫内着床。凡使受精卵阻于输卵管内的种种因素,都是输卵管妊娠的病因。常见的因素主要有:

1. 输卵管炎症。它是最常见的干扰受精卵正常运行的因素。60% 的输卵管妊娠患者有输卵管炎症病史。输卵管炎症使输卵管腔变狭窄而且不规则或形成瘢痕和纤维化,而影响蠕动,阻碍受精卵正常运行。各种原因引起的输卵管周围炎症、盆腔炎,可形成输卵管周围粘连,管形扭曲,管腔狭窄及管壁肌肉蠕动减弱,从而影响受精卵的正常运行。据统计,有盆腔感染性疾病者较无感染者,其输卵管妊娠的发生率高 7 倍。

2. 输卵管发育或功能异常。如输卵管过长、肌层发育不良、有憩室或副口等;以及因内分泌失调或因精神因素影响,使输卵管痉挛或蠕动发生异常,均可影响受精卵的正常运行,而发生异位妊娠。

3. 输卵管手术后。采用各种方法的输卵管绝育术,如形成输卵管瘘管或再通,均有导致输卵管妊娠的可能。近年来报道,输卵管结扎术后发生输卵管妊娠的可能有所增加,其发生率增加 0.6% ~7.4%,不同作者的报道差异较大。输卵管复通或成形术后,也可因管腔通畅不良而致病。

4. 宫内节育器放置后。国内外多数学者发现随着宫内节育器的广泛应用,异位妊娠的发生率增高。而且认为随着放置时间延长,宫内妊娠机会显著下降,但发生异位妊娠的相对危险性增大。国外有学者报道,带器三年以上的妇女,一旦妊娠,有十分之一是异位妊娠。但对此有意见分歧,也有放节育器后异位妊娠发生率没有增加的报道。张卓敏等对北京地区宫外孕与节育方法关系的流行病学调查表明,宫内节育器不增加异位妊娠的发生,而且 T 铜节育器明显降低宫外孕的危险。

（三）输卵管妊娠的结局

由于输卵管管腔狭小、壁薄,又缺乏完整的蜕膜和黏膜下组织,输卵管妊娠与宫内妊娠不相同。不能使妊娠继续至足月,而出现以下结局:

1. 输卵管妊娠流产。多见于输卵管壶腹部妊娠和伞部妊娠。孕卵种植在输卵管黏膜皱襞的嵴内,发育中胚囊易向管腔膨出。常在孕 6～12 周时突破包膜,落入管腔,并伴有出血,随着输卵管逆蠕动至腹腔,形成输卵管妊娠完全流产。如胚囊剥离不完整,部分绒毛仍附着于管壁,则为输卵管不全流产。可引起反复出血,出血多时可形成盆腔积血,甚至可引起休克。

2. 输卵管妊娠破裂。孕卵种植于输卵管黏膜皱襞的底部,胚囊生长时向管壁方向侵蚀管壁肌层及浆膜,最后穿透全层,形成输卵管妊娠破裂。可造成不同程度的出血。如在短时间内有大量出血,患者可迅速陷入休克状态。如有反复出血,是腹腔中积血形成血肿,日久后被机化吸收,亦可因此继发感染。

峡部妊娠时破裂发生的时间早,多在孕 6 周前后发生;壶腹部妊娠破裂常发生在孕 8～12 周;间质妊娠破裂,往往要到孕 3～4 月才发生,一旦破裂,则后果严重。因间质部为子宫血管和卵巢血管的汇集区。发生破裂后,在极短时间内发生腹腔内大量出血,若抢救不及时,可危及孕妇生命。

3. 继发性腹腔妊娠。输卵管妊娠流产或破裂发生后,偶尔胚胎仍存活,其绒毛组织仍附着于原处或在腹腔内重新种植,并继续发育生长,发展为继发性腹腔内妊娠。

输卵管妊娠以后,有 10% 的患者会再次患输卵管妊娠,有 50%～60% 的患者不育。还可以引起孕妇死亡,以往患者的死亡率可高达 5%～10%。近年来医疗条件不断改善,城市输卵管妊娠的死亡率不断降低,已很少见由此引起的死亡。但在山区或偏僻乡村,还有因抢救不及时而死亡的病例。

（四）临床表现

1. 症状。

（1）停经：绝大多数患者有短暂的停经史，一般停经 6~8 周左右。约 2% 的患者可无停经史，有时是因月经仅过期几天不认为是停经，或是将少量阴道出血误认为是月经来潮。

（2）腹痛：是多数患者就诊的主要症状。主要由输卵管膨大、破裂及血液刺激腹膜等因素所致。可为单侧性下腹隐痛或坠胀感，也可在下腹部一侧突然出现刀割或撕裂样痛。疼痛可为持续性的，亦可为间歇性的，常伴有恶心呕吐。当血液积聚在子宫直肠陷凹时，肛门有坠胀感，可出现里急后重。当血液自盆腔流到腹腔时，疼痛可向全腹扩散。血液刺激膈肌时，可引起肩胛部放射性疼痛。

（3）阴道流血：因输卵管妊娠时，体内内分泌变化与宫内妊娠时相同，故子宫内膜同样有蜕膜样变化，月经也停止来潮。但在胚囊受损时，蜕膜退行性改变及脱落，故常在停经后发生不规则的阴道出血，呈点滴状。有时出血较多，而且随阴道出血可排出子宫蜕膜管型或管型碎片，以致被误诊为流产。

（4）晕厥与休克：由于腹腔内急性大出血及剧烈的腹痛，可发生晕厥或休克，其严重程度与腹腔内的出血量和出血速度成正比。

2. 体征。

（1）一般情况：与起病缓急和出血情况有关。腹腔内出血多时，呈急性贫血貌。大量快速出血时可有面色苍白、四肢湿冷、脉搏细速、血压下降等休克症状。体温一般正常，在腹膜回吸收多量血液时，体温稍高，但常不超过 38℃。

（2）腹部检查：下腹部有明显压痛及反跳痛，尤以患侧为重。肌紧张较腹膜炎时要轻。出血多时腹部叩诊有移动性浊音。

（3）盆腔检查：子宫略有增大、质软、子宫颈有明显的抬举痛。后穹窿饱满，有触痛。子宫一侧或后方可触及包块，常边界不清，触痛明显。

（五）诊断

根据病史及临床表现，典型异位妊娠的诊断不困难。当病史、症状不典型时，可采用以下辅助诊断手段。

1. 后穹窿或腹腔穿刺。用 18 号穿刺针经阴道后穹窿刺入盆腔子宫直肠陷凹，抽出暗红色不凝的血为阳性结果。也可经腹腔穿刺抽取，但当内出血少时，可造成假阴性。

2. 妊娠试验胚胎存活或滋养细胞具有活力时，妊娠试验可阳性，但输卵管妊娠时，滋养叶细胞往往发育不良，血尿 hCG 的含量较正常妊娠时低，一般常规测定法常为阴性。用放免法测定血中 β-hCG，可早期诊断输卵管妊娠。β-hCG 阴性可排除异位妊娠；β-hCG 阳性者，可进一步作 β-hCG 的连续测定，以鉴别宫内或宫外妊娠。正常宫内妊娠时，每 48 小时定量测定血清 β-hCG 值，呈成倍增长。而宫外妊娠或宫内妊娠自然流产时，β-hCG 值显著低且增高速度慢。近年来还应用 hCG 单克隆抗体酶标法检测尿或血中 hCG，其灵敏度和特异性与放免法相似。

3. 超声检查。B 超检查见子宫增大，但宫腔空虚，宫腔内无妊娠声像特征；而在输卵管内见到妊娠囊或在子宫一侧见到边界不规则的囊性物。其中探测妊娠囊和胎心搏动对诊断异位妊娠十分重要，B 超一般在停经 5～6 周时显示妊娠囊。

4. 腹腔镜检查。适用于早期病例及诊断困难的病例。早期输卵管妊娠患者，可见一侧输卵管肿大，表面紫蓝色，腹腔内无出血或有少量血液。近 10 多年来，腹腔镜检查已较广泛地应用于诊断和处理异位妊娠，未破裂的输卵管妊娠也可经腹腔镜切除。

5. 诊断性刮宫。宫腔内刮出物做病理检查仅见蜕膜未见绒毛，有助于诊断。

（六）预防

在引起输卵管妊娠的众多原因中，以输卵管炎症居首位。故避免流产后和产后感染，减少盆腔感染。预防输卵管炎症和损伤，将是预防输卵管妊娠的重要环节。

要避免对输卵管的医源性损伤，在输卵管妊娠手术时，注意检查对侧输卵管是否正常。术中应尽量清除腹腔积血，以免形成粘连，避免再次发生输卵管妊娠。

普及医学常识，提高各级医疗保健人员对异位妊娠的认识和诊断水平，可避免因误诊而延误治疗。

（七）治疗

1. 手术治疗。

对未破裂者，应积极做好术前准备，尽早安排手术，以免破裂发生大出血。对已破裂并伴有内出血时，在输血、给氧、抗休克治疗的同时，立即进行手术。手术中可考虑自体输血，这是抢救急性宫外孕的有效措施之一。在妊娠 <12 周，发病时间不超过 24

小时,无感染情况,未经过困难的后穹隆穿刺术,开腹手术时如发现腹腔积血较多,可行自体输血。每 100 毫升血中加 3.8% 枸橼酸钠溶液 10 毫升,经 6 层纱布过滤后输入。

(1)根治性手术:将病变的一侧输卵管连同妊娠产物一起切除。

(2)保守性手术:保留输卵管,仅清除妊娠产物。

2. 药物治疗。

(1)中西医结合的非手术治疗:是我国开创的新方法,以活血化瘀,消炎止血为治疗原则,应用药物主要为丹参、赤芍、桃仁、三棱、莪术等。根据病人具体情况而辨证施治。

(2)使用杀胚药物:如给予化疗药物如甲氨蝶呤(MTX)口服或静脉注射 $0.45 \sim 0.5mg/kg/$ 日,连续 5 天。

第二节 早 产

早产是指妊娠满 28 周至不满 37 足周之间的分娩。在此阶段内分娩出的新生儿,各器官发育均不够成熟,体重大多数为 1000g 至不足 2500g。早产约占分娩总数的 5%~15%。据统计,约有 75% 的围产儿死亡及发病与早产有关。患儿中有 25% 的早产儿有神经或智力方面的后遗症。Barden 报道,在美国早产儿占新生儿的 2/3。陈自励等分析我国 18 城市 19 医院的资料表明,早产儿死亡率为同期足月儿的 17 倍,早产儿死亡占新生儿死亡的 45.9%。因此,防治早产是降低围产死亡的重要环节之一,应引起特别重视。

一、病因

早产是围产保健中的一个复杂问题,其病理、生理及发病机制迄今尚不十分清楚。目前认为早产的发生与以下许多因素有关。

(一)孕妇方面的因素

1. 种族。早产有种族差异,黑人孕妇早产率明显高于白种人,此可能与遗传有关,也可能与生活环境条件有关。

2. 年龄。以 25～34 岁早产率最低,年龄≤18 岁或年龄≥35 岁早产率增加。

3. 身高及体重。身高过矮(身高≤150cm),体重过轻(体重≤45kg),早产率明显增高。BandDonnelly 等指出,身高小于 160cm 者早产率为 12.1%～19.6%,而大于 170cm 者早产率为 5.6%～10.1%。

4. 吸烟、酗酒及营养。吸烟与早产的关系已众所周知,吸烟使早产增多,且其发生率与吸烟量成正比。据 1969 年 WHO 报告,孕妇主动或被动吸烟者,发生早产、死胎及新生儿死亡,较不吸烟者高 2 倍。据有关文献分析,吸入烟中的一氧化碳与血红蛋白结合成为一氧化碳血红蛋白,可使母婴血红蛋白携氧功能降低;吸烟者血中尼古丁浓度增加,可致血管收缩而使胎盘血流灌注下降,导致胎儿慢性缺氧、宫内发育迟缓和早产。

孕早、中期嗜酒也是危险因素,酗酒可增加早产发生率。

孕妇体重的增加在一定程度上可以反映孕妇的营养状况,孕前体重低和孕期增重少都是危险因素。Abran 报道,孕 20 周后体重增长小于 0.27kg/周者比 0.27～0.52kg/周早产率增加 60%,比大于或等于 0.52kg/周增加一倍以上。但 Johnson 报道,高蛋白饮食并未明显降低早产率。

5. 孕产史。有早产史者早产率增加,随着早产次数的增多早产复现率也上升。Fedrick 等报告,无早产史妇女早产率为 12.2‰;有一次早产史的妇女的早产率为 35.5‰,是无早产史妇女的 2.8 倍;有两次早产史的妇女的早产率为 66.3‰,是无早产史妇女的 5.4 倍;有三次早产史的妇女的早产率为 121.6‰,是无早产史妇女早产率的 10 倍。

流产史(包括自然流产和人工流产)也增加了早产的危险性,尤以初产妇危险性最大,有一次流产史的初产妇的早产率为 19.1‰,有两次及以上流产史的初产妇的早产率为 36.1‰,是无流产史者(17.1‰)的 2 倍。据 Fitzximmons 等报道,染色体正常的夫妻连续两次自发性流产后,其后的早产机会为 12.6%,有人工流产史的妇女其发生早产的相对危险度为 4.58。

不孕史、初产、多产也都是危险因素。美国产科统计合作中心(OCO)分析了 249474 例分娩发现,第一胎及第五胎以上的早产率增加。

6. 产前保健。Zimmer 调查发现,未进行产前检查者早产率高达 17.8%,不按时做产前检查者早产率为 13.3% ,而严格按规定进行检查者仅为 5.9%。据 Olds 等报道,产前保健开始时间与早产有关,未接受产前保健的妇女的早产率为 15.0% ,从 1~13 孕周开始产前保健者为 2.7%。从 14~27 孕周开始保健者为 4.9% ,28 孕周以后开始者为 4.6%。北京医科大学妇儿保健中心在顺义县的研究结果也表明,产前保健开始晚、检查次数少的孕妇其早产发生的危险性增大。

7. 妊娠合并症及并发症。子宫畸形、宫颈损伤(多发生在多次人工流产、阴道手术产或锥切术后)以及各系统疾病,尤其像泌尿系统感染、内分泌紊乱、贫血、肝病、阑尾炎、肺病等均使早产率增加。妊高征、妊娠早、中期出血是比较常见的早产危险因素,子痫和先兆子痫的早产发生率是正常产妇的 1.7 倍;孕早、中期阴道出血者的早产率是无此情况的 4.6 倍。

(二)胎儿、胎盘方面的因素

1. 多胎妊娠,羊水过多时由于子宫过早膨胀,机械性压力诱发宫缩,另外宫内压升高,胎盘灌注量减少,胎儿缺氧。可发放信号,激活蜕膜促进子宫收缩。

2. 胎膜早破,在早产中 57% 是发生在胎膜早破之后。因此,胎膜早破是早产的常见原因之一。胎位异常易发生胎膜早破,早产率也增加。

3. 亚临床感染,近年来研究认为孕期感染与早产密切相关,越来越多的证据表明,宫内感染可导致早产,患者常无明显感染症状。还有报道认为泌尿生殖道存在某些特定的菌群可能与早产有关。孕妇中 2%~10% 有无症状性菌尿,此类孕妇早产发生率高于无菌尿者(27%:9%)。经抗感染治疗后,早产率和低体重儿发生率下降。宫颈存在淋球菌者早产发生率明显增加,宫颈和阴道有乙型链球菌者,早产和胎膜早破率均有上升。但阴道滴虫、霉菌和其他细菌是否增加早产发生率尚不肯定。

4. 胎盘因素,前置胎盘、胎盘早剥、胎盘功能不全等均可导致早产。

5. 胎死宫内、胎儿畸形。

(三)其他因素

职业性质、教育水平、医疗卫生与保健条件等均可影响早产的产生率。

(四)原因不明

约有 20%~30% 的早产原因不清,称之为特发性早产。

二、临床表现与诊断

1.临床表现。

先兆症状常表现为不规则宫缩、少量阴道流血、下腹坠胀及持续性腰背痛等。如未及时处理,子宫收缩逐渐强而规律、宫口逐渐开大、胎膜破裂,以致胎儿娩出。

2.诊断。

早产的诊断应从孕周、胎儿大小、子宫收缩及产程进展等方面综合考虑,如果单纯地从宫缩考虑,很难判断是真临产还是假临产,妊娠晚期常有生理性的子宫收缩,易被误诊为临产。假临产的宫缩可自行消失或卧床休息后即消失。孕妇在 28 周至不足 37 孕周出现子宫规律收缩,间隔 5～10 分钟,持续 30 秒以上,并伴有阴道血性分泌物,伴宫颈缩短及宫口进行性扩张大于或等于 2cm,则诊断为先兆早产。如果子宫颈口扩张至 4cm 以上,早产将不可避免。

三、早产的防治

（一）预防

1.孕前保健。在怀孕前对有早产危险因素的妇女进行咨询指导,改善全身情况后,选择最佳受孕时机。如有子宫肌瘤或宫颈严重裂伤者应在妊娠前做肌瘤剜除术或宫颈修补术。

2.加强孕期管理。定期进行产前检查,有高危因素存在时,应转到高危门诊或病房进行监护。宫颈松弛者,应在 12～16 孕周或在上次早产孕周前进行宫颈环扎术。

3.注意心理保健。据流行病学调查表明,孕妇情绪压抑或精神创伤容易发生早产。因此,孕期应避免各种不良的心理刺激,避免精神创伤,给予心理支持。

4.忌烟戒酒。孕期应禁止吸烟、饮酒。并且避免被动吸烟,脱离烟雾环境。

5.卧床休息。有早产危险因素者,应采取左侧卧位休息,防止或减少自发性子宫收缩。

6.治疗各种并发症或合并症。尤其妊高征、糖尿病、高血压、肾炎、肝病、贫血等应及早发现及时处理。

7.药物预防性治疗。①外伤及妊娠期各种手术刺激均可诱发早产,可于手术前半小时口服硫酸舒喘灵4.8mg。当手术时间超过6小时,可再服4.8mg。②预防某些高危妊娠并发早产,如多胎妊娠,前置胎盘,妊高征及妊娠合并子宫畸形或发育不良等,通过硫酸舒喘灵松弛子宫平滑肌。降低肌纤维张力,为胎儿继续生长提供良好的内环境。一般在妊娠28~30周开始服用硫酸舒喘灵2.4mg,每6小时1次,直至妊娠37周停药。据报道,通过此种方法,双胎早产发生率降为6.6%(对照组66.1%);孕龄平均可维持至38.4周(对照组35.1周);新生儿平均体重超过2725.8g(对照组2062.3g);有89.5%的新生儿体重超过2500g(对照组只有28.7%)。

8. 防治感染。大肠杆菌内毒素对子宫平滑肌纤维有直接刺激作用,临床上较常见于无症状性菌尿,故过去有早产史,或此次为先兆早产者,应做中段尿细菌培养及药敏感试验,及时给予治疗。重度阴道炎和宫颈炎可感染胎膜,发生胎膜早破,也应予以治疗。

(二)治疗

目前早产的治疗仍以抑制宫缩,促进胎肺成熟为主要原则。近来多主张联合用药,以增加疗效、降低剂量、减少副作用。并采取左侧卧位休息,以提高子宫胎盘血流量。

1. 宫缩抑制剂的应用。应用宫缩抑制剂的条件:①符合诊断早产的标准;②胎龄大于26~28周,小于34~36周;③无继续妊娠的禁忌症;④胎儿能健康成长;⑤宫口扩张小于4厘米;⑥胎膜未破。抑制宫缩的药物分两大类:第一类为阻断或抑制合成或释放宫缩物质的药物,如前列腺素合成酶抑制剂、消炎痛、乙醇等;第二类为改变子宫肌对宫缩物质反应的药物,如硫酸镁、β_2 受体兴奋剂、氨茶碱、钙通道抑制剂等。

(1)β_2 肾上腺素能受体兴奋剂:降低子宫肌对刺激物的应激性,使子宫肌肉松弛,抑制子宫收缩,但有副作用,使心跳加快、血压下降、血糖增高、恶心、出汗、头痛等。目前常用的药物有:①苯氧丙酚胺(isoxsuprine),剂量每分钟静脉滴入0.25~0.5mg,当宫缩抑制后改为5~20mg肌注,每3~6小时1次,24小时后改用同样剂量口服;②羟苄羟麻黄碱(ritodrine),剂量为每分钟静脉滴入0.05~0.2mg,宫缩消失后改为口服10mg,每日4次;③硫酸舒喘灵,具有抑制宫缩,使支气管、血管扩张,增加胎盘血流量的作用,用以治疗早产时首次口服4.8mg,服药后观察15~20分钟,若宫缩的频率或强度减弱,即按4.8mg,每6小时1次,直到宫缩停止后停药。若用药后30分钟宫缩未见减弱,可加服 2.4~4.8mg,以后按上述方法服用。因此药具有轻度 $β_1$-受体兴奋作用,心血管有器质性病变者及甲状腺功能亢进者禁用。另外,在用药期间,可出现暂时性低血钾现象,故患有低血钾之孕妇慎用。而且对糖代谢亦有影响,糖尿病患者禁用。

(2)硫酸镁:是阻断子宫肌刺激物合成与释放的药物。镁离子直接作用于肌细胞,使平滑肌松弛,抑制子宫收缩,剂量为 10% 硫酸镁 40ml 加入 25% 葡萄糖液 20ml,静脉缓慢推注,以后用 25% 硫酸镁 60ml 加入 5% 葡萄糖液 1000ml,静脉滴注,速度 1~2g/小时,直至宫缩停止。用药过程中注意呼吸、膝反射、尿量等,禁止使用抑制呼吸的药物,并备好葡萄糖酸钙,若有中毒表现时,可静注 10% 葡萄糖酸钙 10ml,以对抗其副作用。

(3)前列腺素抑制剂:前列腺素有刺激子宫收缩和软化子宫颈的作用。其抑制剂有减少前列腺素合成的作用,从而抑制宫缩,常用的药物有消炎痛、阿司匹林、保泰松等。前列腺素抑制剂可使胎儿动脉导管提早关闭或狭窄,引起肺动脉高压甚至导致心衰死亡,应慎用。

2. 预防新生儿呼吸窘迫综合征(RDS)。

在使用药物抑制宫缩的同时,注意了解胎肺成熟度和积极促胎肺成熟,从而预防早产儿发生 RDS。在分娩前可给孕妇糖皮质激素,如①地塞米松 5mg 肌注,每 8 小时一次,连续 2~3 天;或②地塞米松 10~20mg 加入 5% 葡萄糖液 500ml 中静脉滴注,每日一次,连续 2~3 天;或③在抽取羊水做成熟度检查时,顺便向羊膜腔内注入地塞米松 10mg。用药后,必须推迟分娩至少 24 小时,以使激素发挥作用。有报道,重度妊高征时,用药可使围产儿死亡率增高,原因不明,应慎用;重度糖尿病合并妊娠伴有血管病变或血糖不易控制时,也不宜使用。

3. 分娩的处理。

(1)分娩已不可避免时,应立即停用宫缩抑制剂。

(2)估计胎儿大小,做好保暖及复苏抢救准备。应有产科、儿科医生密切配合处理。

(3)临产后避免使用镇静止痛剂,如吗啡、杜冷丁、乙醚等抑制新生儿呼吸中枢的药物,分娩时的麻醉以硬膜外麻醉或阴部神经阻滞麻醉为好。

(4)早产儿对缺氧及头颅压迫非常敏感,临产后应给产妇吸氧,采取左侧卧位,增加胎盘灌注量,预防胎儿缺氧。肌注或静注维生素 K_1,以减少新生儿颅内出血的发生率。第二产程为减少盆底对胎头的阻力,娩出时宜做会阴切开术,以减少胎儿颅脑损伤。

(5)关于新生儿出生后断脐时间的早晚尚有争论,但目前多数学者认为,为避免早产儿发生高胆红素血症和红细胞增多症,不宜过于延迟断脐,更不主张沿脐带从母方向胎儿方挤血。但在出现呼吸前过早断脐是不合生理的,宜等待 1 分钟,出现呼吸后再断脐为好。

4.分娩后的早产儿应重点护理,必要时送新生儿监护病房(NICU)。

第三节　妊娠高血压综合征

妊娠高血压综合征简称妊高征,是妊娠期特有的也是常见的疾病。常发生在妊娠 20 周以后,表现为水肿、高血压、蛋白尿三大主要症状,重症时出现抽搐、昏迷及重要脏器功能衰竭。是我国孕产妇和围产儿死亡的主要原因之一。

一、发病率

各国报道的发病率有很大差异,国外报道初产妇为 10% ~26% ,经产妇为 5% ~15% 。我国妊高征协作组 1984 ~1988 年对 4.8 万孕产妇进行的调查发现,总的发生率为 10.4% ,城市高于农村,而且受年龄、文化程度、体型、胎次、孕周、心理、气候环境及家族遗传等多因素影响。

二、容易发生妊高征的危险因素

1.初产妇。占重度妊高征的 87.4% ,初产妇子痫发生率是经产妇的 6 ~8 倍。

2.孕妇年龄过小或过大。据统计,年龄小于 20 岁及大于 35 岁者,重度妊高征的发生率明显上升。也有文献报道,肥胖体型者妊高征发生率较高。

3.妊娠晚期发病率高。32 孕周后发病者占妊高征总数的 59.1% 。

4.子宫容积过大者。如双胎发病率比单胎高 4 倍,羊水过多、葡萄胎均易发生妊高征。

5.有明显家族史者。如孕妇的外祖母、母亲或姐妹有发病者,其发生重度妊高征的机会增多,发生率为26%~37%,是正常人群的3~4倍。

6.有心血管有关疾病者。如慢性高血压、慢性肾炎及其他肾脏病、糖尿病、贫血、心脏病等均易并发妊高征。

7.与寒冷或气温突变有关。多数研究认为冬季和初春发病率升高。上海新华医院通过正常孕妇全孕期血流变化的测定,发现寒冷季节时有血液浓缩程度增加的倾向,此时妊高征发病率高。全国妊高征协作组材料也说明,冬季低温又无取暖设备者妊高征发病与气温呈负相关;气温高者发病与气温呈正相关;子痫发病常与气温突变有关;温差变化不大的地区,妊高征与气温无关。

8.与营养不良有关。据统计贫血组中的妊高征发病率占15.0%,高于非贫血组的11.2%。

9.与精神紧张有关。研究发现大学文化程度妊高征的发生高于中小学文化程度;脑力劳动者妊高征的发生率高于体力劳动者;子痫的发生往往与精神紧张和刺激密切相关。

三、妊高征的定义与分类

我国目前所用定义:妊娠20周后出现以下症状和体征者称为妊高征。

1.轻度妊高征。血压≥17.3/12.0kPa(130/90mmHg),或较基础血压升高4/2kPa(30/15mmHg);可伴有水肿或微量蛋白尿。

2.中度妊高征。血压≥18.7/13.3kPa(140/100mmHg),但<21.3/14.7kPa(160/110mmHg);蛋白尿已达"+"(0.5g/24小时);可伴有水肿或轻度自觉症状如头晕等。

3.重度妊高征(包括先兆子痫和子痫)。先兆子痫:血压≥21.3/14.7kPa(160/110mmHg),或尿白尿"++"(5g/24小时)以上;伴有水肿及头疼等自觉症状;此三项指标中有两项时即可诊断;子痫:在妊高征基础上发生抽搐或伴有昏迷。

4.未分类。

(1)妊娠水肿:水肿延及大腿部及以上者。

(2)妊娠蛋白尿:孕前无蛋白尿,妊娠期蛋白尿"+"及以上而产后恢复正常者。

(3)慢性高血压合并妊娠:包括各种原因所致的妊娠前即有的高血压。

四、妊高征对母婴的影响

（一）对母亲的影响

全身小动脉痉挛为本病最基本的病理变化，对各重要脏器均有不同程度的影响。血压越高，持续时间越长，对孕产妇的影响越大。

1. 脑部小血管痉挛，组织水肿，可出现局灶性斑点出血，甚至大面积脑溢血。

2. 心脏冠状小动脉痉挛，心肌间质水肿、栓塞或心内膜点片状出血，可发生急性左心衰竭。

3. 肝内小动脉痉挛，肝细胞缺血水肿而发生组织梗塞和坏死，出现肝功能异常，甚至肝被膜下血管破裂出血。

4. 重症患者肾血流阻滞、梗死，出现急性肾功能衰竭。

5. 子宫肌层与蜕膜血管痉挛、螺旋动脉栓塞、蜕膜坏死，胎盘后出血即发生胎盘早剥——是最常见的并发症。

6. 子宫胎盘缺血严重，释放凝血物质，在血液浓缩、黏稠的基础上容易发生播散性血管内凝血（以下简称 DIC）。

以上情况均可导致孕产妇死亡。有调查指出妊高征孕产妇的死亡率高于对照的13 倍。另外妊高征所致的产后出血、产后高血压等情况均会影响妇女产后的健康。

远期是否会遗留高血压或肾脏持久性损害，至今尚无统一意见。有人认为部分患者产后血压持久不能恢复正常，而成为永久性高血压，引起机体持久的不可逆的病理过程，称为妊高征的后遗症。另有人认为，妊高征在产后仍有高血压，可能与原发高血压、隐性高血压或家族高血压史有关。先兆子痫是完全可逆的，产后并无高血压或肾脏损害等。但产后短期内高血压的发病率一般比同龄妇女高，大部分能控制。

（二）对胎婴儿的影响

据分析，高血压尤其是舒张压及尿蛋白的程度及其持续时间与胎婴儿的预后甚为密切（表3－1）。肾血管痉挛常与子宫血管痉挛同时出现，由肾血管痉挛所引起的蛋白尿与由子宫血管痉挛所引起的胎盘供血不足、胎盘功能减退是并行的，均可使胎儿宫内生长迟缓，甚至胎死宫内。据统计在 36 孕周前发生妊高征，56.6% 的胎儿宫内发育迟缓。

表3-1　舒张压和尿蛋白与胎儿死亡率(‰)的关系

舒张压 kPa	尿蛋白						合计
	（ － ）	（ ± ）	（ ＋ ）	（ ＋＋ ）	（ ＋＋＋ ）	（ ＋＋＋＋ ）	
＜8.7	15.5 *	13.6	6.2	－	－	－	13.6
8.7～9.9	9.3	8.1	5.6	32.9 *	41.5	－	8.8
10～11.2	6.2	7.4	6.2	19.2 *	－	－	6.8
11.3～12.5	8.7	9.3	23.6 *	－	22.3	－	10.2
12.6～13.9	19.2 *	17.4	26.7 *	55.8 *	115.3 *	143 *	25.2
≥14	20.5 *	27.9 *	62.6 *	68.8 *	125.2 *	111	41.5 *
合计	8.6	9.5	12.9	23.2 *	42.0 *	57 *	

* P＜0.01

　　妊高征往往需要提前终止妊娠,所以早产和低体重儿发生率高。英国某医院10年总结了5769例尿蛋白阴性妊高征围产儿死亡率为26‰,686例尿蛋白阳性的围产儿死亡率为106‰,后者是前者的4倍。我国妊高征协作组调查资料表明,轻、中度妊高征的围产儿死亡率在17.8‰～21.2‰之间,子痫和先兆子痫的围产儿死亡率高达58.6‰及33.9‰。因此,尽管妊高征发生原理尚不明确,不能直接预防其发生,但预防发展到重度亦可大大减少围产儿死亡率。

五、预防措施

　　1.宣传教育群众。对孕妇及家属进行宣教,使他们了解妊高征的特点及其危害,及时识别妊高征的早期症状与体征,及时就医。

　　早孕保健。早孕期开始检查,全面了解孕妇的家族史、个人病史和既往孕产史(特别是高血压、肾病、糖尿病等),测量基础血压、体重、尿蛋白,详细全身检查。以便及时发现妊高征的迹象及时处理,并为今后动态监测提供参考基线。

　　2.定期产前检查。每次检查详细询问自觉症状,除检查产科情况外,特别要注意测血压、体重,检查有无可凹性水肿、化验尿蛋白等。对那些血压开始升高、体重增加过快、或出现可凹性水肿的早期病人,给予适当休息和加强随诊。产前检查的次数和质量,对于及时发现和早期治疗妊高征、降低母儿死亡具有重要作用。上海市15所医院1975~1979年对重度妊高征的分析发现,34.6%的子痫患者无产前检查,检查13次以上者无子痫发生。广州市调查1975~1979年县以上81所医院单位收治的妊高征患者1284例,发现56.1%子痫患者无产前检查,定期检查率越高,子痫发生率越低。

3.识别高危人群。通过产前检查,识别具有妊高征危险因素的孕妇,提高警惕,及时采取相应的保健措施。在妊娠中期可进行预测试验,对试验阳性者密切随诊,加强监护。常用的预测试验如下:

(1)平均动脉压的测定。在14~24孕周测定平均动脉压,如果高于11.4kPa(85mmHg),到妊娠后期将有64.8%发生妊高征;如小于11.4kPa者,91.3%保持血压正常。

(2)翻身试验。在妊娠中期进行,孕妇左侧卧位转为平卧后,舒张压升高1.6kPa者为阳性,约75%发生妊高征,而阴性者仅有5.8%发生妊高征。以上两种方法简单易行,可在基层医疗保健单位进行。

(3)血管紧张素敏感试验。一般在26~34孕周进行,给孕妇静脉点滴5%葡萄糖加血管紧张素Ⅱ500μg,开始每分钟1ml,滴速每5分钟增加1ml,密切观察血压变化,滴至舒张压升高2.7kPa为止,此时血管紧张素Ⅱ的输入量如果小于8μg/kg/min,将有90%以上的孕妇发生妊高征,而大于8μg/kg/min者,将不发生妊高征。

4.重视妊娠期水肿。Ivanor(1989)报道近年临床研究,早期处理妊娠水肿是防止发展为重度妊高征的可行办法。国内外研究均认为侧位尤其左侧卧位可以纠正右旋的子宫,解除其对下腔静脉及右肾血管的压迫。降低血管紧张素的分泌,有利于扩张血管及改善子宫胎盘的血液循环。使肾血流量增加,尿量增加,钠排出增多,体内钠蓄积减少,预防妊娠水肿,同时使血管对升压物敏感性降低,血压平稳。

5.给予小剂量阿司匹林。可预防妊高征的发生,其机理为抑制血栓素A_2和纤维蛋白的合成,降低凝血酶Ⅲ的消耗。还可以改善胎儿胎盘微循环,增加脐动脉血流速度,有效地预防胎儿宫内生长迟缓。常用方法为阿司匹林每日50mg,自28孕周开始服至孕足月。

6.补充钙、镁、锌、抗血栓药物。近年来试用有较好效果的报道,孕妇补充钙剂,对母婴均安全无害,预防孕妇因饮食摄入钙的不足导致细胞内钙增加和增高血管平滑肌敏感性。

六、治疗

（一）轻度妊高征

首先应增加休息时间，每天左侧卧位休息 12 小时以上，并保证有 2 小时的午休。嘱病人避免劳累和精神紧张，必要时可口服镇静剂苯巴比妥 0.03g 或安定 2.5mg 每日 2～3 次。加强营养，摄入足够的蛋白质、蔬菜，补充铁和钙剂。

尽可能早期住院，在密切观察下休息和治疗，预防病情发展。有报道住院患者围产儿死亡率为 9‰，未住院或自动出院者，围产儿死亡率为 129‰。

（二）中度以上妊高征

必须住院密切监护下治疗，治疗原则是镇静、解痉、降压、扩容和必要时的利尿。

1. 解痉药。

（1）硫酸镁：镁离子能抑制运动神经末梢对乙酰胆碱的释放，阻断神经和肌肉间的传导，从而使骨骼肌松弛。可以肌肉注射每次 2.5～3.5g，每日 3～4 次；也可静脉点滴，首次负荷量用 25% 硫酸镁 10ml 溶于 25% 葡萄糖液 10ml 中，缓慢（不少于 5 分钟）静脉推注，继以 25% 硫酸镁 60ml 溶于 5% 葡萄糖液 1000ml 中静脉滴注，速度以每小时 1g 为宜，最快不超过 2g。

硫酸镁用过量会引起呼吸和心率抑制，甚至死亡，所以用药过程中应密切观察呼吸、脉搏、尿量和膝腱反射。需备有解毒作用的钙剂，如发现有镁离子中毒时，用 10% 葡萄糖酸钙 10ml 立即静脉推注。

（2）抗胆碱药：如东莨菪碱、654－2，对大脑皮层有镇静作用，对呼吸中枢有兴奋作用，并有减少呼吸道分泌物等独特的优点。又有解除血管痉挛，活血化瘀，疏通微循环的作用，可口服也可注射。出现抽搐且呼吸衰竭者，可用中麻注射液 0.25% 5～8ml（0.08～0.12mg/kg）加入 5% 葡萄糖 100ml 于 10 分钟滴完，以后加入 500ml 溶液缓慢点滴维持。

（3）β_2 肾上腺素能受体兴奋剂：能松弛小动脉平滑肌，扩张血管；降低子宫肌张力，改善子宫胎盘灌注，降低血小板凝集，预防 DIC。硫酸舒喘灵 2.4mg 每日 3～4 次口服。糖尿病、心动过速者禁有。或选用羟苄苄麻黄碱 50ml 加入 5% 葡萄糖 500ml

静脉点滴(60 滴/分)。

2. 扩容药物。

重度妊高征常有血容量减少和血液浓缩,如红细胞压积大于 35%,可在用解痉治疗基础上,加用扩容治疗。以改善重要器官的血液灌注,纠正组织缺氧。扩容药品有白蛋白、全血、平衡液或低分子右旋糖酐等;还可在以上液体中加入复方氨基酸能量合剂;也常加入丹参液以帮助活血化瘀,沟通微循环。扩容可增加心脏负担,严重时发生肺水肿和心力衰竭。所以扩容时应与解痉药同时用,严密观察脉搏、血压、呼吸和尿量变化。

3. 降压药。

降压药一般在舒张压大于 110mmHg 时为预防脑血管意外而采用。妊娠期选用的降压药应考虑到不影响心排血量、肾血流量和胎盘灌注量等条件。肼苯达嗪为首选降压药,能扩张周围小血管,使外周阻力降低,从而降低血压,此外还有增加心脏排出量、肾血流量以及子宫胎盘血流量的作用。一般用量为 25～50mg,每日 3 次。柳氨苄心定和心痛定也可选用。严重病人,可用酚妥拉明 5～10mg 加 5% 葡萄糖静脉滴注(滴速为 0.1～0.2mg/分钟),有良好降压效果。

4. 利尿剂。

只用于全身性水肿、肺水肿、脑水肿或有心力衰竭者。可选用速尿、甘露醇、双氢克尿噻、氨苯喋啶等。

(三)子痫的治疗原则

用硫酸镁和其他解痉剂积极控制抽搐,避免声、光、震动等刺激,严密监护生命指征,控制抽搐后 6～12 小时终止妊娠。

(四)产科处理

因为妊高征是孕产妇特有的疾病,随着妊娠的终止可自行好转,故适时以适当的方法终止妊娠是最理想的治疗途径。

1. 轻度妊高征通常在 37～38 周时终止妊娠。

2. 中度妊高征用以上药物治疗同时,密切监护母亲病情变化和胎儿宫内健康情况,监测胎盘功能及胎儿成熟度,孕 36 周后经治疗无效者,应考虑终止妊娠,避免发展为重度。

3. 重度妊高征经积极治疗 2~3 天后,仍不能满意控制者,即使胎儿不成熟,为避免母亲严重并发症,亦应及时终止妊娠。

4. 终止妊娠的方法:如宫颈条件成熟,行人工破膜后,催产素稀释静脉点滴引产,尽量缩短产程。如宫颈条件不成熟或产妇不能经受产痛刺激,或胎儿不能经受宫缩的压力出现胎儿窘迫等,均应在良好的麻醉下剖宫产结束分娩。

5. 产后 3 天内,避免疼痛和精神刺激,继续维持用药,预防产后子痫。

第四节　胎儿宫内发育迟缓

胎儿宫内发育迟缓(intrauterine growth retardation,IUGR),是指胎儿出生体重低于孕龄平均体重第 10 百分位或低于其平均体重的两个标准差。

随着围产医学的发展,围产儿死亡原因正在发生变化,低体重儿已上升为围产儿死亡的主要原因之一,在母儿发生任何异常时,IUGR 往往是最早发生和最可靠的征象。IUGR 的发生率为 3%~10%,其围产儿死亡率是正常体重儿的 4~6 倍,即使成活,在儿童期有可能出现智力及躯体发育障碍,因此它已成为高危妊娠中的重要问题,日益受到人们的重视。

一、病因

引起 IUGR 的因素是多方面的,包括母体因素、胎儿因素和母体——胎盘——胎儿间物质交换因素等。

(一)母体因素

1. 遗传因素。胎儿出生体重的差异,40% 来自双亲遗传因素,以母亲遗传及环境因素影响较大。

2. 营养因素。胎儿的生长发育与母体的营养有极为密切的关系,母体的营养乃是胎儿营养的基本来源。母亲营养不良,特别是蛋白质和能量不足是影响胎儿生长的一个重要因素。热量不足对体重影响大,蛋白质不足则对各组织特别对脑的生长发育影响大。孕妇和小于胎龄儿的血清白蛋白和血糖的测定表明,其值均低于正常体重儿,提示孕妇蛋白质摄入不足是 IUGR 的原因之一。维生素叶酸对胎儿畸形的关系较大,孕前、孕早期摄入足量的叶酸、多种维生素可以减少畸形儿的发生,但对 IUGR 的报道很少。微量元素和 IUGR 的关系研究较多,其中与 IUGR 有关的主要是锌,孕妇缺锌可引起胎儿神经管畸形、脑发育不良或 IUGR。

3. 妊娠合并症及并发症。影响 IUGR 发生的因素是复杂的,但以胎盘血流灌注不足,导致母胎间营养交换障碍,胎盘功能低下是常见的原因。妊高征、慢性高血压、慢性肾炎、严重糖尿病、心脏病、产前出血、多胎以及重度贫血等均可因胎盘血流灌注不足而导致 IUGR。

4. 吸烟、饮酒及药物的影响。孕妇吸烟与分娩低体重儿及围产儿死亡呈正相关。吸烟者的小儿较不吸烟者的小儿体重平均低 100～300g,且出生体重不足 2500g 者多1 倍。出生体重下降与吸入剂量有关。上海医科大学妇产科医院资料发现,被动吸烟组血中一氧化碳血红蛋白之浓度明显高于对照组,而且被动吸烟时间与一氧化碳血红蛋白浓度正相关,孕妇丈夫吸烟者,IUGR 发生率为 18.0%,而无被动吸烟者 IUGR 发生率为 6.15%,这可能由于一氧化碳血红蛋白值升高使母婴之血红蛋白携氧功能降低、导致慢性缺氧;尼古丁浓度增加致血管收缩而使胎盘血流灌注下降以及孕妇食欲下降等因素造成。酒精可直接或间接由其代谢产物乙醛酸影响胰腺功能,妨碍脂肪和脂溶性维生素 A、D、E、K 的吸收,故慢性酒精中毒可诱发匀称型 IUGR。某些药物,如抗甲状腺药他巴唑可抑制胎儿甲状腺功能引起呆小症,降压药物降低动脉压,同时也降低了子宫和胎盘血流量,可影响胎儿宫内发育。

(二)胎儿因素

1. 发育缺陷。常见的先天畸形有肾脏发育不全、神经管缺陷(如无脑儿,脊柱裂)以及骨骼异常。另外,染色体病如三体综合征(13、18、21 三体)的婴儿体重低于正常儿,Turnel 综合征婴儿(45,XO)比普通(46,XX)的女婴约轻 500g。

2. 宫内感染。胎儿宫内感染弓形虫、风疹病毒、巨细胞病毒、单纯疱疹病毒、支原体、衣原体或其他病菌如梅毒螺旋体、李司忒氏菌及孕妇泌尿生殖道的细菌(常见乙型链球菌)感染均可成为 IUGR 的重要原因。

3. 营养不良。内分泌失调,如胰岛素、甲状腺素及生长因子不足,可导致胎儿宫内发育迟缓。

（三）胎盘因素

胎盘作为母胎之间的交换器官，它的功能状态直接影响到胎儿的宫内发育。例如，胎盘形态异常、功能性组织减少、胎盘绒毛广泛性损伤以及胎盘血管异常，均可引起 IUGR。上海市儿科医学研究所研究结果表明，小样儿组的胎盘重量、绒毛表面积和毛细血管表面积均明显低于正常新生儿组，胎盘重量、绒毛和毛细血管表面积和与出生体重呈正相关。胎盘功能组织减少和成熟障碍，导致母胎之间交换面积的减少，营养物质经胎盘转运下降，是引起胎儿宫内发育迟缓的重要原因之一。

子宫与胎盘血流量的控制受神经内分泌系统和环境因素的影响，在多种病理情况下，子宫与胎盘血流量显著减少，将影响氧和营养物的输送。绒毛膜血管瘤、胎盘水泡变性和胎盘囊肿等，均可因减少绒毛表面积和胎盘血流量，降低胎盘运转功能，导致胎儿营养不良，发育迟缓。

（四）脐带异常

脐带异常，如附着部位异常（包括帆状脐带附着等）、单脐动脉、脐带真结、脐带过度扭转以及过长、过细，均可影响胎儿—胎盘间血循环量导致 IUGR。

二、类型

目前常用的分类法是根据发生时期，胎儿体型，并结合发病原因划分的，可分为三类。

（一）内因性均称型 IUGR

在妊娠早期，细胞增长阶段，胎儿即受到严重损害以致影响其生长发育。其基本原因是基因或染色体异常、病毒感染或由于中毒或放射性物质影响所致。其特点是：①新生儿体重、身长和头围均相称，但都明显落后于孕周应有的均值；②外表无营养不良情况，器官分化和成熟度与孕周相适应，但各器官细胞数均少；③胎儿无慢性窘迫的表现，但有轻度代谢不足；④脑重量低，神经元赋予能力不全和髓鞘形成延缓；⑤胎盘较小；⑥50% 有严重先天畸形；⑦生后新生儿有发育异常或智力障碍。此型约占 IUGR 的 20%。

（二）外因性不均称型 IUGR

在妊娠早期胚胎发育正常，到妊娠晚期才受到危害因素的影响。其基本病因是胎盘功能不足，子宫与胎盘血流量减少，导致氧和营养物质交换受限。常见于妊娠合并症或并发症如重度妊高征、慢性高血压、慢性肾炎、糖尿病、过期妊娠等,非胎儿本身的原因,而是继发于其他疾病之后,因此是外因性的,其特点为:①新生儿外表有营养不良或过熟表现;②新生儿头围、身长正常而体重减轻,因而发育不成比例;③常有胎儿窘迫和代谢不足;④胎盘有病理变化,但体积不小,且 DNA 含量正常;⑤器官细胞数正常,但肝脏中细胞团数目减少;⑥由于胎儿缺氧,可有神经损伤。在分娩后由于肝糖原储备不足,不能满足需要而发生低血糖症;⑦生后新生儿的躯体发育可逐渐赶上正常。此型约占 IUGR 的 70%。

（三）外因性均称型 IUGR

此为上述两种类型的混合型,常常是母体和胎儿因素共同作用的结果。主要可能因为营养不良,重要的生长因素如叶酸、氨基酸或其他营养物质缺乏。致病因素是外因,但在整个孕期影响胎儿。其后果类似内因性均称型 IUGR。特征为:①新生儿体重、身长和头围均小于正常,全身发育均匀,但表现营养不良;②所有器官均小,肝脾更小;细胞数减少约 15%～20%,细胞体积亦减小;④胎盘小,外观无异常,DNA 含量减少;⑤如出生后细胞分裂时期仍有营养不良,60% 有脑细胞减少。此型很少见。

三、对胎婴儿的影响

（一）近期影响

1. 围产死亡率增加。IUGR 儿围产死亡率较正常儿高 8 倍,其中染色体异常导致胎儿畸形者约占 2/3。

2. 发病率增加。①胎儿宫内窘迫发生率为 34% 左右,为正常胎儿的 3～4 倍,有 23% 的 IUGR 分娩时有酸中毒或低 Apgar 评分;②由于缺氧,胎粪吸入综合征的发生率增加,也容易引起红细胞增多症,及缺血缺氧性脑病;③由于新生儿糖原贮量不足,皮下脂肪少,体温容易下降,热量需要多,因而容易发生低血糖。据报道 IUGR 儿低血糖症发生率高达 18%～30%;④低血钙也是常见的并发症。

（二）远期影响

1. 体格发育方面。低体重儿所有参数趋向在生长曲线下限,极少超过第 50 百分位。如果早期喂养适当,生长恢复可以很快。出生后最初 1 周岁内生长速度较正常快,1 岁时减慢,至 5 岁时比正常婴幼儿低 20～25 百分位。

2.智力和神经系统方面。低体重儿与同胎龄正常儿比有智商低的趋向。虽然脑瘫很少发生,但轻微脑神经损害常见,易发生多动症、夜尿症、语言能力及阅读常有影响,脑电图往往显示异常,可能由于缺锌引起的脑组织发育受损之故。Drillien 认为,在出生后第 1 年出现的异常神经症状,为暂时性的张力异常,可预示以后微小的脑功能障碍。Parkinsom 等随访一组儿童,在其 26 孕周前由超声诊断双顶间径(BPD)生长缓慢性,于 5 岁及 9 岁时,有显著的学习能力差及行为异常,男孩比女孩更差。有研究指出,如出生时头围在第 10 百分位数以下,神经系统异常及智商低的发生率增加。Tropper 报道,IUGR 组语言障碍者有 26% ~33%,中枢神经系统发育有重要异常者为4% ~12%,轻度异常者 22% ~25%。

四、IUGR 的诊断

(一)病史特点

询问病史,注意易发生 IUGR 的高危因素。既往如有先天畸形或 IUGR 等不良产史、营养不良、吸烟(包括被动吸烟)者,此次妊娠有严重合并症或并发症者,如重度妊高征、慢性高血压、慢性肾炎、糖尿病、心肺疾病、多胎妊娠、早、中孕期出血等情况者,应特别注意胎儿生长发育,警惕 IUGR 的发生。另外应询问孕期饮食情况、胎动出现的时间、体重增加等情况。

(二)产前检查

妊娠图是筛查和早期诊断 IUGR 的简单有效的方法,如宫高连续 2 次或 3 次在第 10 百分位以下,或停滞不变或增长缓慢,应拟诊为 IUGR。同时孕妇体重增长,在妊娠晚期每周平均应增长 0.3 ~0.5kg,若体重连续数周不增加或反而减少,也应考虑 IUGR。

(三)超声诊断

1.B 超检查。B 超测量胎儿各部径线已作为筛查和诊断 IUGR 的常用方法。双顶径(BPD)在 36 周前与胎儿发育有很大相关性,若在 36 周前胎头 BPD 每两周增长少于 2mm,则提示 IUGR;如增长大于 4mm,则可排除 IUGR。若同时测量胎儿头围(HC)、小脑横径(CD)、腹径(AD)、腹围(AC)及股骨长(FL)等多项生长发育参数,则使 lUGR 的诊断更加准确。用胎儿 HC 与 BPD 和 FL 来估计胎儿体重,能预测 87% 的胎儿体重,与 CD 同时测量,可区分 IUGR 类型。羊水量的减少和胎盘分级提前出现Ⅲ

级也均作为 IUGR 的诊断参数。

2. 多普勒测脐动脉血流。脐动脉收缩期峰值与舒张末期谷值之比（A/B）在 IUGR 时明显升高，一般在 24 孕周前 3.5~5.5，妊娠后期 1.7~3，脐动脉的 A/B 比值大于正常曲线的第 90 百分位时，对 IUGR 的预测，其阳性符合率为 86.2%。

（四）胎盘功能检查

1. 雌三醇（E_3）、雌三醇/肌酐（E/C）比值、胎盘生乳素（HPL）和特异性 β_1 糖蛋白（SP_1）的测定。

在内因型中，E_3 曲线位于正常值和 -2 个标准差间，呈平行状态。在外因性不均称型中，直到 27 孕周，E_3 还和正常值符合，以后则不再增长，以致到 38 周时，E_3 曲线就处于 2 个标准差以下，提示有严重代谢功能不足，E_3 突然直线下降，常提示胎儿有危险。

孕 36 周后，$SP_1 < 100mg/L$，$HPL < 4\mu g/L$ 提示胎盘功能不良，SP_1 预测 IUGR 较血 E_3 和 HPL 更适合。

2. 非激惹试验（NST）和催产素激惹试验（OCT）

NST 如连续阴性，基线平直或 OCT 阳性示胎儿储备力下降。在外因性不均称型中，OCT 阳性率占 65.38%。而内因性均称型中，阳性率低于 20%。

（五）分娩后的确诊

胎儿娩出后根据其皮肤、毛发、指甲、足纹和乳房结节，给新生儿胎龄评分，以区别早产儿。出生体重低于该孕周的第 10 百分位即可诊断。

五、预防和治疗

（一）预防

1. 纠正不良习惯。如吸烟或被动吸烟、嗜酒、滥用药物等，应改掉不良习惯。

2. 加强营养。多进富于蛋白质及维生素的饮食，注意矿物质（常量元素）和微量元素如铁、锌、钙等的补充，不可偏食。

3. 预防宫内感染。早期检测风疹病毒，巨细胞病毒、支原体及弓形虫等感染。为预防弓形虫病，在孕早期吃的肉类要煮熟，家中不要养猫、狗等动物，尤其猫有很强的传染性。

4.防治妊娠合并症及并发症。如高血压、心脏病、肾脏病、贫血及糖尿病等,对胎儿生长发育有极明显的干扰作用。妊娠早期应与内科医生共同作出正确判断,不适合妊娠的应及早终止妊娠,继续妊娠的孕妇应加强高危监护并给予积极治疗。妊娠期影响胎儿发育的并发症如妊高征、妊娠期出血、多胎妊娠等应及早发现,加强保健,及时处理。以免影响子宫胎盘供血不足引起 IUGR。

5.产前诊断。内因均称型 IUGR 常由胎儿内在因素,如先天畸形、染色体异常引起,应及早诊断。孕早期做绒毛标本检查或于孕 16 周进行羊膜腔穿刺,羊水细胞培养、染色体核型分析、或甲胎蛋白的测定、B 超检查等。发现异常及时终止妊娠,避免畸形儿出生。

(二)治疗

1.卧床休息。孕妇左侧卧位为主的休息可以使儿茶酚胺的释放减少,子宫收缩活动减弱,并增加子宫胎盘血流量,从而促进胎儿发育。每日卧床休息不宜少于 12 小时,必要时每日吸氧 3~4 次,每次半小时。

2.补充营养。①葡萄糖或麦芽糖:碳水化合物是胎儿生长发育的主要营养成分,每日给 25%~50% 葡萄糖 40~60ml 静脉推注,或 5% 葡萄糖 500ml 与能量合剂静脉滴注,7~10 天为一疗程。由于胎儿肝脏由葡萄糖代谢的能力尚未完善,麦芽糖补充营养更适合,因其能较好地通过胎盘,胎内转换率高,不影响胰岛素的分泌。②复方氨基酸溶液:胎儿生长发育每日需要一定量的蛋白质。每日静脉滴注复方氨基酸溶液(含有 11 种人体必需的氨基酸)250ml,7~10 天为一疗程。同时注意补充铁剂和维生素,预防贫血。

3.病因治疗。治疗引起 IUGR 的妊娠合并症和并发症,尤其妊高征。

4.改善子宫胎盘血流量。对妊高征、慢性肾炎所致的 IUGR,可用肝素治疗。肝素剂量为 25mg 溶于 500ml 低分子右旋糖酐溶液中,每日 1 次,7 天为一疗程,有眼底出血、溃疡病出血或其他出血倾向者禁用。肝素可防止或减轻胎盘绒毛的纤维蛋白沉积,从而改善子宫胎盘血流。低分子右旋糖酐可疏通微循环,改善血液黏稠度,防止红细胞在微血管内凝集。中药活血化瘀方、益气化瘀方加减,可通过降压,降低血黏稠度,溶栓抗凝、疏通微循环和提高组织摄氧能力、改善子宫胎盘血循环,促进胎儿发育。

β_2 型拟肾上腺素药物,苯氧丙酚胺、羟苄羟麻黄碱、舒喘灵等,用以扩张血管,松弛子宫体及子宫颈平滑肌,改善子宫胎盘供血,治疗因妊高征、妊娠合并慢性肾炎和慢性高血压等引起的 IUGR,可取得良好效果。其他扩血管药物如氨茶碱或硫酸镁,也可改善子宫胎盘血流量。

5. 适时分娩。

由于 IUGR 的胎儿处于一个不利的宫内环境,常有缺氧,甚至有死亡的危险,因此需进行胎盘功能及胎儿健康状况的监测,可采用 NST、OCT 试验及 E_3、SP_1、HPL 测定,也可用 B 超了解羊水量、胎盘分级、胎儿生物物理评分及孕妇自数胎动等。根据上述监护结果并结合胎儿肺成熟度来选择胎儿分娩时间及分娩方式。

(1)胎儿宫内发育迟缓治疗后,胎头双顶间径、子宫底高度等均有增长者,且无严重内科或产科合并症者,可继续妊娠。

(2)若治疗效果不佳,胎盘功能继续减低,或超声显示羊水继续减少,或羊水中发现胎粪污染,应立即终止妊娠。

(3)如因内科或产科合并症而需终止妊娠时,但孕周不满 37 周,应做羊膜腔穿刺进行胎肺成熟度分析。必要时可用皮质激素,如地塞米松 5mg 肌注,每 8 小时 1 次,共 2 ~ 3 次,以促使胎儿肺部表面活性物质产生,避免肺透明膜病变的发生。

(4)胎头娩出时,要吸净口、鼻腔内的羊水及黏膜,以减少胎粪吸入综合征的发生。

6. 新生儿的处理。

(1)分娩前应做好新生儿复苏准备,妇产科和新生儿科医生共同参加抢救,新生儿娩出后放在开放暖箱上,迅速揩干皮肤羊水,吸净口鼻腔黏液,对已吸入者立即气管插管并进行有效复苏。

(2)保暖对 IUGR 儿很重要,不仅在分娩室要在 30℃以上的环境下处理、复苏,在转送婴儿室途中同样需要保暖,转入婴儿室后尽快使其体温维持在 36.5℃。保暖的重要目的是为了节约新生儿的能源,因为 IUGR 儿肝糖原贮量少,糖原异生作用也差。

(3)早期喂养以预防低血糖。因其代谢率较同体重的早产儿高,热量需要亦多。吸吮力强者可直接按需要吸吮母乳,或将母乳吸出后匙喂或鼻胃管喂。母乳不但营养最合适,而且含有大量的免疫球蛋白和活性细胞,起到直接抗菌预防感染的作用。若人工喂养时也应配成与母乳相仿的热量。对于体重低、口喂量不足者,可静脉补充葡萄糖或给静脉高营养液。早期足量喂养不但可以防止低血糖和有利于体重增长,还有利于脑细胞神经胶质细胞的增生,减少以后智力低下等后遗症的发生。

(4)复苏后或有呼吸困难和青紫者需及时给予氧气吸入,并适当给予碳酸氢钠。及早纠正酸中毒。

(5)注意低血钙、感染、红细胞增多等并发症的预防和治疗。

(6)注意神经系统检查,必要时颅脑超声检查,及早发现缺血缺氧性脑病,及时治疗。

第五节 多胎妊娠

一次妊娠同时有两个或两个以上胎儿时称为多胎妊娠。多胎妊娠属高危妊娠,是高危因素极多的异常妊娠,由于其并发症多、早产率高,不但孕产妇病率增加,围产儿死亡率及新生儿病率也较高。近年来,有人认为由于促排卵药物的应用,致使多胎妊娠的发生率有所上升,也有人统计发生率未见明显增多,而是由于双胎儿存活率提高使人感到双胎增多。总之,多胎妊娠日益受到围产保健工作者的重视。本节主要讨论双胎妊娠。

一、多胎妊娠的发生率及其原因

(一)发生率

多胎妊娠中以双胎妊娠较多见,三胎少见,四胎以上罕见。Hellin 根据大量统计资料得出,双胎发生率为每 80 例妊娠中有 1 例,三胎为每 80^2 即 6400 例中有 1 例,其他依次类推。根据我国 15 家医院住院分娩统计,双胎与单胎之比为 1:66。

单卵双胎的发生率比较恒定,大约占 2.3‰ ~4‰。单卵双胎的原因不明,而双卵双胎的发生可能与种族、遗传、年龄、胎次或促排卵药物的应用有关,其发生率从 1.3‰(日本)到 49‰(尼日利亚)不等。

(二)发生原因

1. 种族与遗传。在不同的种族中多胎发生率具有明显差异。Myrianthopoulos 发现,在白人妇女中每 100 例孕妇可分娩 1 例双胎,而在黑人妇女中每 79 例孕妇就有 1

例双胎。在非洲某些地区双胎发生率很高,Knox 等在尼日利亚一个农村发现每 19 个婴儿中就有 1 例双胎。在东方双胎发生率则较少,例如,在日本,据 1000 万以上孕妇的分析,每 155 例出生中仅有 1 例双胎。美洲印第安人的双胎率介于日本人和白种人之间。在美洲黑人中,双卵双胎率为美洲白人的一倍半左右。

双胎的种族差异反映出遗传因素的作用,遗传因素从妇女的双胎生育史也得到证实。据报道,曾生育过性别不同双胎的妇女与生育过单胎的妇女相比,下次妊娠发生双胎的机会增多。作为双胎的决定性因素,母亲的基因型比父亲更重要。White 等研究了 4000 份有关报告发现,若妇女本身为双卵双胎者,其双胎妊娠的机会是 1/58;若妇女本人不是双胎,而丈夫是双卵双胎者,其双胎妊娠的机会为 1/126。Bulmer 报道,母亲本身为双胎者,其下一代双胎的机会是 4%,而父亲本身为双胎者,其下一代双胎的机会为 1.7%。

2. 母亲年龄与产次。双胎的发生率与母亲年龄及产次的增加成正比。Mosterller 等报道,在年轻初产妇中双卵双胎发生率最低;而 35～39 岁经产 6 次的妇女的双卵双胎发生率明显增加,是同年龄组单卵双胎发生率的三倍。又有报道,第一次妊娠中多胎发生率 1.27%,而在第四次分娩可达 2.67%。均说明双胎发生率随母亲的年龄和产次成正比增加。

3. 母亲身材与营养。Macgillivray 发现,身材瘦小的妇女中双卵双胎发生率明显低于身材正常或肥胖的妇女。另外第二次世界大战期间,在欧洲食品供应普遍缺乏,双卵双胎发生率下降,而且那些分娩双胎的妇女不像单胎的妇女那样营养不良。看来双胎与妇女营养的关系可能比身材更重要。

4. 内生性性激素。有人认为自发性双卵双胎的发生与高浓度的内生性 FSH 有关。Rothmant 也发现妇女在停止使用口服避孕药一个月后,发生双卵双胎的比率很高,可能是在停止使用避孕药后的第一个卵巢周期中,脑垂体分泌的促性腺激素增加的结果。

5. 药物因素。近年来由于临床应用绒毛膜促性腺激素或克罗米酚来诱导排卵,多胎妊娠的发生率有所增加。可能由于剂量的反应有个体差异,超出一定临界的剂量可以诱发多发性排卵,不同用药组中多胎的发生率不同。Wyshak 指出,使用克罗米酚组中多胎的发生率 10% 以下,而使用促性腺激素组则为 10%～40%。Herrell 报道,用克罗米酚治疗后发生多胎的机会比用人类绝经期促性腺激素者低。尽管如此,在用克罗米酚治疗后的 2369 例妊娠中,双胎为 165 例(6.9%),三胎 11 倒(0.5%),四胎 7 例(0.3%),五胎 3 例(0.13%)。

二、双胎的分类

有双卵双胎及单卵双胎两种,双卵双胎约占 30%,单卵双胎接近 70%。

(一)双卵双胎

此即由两个卵子分别受精形成的双胎,两个卵子可从同一成熟卵泡排出,或来自同一卵巢的不同成熟卵泡,或分别从两侧卵巢的成熟卵泡排出。两个胎儿有各自的遗传基因,胎儿性别和血型可以不同,两个受精卵各自种植在子宫内膜的不同部位,形成两个独立的胎盘和胎囊,有时两个胎盘融合在一起,形成外观似单一胎盘,甚至两层绒毛膜亦融合成一层,但胎盘血液循环完全独立。两个胎囊间的中隔仍由两层羊膜和两层绒毛膜组成(图 3 - 1)。当检查胎儿间中隔时,可见其较厚、透明度差、分开时有四层,有时绒毛膜分离有困难,而在显微镜下检查可见四层,即羊膜——绒毛膜——绒毛膜——羊膜。

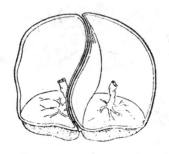
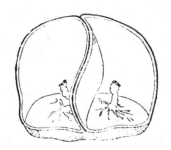

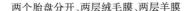

两个胎盘分开、两层绒毛膜、两层羊膜　　两个胎盘融合、两层绒毛膜已融合、两层羊膜

图 3 - 1　双卵双胎的胎盘

(二)单卵双胎

由单一受精卵分裂而成的双胎,两胎儿的遗传基因相同,故其性别、血型相同,容貌相似。单卵双胎的胎盘和胎膜根据受精卵分裂的时间不同而有差异(图 3 - 2):①在桑椹期前(受精后第 5 天)分裂成两个独立的胚体者,每个胎儿有自己的胎盘、羊膜和绒毛膜,两胎囊间的中隔与双卵双胎者相似,由两层羊膜及两层绒毛膜组成,约占

1/3。②在囊胚期(受精后第 5 ~ 10 天),即在内细胞团与滋养层明显分化后,内细胞团复制为两个发育中心,各自形成两个独立的胚胎者,两个胎儿具有共同的胎盘及绒毛膜,但有各自的羊膜囊,两个胎囊间的中隔较薄、透明度好、仅为两层羊膜,约占2/3。③如羊膜囊形成后(受精后第 10 ~ 14 天),胚盘才开始进行复制,可发育为两胎儿,然而胎儿共有一个胎盘,共存于一个羊膜腔内。尽管此种情况发生率低(<1%),但两个胎儿发生脐带缠绕、打结、继之血流受阻,造成胎儿死亡的发生率很高。④如在原始胚盘形成后才开始复制者,将导致不同程度、不同形式的联体双胎,常见的连体部位为胸部、腹部。

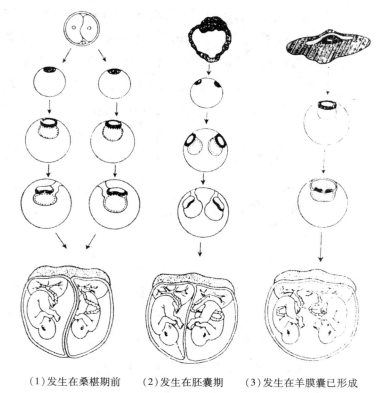

(1)发生在桑椹期前   (2)发生在胚囊期   (3)发生在羊膜囊已形成

图 3 - 2   受精卵在发育不同阶段形成单卵双胎的胎膜类型

三、临床表现

双胎妊娠的早孕反应一般较重。妊娠 10 周后子宫增大比单胎妊娠明显,24 周后尤为迅速,常并发羊水过多。妊娠晚期,过度增大的子宫向上推挤横膈,使肺活量大大减少,且可影响心脏功能,因而常有呼吸困难。胃部受压,常有食欲不振、胃部饱胀等不适感,或可有胃部灼热感及呕吐现象。向下压迫盆腔及下腔静脉,导致下肢及腹壁水肿,并有下肢及外阴静脉曲张等症状。双胎妊娠孕妇血容量增加比单胎时多,且因需要供应两个胎儿的铁质,加之叶酸的吸收及利用能力减退,故双胎孕妇常有缺铁性及巨细胞性贫血。双胎的妊娠高血压综合征及先兆子痫的发病率高,初产妇可占1/3～1/2。因胎盘面积大,有时扩展到子宫下段及宫颈内口,形成前置胎盘,以致引起产前出血。由于子宫过度膨大,双胎妊娠容易发生胎膜早破及早产。

双胎妊娠的胎位多为纵产式,据统计双头位占45%,一头一臀占39%,双臀占9%,一胎为横位者占7%。

四、诊断和鉴别诊断

（一）诊断

双胎在分娩前可能被漏诊,因此对双胎的诊断应给予足够重视。

1. 询问病史。了解孕妇家族中是否有多胎妊娠史,此次妊娠是否用过克罗米酚、促性腺激素等促排卵药物。

2. 产前检查。若发现下列情况应考虑多胎妊娠的可能:①孕中期以后,孕妇体重过度增加,且不能用水肿及肥胖来解释;②子宫大小比同月份的单胎妊娠明显增大,羊水量亦往往较多;③妊娠中晚期腹部可触及多个小肢体,或3个以上的胎极,有时可触到两个胎头,即使只触到一个胎头但与子宫大小不成比例,或小于单胎的胎头;④胎心音的听诊,在不同部位可听到两个频率不同的胎心音,即由两个人同时计数一分钟,胎心率相差10次以上,或两个胎心率虽相差不到10次,但在两个胎心音之间隔着一无音区;⑤宫底高度在妊娠图的第95百分位数以上。

3. 超声检查。B超检查可在妊娠早期(6～10周)发现有两个妊娠囊,12周以后可见到两个胎头,并可分别测出其双顶径。

4. X线检查。在妊娠20周以后,腹部X线摄片检查可显示两个胎儿的骨骼,但因X线对胎儿有害,现一般不采用。

（二）鉴别诊断

双胎妊娠应与葡萄胎、单胎妊娠合并羊水过多、巨大胎儿或孕周计算错误、妊娠合并子宫肌瘤或卵巢肿瘤等鉴别。以上情况一般均可通过 B 超检查确诊。

五、双胎妊娠的并发症

1. 贫血。双胎妊娠胎儿从母体摄取铁及叶酸量增加，其血容量的增加比单胎时多，因此贫血的发生率比单胎妊娠高。

2. 妊高征。双胎妊娠时妊高征的发生率为单胎妊娠的 3 ~ 5 倍，且出现较早、变化突然、易发生子痫。

3. 羊水过多。双胎妊娠羊水过多发生率为 5% ~ 10%，是单胎妊娠的 10 倍，单卵双胎较双卵双胎更易出现急性羊水过多。

4. 前置胎盘。由于双胎胎盘面积较大，有时胎盘可扩展到子宫下段及子宫颈内口，故易发生产前出血，其发生率约为 1.5%。异常胎先露或第一胎儿先露部不衔接等情况亦较常见。

5. 低出生体重儿。双胎胎儿通常是低出生体重儿。Power 指出，43% ~ 63% 的双胎出生体重低于 2500g。低出生体重的原因，以胎儿生长迟缓和早产为主。双胎妊娠的 IUGR 发生率比单胎妊娠高，当有"双胎输血综合征"时，两胎儿体重差别更显著。由于子宫过度膨大，双胎妊娠容易发生胎膜早破及早产。尤其单卵双胎更容易发生早产。双胎的平均妊娠期为 260 天（37 周），小于 35 周分娩率为 22%。低出生体重儿是双胎妊娠围产儿死亡率升高的最重要的因素，围产儿死亡率高达 10% ~ 15%，尤其单卵双胎的平均体重更低，死亡率更高。有人曾在妊娠最后 8 周用放射性同位素探查双胎的胎盘功能证明，随着妊娠进展，越接近预产期，胎盘功能越低落。为了避免胎盘功能不全导致胎儿窘迫，双胎妊娠不宜超过 40 周。

6. 胎儿宫内死亡。胎儿宫内死亡在双胎妊娠亦较多见，尤其是单卵双胎，由于胎盘血管相互吻合，发生"双胎输血综合征"时，胎儿之一死于宫内的发生率三倍于双卵双胎。有的一胎儿死亡后，另一胎儿继续发育，如发生在早期，死胎可以全部吸收；妊娠 3 ~ 4 个月以后死亡的胎儿，由于被另一胎儿挤压，水分吸收，变成很薄的纸样胎儿，随同另一胎儿分娩时一并排出。当一胎儿死亡时，存活胎儿的病率及死亡率均较高，可出现畸形及发育异常。也可因死胎含较高凝血酶原激酶的血液进入活胎体内,发生胎儿产前 DIC。当有"双胎输血综合征"时围产儿死亡率可高达 70%。

7.畸形儿。双胎畸形儿发生率是单胎妊娠的两倍,其畸形通常是不一致的,即使在单卵双胎也是这样。例如唇腭裂在单卵双胎中为 40%,在双卵双胎中为 6%。

8.分娩期并发症。①产程延长:由于子宫过度膨大,临产后容易发生子宫收缩乏力,导致产程延长。②胎位异常:因胎儿小,常伴有胎位异常,当第一胎娩出后,由于宫腔容积较大,第二胎儿活动范围增大,容易转成横位。③胎膜早破及脐带脱垂:由于双胎妊娠胎位异常较多见,胎儿偏小,且常合并羊水过多,因此容易发生胎膜早破及脐带脱垂。④胎盘早剥:第一胎儿娩出后,由于子宫突然缩小、宫腔压力骤减,可发生胎盘早剥,从而危及第二胎儿生命。⑤双头交锁及双头碰撞:如第一胎儿为臀位其躯干已娩出,头尚未娩出,而第二胎儿的头已先降入骨盆腔内,此时两个胎头相互交锁,造成难产;有时两胎儿均为头位,由于胎儿较小,骨盆较宽大,两胎头同时入盆,互相碰撞而造成难产。⑥产后出血及产褥感染:由于子宫过度扩张,常发生宫缩乏力性产后出血;两胎儿相继娩出后,腹内压突然下降,也容易发生产后休克;双胎孕妇常并发妊高征、贫血、且阴道助产机会增加,故易发生产褥感染。

六、双胎妊娠并发症的预防及处理

(一)孕期保健

1.提高产前诊断率。产前检查如发现子宫增长过快、宫底高度大于相应孕周,应进行 B 超检查,及早做出诊断,转入高危门诊,加强孕期保健与管理。

2.加强营养。双胎妊娠需要更多的热量、蛋白质、矿物质、维生素及必要的脂肪酸。因此,确诊后应加强营养,指导孕妇的营养摄取,多吃高蛋白、易消化的饮食,注意补充铁剂及叶酸,预防贫血,以利胎儿的生长发育。

3.注意休息。每日定时左侧卧位休息可以增加子宫血流量,减少膨胀子宫对宫颈的压力,因而有利于胎儿发育,预防早产。研究表明,住院休息的双胎孕妇,可使孕期延长,胎儿出生体重增加,围产儿死亡率降低。

4.防治并发症。①预防早产,除强调早期卧床休息外,如有早产的高危因素或临床征象应及早住院。当有宫缩时可适当应用宫缩抑制剂,如硫酸舒喘灵等;若早产已不可避免且胎肺尚未成熟者,产前应给肾上腺皮质激素促胎肺成熟;②预防妊高征,孕中期可利用简易准确的方法预测妊高征,如平均动脉压大于或等于90mmHg或翻身试验(+)者,可用小剂量阿司匹林预防性治疗,并服用钙剂至分娩;③预防贫血,自孕12～16周开始补充铁剂和叶酸;④预防IUGR,通过妊娠图、B超检查,经常监测胎儿宫内生长发育情况。

5. 监测胎儿胎盘功能。文献报道,双胎胎盘衰老可能早于单胎妊娠,因此妊娠晚期应密切监护胎儿胎盘功能。主要通过NST、B超、胎儿生物物理象评分以及多普勒脐动脉血流测定等,了解胎儿宫内状况及胎盘功能。同时可测定羊水L/S比值及羊水震荡试验了解胎儿肺成熟度。双胎妊娠不应超过预产期,否则可能由于胎盘功能不全而致胎儿死亡。

（二）分娩期处理

1. 做好分娩准备。双胎妊娠分娩期可能发生产后出血、难产等多种合并症,且多为低出生体重儿,易发生窒息甚至死亡。因此,分娩应到设备条件较好的医院,由专科医护人员监护下进行。分娩前要做好一切新生儿复苏及抢救的准备,为预防产后出血需提前配血。

2. 分娩方式的选择。分娩方式应结合胎儿体重、先露、胎儿健康状况及产母合并症等综合考虑。一般双顶先露或第一胎儿为顶先露者主张阴道分娩;第一胎儿或双胎儿均为非顶先露者主张剖宫产分娩;如果合并重度妊高征、胎膜早破、胎儿窘迫、脐带脱垂、前置胎盘、胎盘早剥等需立即终止妊娠者也应剖宫产。

近年来文献报道,双胎剖宫产率有上升趋势。Wenderlein指出,近22年中双胎剖宫产率比单胎高5倍(45%:9%),上升的主要原因是未成熟儿和胎位异常。在美国,近年来对双胎倾向于剖宫产占44%。主要指征为双胎之一或二胎儿不是头位、宫缩乏力、胎儿窘迫、双胎生长不一致、第二胎儿较大、脐带脱垂等。

3. 加强产时监护。产程中要密切注意宫缩及胎心。有条件可用电子分娩监护仪监测,维持静脉点滴,以便及时给药和输液输血。如发现宫缩乏力或产程延长,可用催产素稀释静脉滴注加强宫缩,如无进展及时行剖宫产术。若第一胎儿为头产式则阴道分娩很少有问题,会阴切开术后,常可自然分娩或低位产钳助产分娩。

4. 重视第二胎儿的处理。第一胎儿娩出后,应立即断脐,胎盘侧脐带必须夹紧,以免造成单卵双胎的第二胎儿失血。第一胎儿娩出后立即做腹部触诊及阴道检查确定第二胎儿的先露及其与产道的关系,同时由助手在腹部用手固定第二胎儿使其保持纵产式。如是斜或横产式可立即行外倒转术使其转为纵产式。并应严密观察胎心及阴道出血情况,如无异常情况原则上不必过早干预第二胎儿的分娩,可等待 10 ~ 20 分钟。文献报道第一胎儿娩出后由于子宫收缩易使第二胎儿氧气供应不足、随之宫颈缩复可形成收缩环影响第二胎先露下降,此外还易发生脐带脱垂、胎盘早剥等均可危及第二胎儿生命,第二胎儿的死亡率与距第一胎儿娩出的间隔成正比。但如过早干预又将增加胎儿的创伤性损害。因此一般认为两胎儿娩出的时间间隔 10 ~ 20 分钟较为理想。若第一胎儿娩出后超过 10 分钟仍无宫缩,可人工破膜或静脉点滴常规剂量催产素以促进宫缩,尽快结束分娩。如发现胎心异常、脐带脱垂或疑有胎盘早剥时,应及时用产钳术或臀牵引术娩出第二胎儿;如胎头高浮,为抢救胎儿可行内倒转臀牵引术;如第二胎儿为横位,可行外倒转为纵产式,或立即破膜做内倒转及臀牵引术娩出胎儿。

5. 预防产后出血。第二胎儿前肩娩出时,如臀位则在胎头娩出后静脉注射麦角新碱 0.2mg 及催产素 10u,以加强宫缩,减少出血。

一旦胎盘剥离,即可轻轻按压宫底及牵拉脐带娩出胎盘。检查胎盘胎膜是否完整,并根据胎盘情况判定是单卵双胎或双卵双胎。

此外,当第二胎儿娩出后,腹部放置砂袋以防腹压突然下降引起休克。产后应给予抗生素预防感染。

6. 双胎交锁问题十分罕见。Russell 等报道,双胎交锁发生率为总双胎分娩的 1:813,在先露为臀—头中发生率为 1:88,其总死亡率为 50%。双头交锁通常发生于第一胎儿为臀位,第二胎儿为头位,当第一胎儿下降时其下颏与第二胎儿之颏部相互钩住,造成难产。尤其是早产儿、单羊膜囊双胎更为常见。因此,在妊娠晚期或临产前应充分估计,如有胎头交锁的可能者应剖宫产分娩。如产时发现双胎交锁,经阴道检查或 B 超检查排除胎儿畸形后,可在全麻下试行复位,但极为困难;如发现早,胎儿存活,应剖宫产分娩。如复位失败,第一胎儿死亡,可行断头术,然后产钳娩出第二胎儿。

七、预后

双胎围产儿死亡率为 10% ~ 15%,明显高于单胎妊娠。主要死亡原因为早产、感

染、脐带脱垂、后出胎头的分娩期缺氧和损伤。尤其单卵双胎的死亡率是双卵双胎的
2~3倍。单羊膜囊单卵双胎死亡率更高,常由于两个胎儿脐带互相缠绕或受压使胎
儿血循环受阻而死亡。

双胎第二胎儿死亡率高于第一胎儿,其主要原因是第二胎儿胎位异常,或比第一
胎儿大,使阴道分娩发生困难。由有经验的产科医生做产钳术或臀牵引术(或做倒转
及臀位牵引术),及时顺利娩出第二胎儿则可以减少第二胎儿死亡。

产后出血率的增高,增加了母亲的危险性。出血的主要原因是子宫收缩不良和胎
盘面积大,可能延及子宫下段,致使前置胎盘发生率增高。因为有出血的危险,产时必
须开放静脉点滴,一旦发生子宫迟缓性出血,立即静脉给予宫缩剂,也可用前列腺素治
疗。并同时按摩子宫,促进收缩。

第六节　羊水过多或过少

羊水主要来源于羊膜上皮的分泌、母体血清通过胎膜的透析液、胎儿的尿液等。
孕12周约50ml,妊娠后半期羊水的容量逐渐增加。孕20周约400ml,36~38周达最
高峰,约1000~1500ml,随后逐渐下降,足月时平均量约为800ml,41周后羊水量迅速
减少。母体与胎儿之间不断进行着水分和溶质的交换,维持动态平衡,以保障胎儿的
能量供应和代谢的需要,并且随孕周增加交换率增加。妊娠足月时母儿间水分交换量
约为3500ml/h,其中40%进入羊水,羊水交换量可达400~500ml/h。胎儿排尿和吞咽
功能与羊水量有密切关系,母体或胎儿任何一方调节不平衡或交换发生障碍,均可导
致羊水过多或过少。

一、羊水过多

妊娠任何时期内,凡羊水量大于或等于2000ml者,称为羊水过多,由于羊水量无
论用临床方法还是用超声波都很难确切测量,所以报道的发生率差别很大,约为
1.61%~0.13%。多数患者表现为间水缓慢增加,称慢性羊水过多;羊水在数日或数
周内急剧增加者称为急性羊水过多,前者比后者高3倍左右。

（一）病因

1.胎儿畸形。

（1）神经管畸形最常见,如无脑儿、脊柱裂等,可能无吞咽反射不能吞咽羊水、或缺乏抗利尿素而大量排尿导致羊水过多。脊柱裂、脑脊膜膨出、脉络组织增殖、渗出液增加。

（2）消化道畸形,如食道闭锁、小肠高位闭锁、腭裂、脐疝等胃肠结构或功能异常,影响羊水的吞咽。

（3）其他可导致羊水过多的畸形,如甲状腺肿大引起颈部纵隔受压、肺发育不全,影响羊水的吸收及吞咽;脑积水胎儿也多缺乏吞咽功能;少数心脏及肾脏畸形,如多囊肾、肾盂积水等排尿功能异常。

2.多胎妊娠。

约占羊水过多的10%,单卵双胎比双卵双胎更易合并羊水过多。可能因单卵双胎之间,血液循环互相沟通,受血者血循环量增加、尿量增加所致。单羊膜及单绒毛膜双胎合并心脏畸形时,100%发生羊水过多。

3.孕妇或胎儿其他疾病。

（1）糖尿病患者约50%合并羊水过多,可能因其胎儿血糖高,产生利尿作用致使羊水过多。

（2）母儿血型不合者约40%合并羊水过多,可能与绒毛水肿、胎盘较大较重,影响羊水交换有关。高血容量型妊高征、重度贫血亦可合并羊水过多。

（3）帆状胎盘及胎盘绒毛血管瘤者均易合并羊水过多,可能因部分胎儿宫内缺氧,刺激胎儿增加废物排泄,使羊水动力学的张力增加,较大量液体进入羊膜腔。

另外,可能也与胎盘血管瘤表面的渗出液增加有关。

4.原因不明约占1/3。有学者发现,羊水过多者的小儿可能发生智力障碍。

（二）临床表现

1.急性羊水过多常发生在妊娠中期,羊水量可在数日或数周内急剧增加,子宫迅速异常增大。可因子宫过度膨胀而引起腹部胀痛、行走不便、会阴及下肢可凹陷性水肿。由于横膈上升,引起呼吸困难、心悸、脉快、不能平卧等。

2.慢性羊水过多常发生在后半期,发展缓慢,且常表现为羊水量中等增多,孕妇多能逐渐适应。

3. 腹部过度膨胀,宫高和腹围异常增大;皮肤发亮、全腹压痛、可出现震水感;因子宫张力过大,往往不易摸清胎位,胎心遥远或听不清。

(三)诊断与鉴别诊断

1. 根据症状与体征一般不难诊断,但应排除双胎、巨大胎儿、巨大卵巢囊肿等。

2. B超检查如果羊水池深度大于 7cm 时即可诊断。应注意是否同时合并胎儿畸形。

3. X线检查和胎儿造影可作为辅助诊断,目前多被 B 超所代替。

4. 孕妇血及羊水甲胎蛋白测定,如含量异常升高,应疑及胎儿开放性神经管畸形,需 B 超检查进一步确诊。

(四)处理

处理方案应根据胎儿有无畸形、孕周、羊水过多的严重程度而定。

1. 发现胎儿畸形者,应立即终止妊娠。

2. 胎儿正常,症状不很严重者,无特殊处理,可给予适当镇静剂,使其多休息,嘱低盐饮食,尽量维持到孕足月。过去曾认为羊水过多与羊膜炎有关而给予抗生素治疗,但因此学说未定论且疗效不明显,目前多已不用。

3. 胎儿正常,症状严重而胎儿未成熟者,可行羊膜腔穿刺缓慢放出部分羊水,至病人感到舒服为止,同时给予抗生素预防感染。放水后短期内羊水又可继续增长,3~5日后常需重复放水减压。放水时抽取羊水检查胎儿成熟度,必要时羊膜腔内注入地塞米松促胎儿成熟。一旦胎儿成熟,则破膜终止妊娠。

4. 人工破膜时注意速度,避免羊水流出过快,应试行高位破水,以每小时放出500ml 的速度为宜。否则流速过快、腹压骤降,将引起胎盘早剥和末梢循环衰竭。破膜时应注意保持胎儿纵产式,预防梗阻性难产和脐带脱垂。放水过程中应密切观察血压、脉搏及孕妇的自觉症状。破膜后观察 12 小时,如宫缩不佳,可用催产素静脉点滴引产或催产。

5. 分娩时应特别注意预防产后出血,预先备血。必要时给予抗生素预防感染。

二、羊水过少

妊娠后半期羊水量小于300ml 者,称为羊水过少。早、中孕期羊水过少时可引起胎儿发育异常,多以流产而告终。临床上常在 28 周后发现羊水过少,且多与高危妊娠、胎儿畸形有关。可能由于羊水过少对围产死亡的影响逐渐受到重视和检测方法的改进,羊水过少的发生率有上升趋势,上海医科大学妇产科医院报道,1964～1978 年发生率 0.05% ,1979～1980 年 0.61% ,1986 年 1.2% ;1985 年大连医学院报道发生率为 1.64% 。

(一)病因

1.胎盘功能不全,如过期妊娠及重度妊高征等引起胎盘缺血、胎盘功能不全,使胎儿宫内缺氧,影响胎儿发育,并且缺氧时胎儿心输出量重新分布,使肺毛细血管床供血减少,羊水交换量下降,肾血流量减少,胎儿尿量减少,导致羊水过少。另外,过期妊娠儿的肾小管对抗利尿激素敏感性提高,尿量减少亦可致羊水过少。

2.羊膜发育不全或功能减退,羊水平均 3 小时交换一次,主要通过羊膜完成。如果羊膜发育不良、功能减退、羊膜上皮细胞坏死、退行性变,均可使羊水减少。

3.胎儿发育异常,如肾脏发育不全、泌尿道梗阻,均可使尿量减少或无尿液排入羊膜腔。胎儿肺发育不全也常伴有羊水过少。

4.脐带病变或异常,在妊娠后半期,脐带也参与羊水的交换,每小时吸收羊水约 40～50ml 进入胎儿循环与母体交换,如交换异常则可导致羊水过少。

(二)临床意义

1.羊水过少者胎儿畸形发生率高,两者可互为因果。胎儿泌尿生殖器官异常和染色体异常可合并羊水过少;孕早期羊膜与胎体粘贴可引起胎儿畸形,羊膜破裂后形成羊膜条索综合征,可导致胎儿截肢及颅骨畸形。

2.羊水过少常合并胎盘功能不全,发生胎儿宫内发育迟缓者比正常高 4 倍。胎儿宫内感染也常发现于羊水过少的病例。

3.胎儿窘迫和新生儿胎粪吸入综合征明显增多,产程中羊水失去了缓冲子宫收缩对胎儿的压力的作用,羊水过少伴有胎儿窘迫者高达 57.9% ;羊水过少又常伴有羊水胎粪污染和新生儿胎粪吸入综合征。

4.羊水过少可导致产程延长,因为产程中缺少前羊水传导宫缩的压力、协助扩张宫颈口的作用,常出现宫缩不协调,宫口扩张和新生儿头下降缓慢。

综合以上多种原因,羊水过少的围产死亡率是羊水量正常者的将近 10 倍。

（三）临床表现与诊断

羊水过少的临床表现一般不典型,当胎儿娩出后测羊水总量小于300ml时方可确诊。以下几方面有助于诊断。

1.孕妇自觉腹部增大缓慢,胎动不很活跃,伴有妊高征、肾病、过期妊娠等影响胎盘功能的疾病时应警惕羊水过少。

2.产前检查发现腹围及宫高小于相应孕周,子宫张力较高,宫壁紧紧包裹胎体,触诊时缺乏胎体在羊水中的浮动感。

3.超声检查是诊断羊水过少的简便、可靠的方法。国内多以最大羊水池深度小于或等于2cm为产前诊断标准,国外为小于或等于1cm。另外,B超可见羊水与胎体交界面不清,胎儿肢体蜷缩呈受挤压状,伴有宫内发育迟缓或有畸形。Thomas于1992年报道,如羊水极少,B超不易诊断胎儿是否畸形时,在孕中、晚期羊膜腔内输入温生理盐水200ml左右加靛洋红3ml,然后B超检查,可获得清晰声像。而且盐水输入后,即刻抽取少许羊水做染色体检查,有利于明确诊断。

4.羊膜镜检查,可见羊膜紧贴胎头,无前羊水囊,提示羊水过少。

5.胎膜破裂或人工破膜时,流出羊水量很少,伴有胎粪污染,呈黄绿黏稠。

6.娩出的胎儿似过熟,或低体重,皮肤皱缩且被胎粪黄染;可伴有畸形,胎肺发育不全、肾脏病变等。

（四）处理

1.诊断胎儿有畸形者,应及时终止妊娠。

2.对胎儿正常且已成熟者,亦应及时终止妊娠。多采用人工破膜后加催产素点滴引产。产程中密切观察胎心和产程进展,有条件者应用电子胎心监护仪连续监测,如发现胎儿宫内窘迫或产程缓慢者,立即行剖宫产结束分娩。

3.近年来国内外有用产间羊膜腔内输液的方法,以增加羊水量,缓解宫缩时对胎盘及脐带的压迫,减少胎儿宫内窘迫、胎粪吸入和胎婴儿死亡。适用于单胎头先露、孕周大于或等于37、胎儿体重估计大于或等于2500g、宫口开大小于5cm及破膜后羊水少而黄绿黏稠者。方法是将消毒灭菌导管自宫口置于羊膜腔内,安好输液器,输入37℃生理盐水,30分钟内缓慢输入500ml,以后每1～2小时间断输入250ml,直至分娩。国外有报道,于妊娠晚期经腹向羊膜腔输液,可延长孕周至足月,改善妊娠结局。

4.分娩后,仔细检查胎儿、胎盘胎膜及脐带有无异常,特别注意胎肺及肾有无畸形,应送病理检查以明确诊断。

5.凡羊水过少伴过熟征的新生儿,按高危儿护理,注意保暖、及时补液、预防感染等。

第七节　过期妊娠

月经周期正常的孕妇自末次月经日计算起,妊娠大于或等于42周者为过期妊娠。

过期妊娠的发病率差异较大,国内外文献报道为2.5%~14%不等。由于妊娠过期,胎盘功能减退或胎儿过大造成难产,使得围产儿死亡率高于足月产2~3倍,随着孕周的增加,死亡率也随之增高。围产儿死亡中约35%为死胎、45%为死产、20%为新生儿死亡。

一、病因

由于分娩发动的机理尚不明确,故过期妊娠的原因仍不十分清楚。目前较多认为与胎儿肾上腺皮质功能有关,以下情况易致妊娠过期:

(一)胎儿先天畸形

如无脑儿、脑积水等,由于胎儿丘脑缺失或发育不全以及小而不规则的胎头,不足以刺激分娩发动及子宫收缩。有报道无脑儿畸形过期妊娠的发生率为一般过期的3倍(约为28%)。

(二)胎盘缺乏硫酸脂酶

为一种较为少见的X性连锁遗传病,发病率约为1/5000,均见于男胎儿。此病是由于胎儿胎盘单位不能合成雌激素,不足以刺激分娩发动。

(三)遗传因素

同一妇女重复出现及家族重复出现过期妊娠现象,提示可能与遗传因素有关。

中山澈也等1980年提出分类及胎儿预后:①计算上的预产期超过型,可能由于排卵、受精的延迟造成。②迟发正常分娩型,已过预产期,但胎儿发育速度慢,胎儿胎盘功能多正常,可按正常分娩处理,胎儿预后好。③分娩发动机理不全型,现多认为由于胎儿、特别是肾上腺激发分娩动因缺乏。原因:a.胎儿方面:缺乏分娩发动的激发因子,或虽发动但未引起继发的激素因子活动。b. 母体方面:虽有激发因子活动,而子宫收缩增强因子以及子宫肌因子未能活动。

二、病理变化

（一）胎盘

在整个妊娠期间,胎盘有形成、发育、成熟、衰老的过程。有些学者认为妊娠大于或等于 42 周,胎盘不一定老化,有一定的储备功能。有学者把过期妊娠分为三型:①和正常相似;②在胎盘周围的成熟或衰老的绒毛组织出现代偿性绒毛生长,有的新绒毛排列紧密,间隙狭窄,障碍循环,导致纤维蛋白质形成,阻断营养物质的交换,发生贫血性梗塞及坏死性退变;③大量纤维蛋白沉积,大多数绒毛血栓闭塞、血栓形成及退行性变,白色梗塞较多。电镜发现过期产胎盘细胞表面绒毛减少以致丧失。滋养层细胞亦有退行性变、甚至坏死。基底膜不规则增厚。胎盘滋养层的吸收面积减少,功能下降,影响物质的交换、吸收、排泄、贮藏及合成分解功能。胎盘供氧不足,使胎儿尤其在临产后不能适应子宫收缩所附加的缺氧而易发生意外。

（二）羊水

足月妊娠时的羊水量约 800ml,随着妊娠的后延胎盘功能下降而使羊水量逐渐减少,Larrin Lau 报道,孕 42 周、43 周、44 周时的羊水量平均分别为 500ml、300ml、150ml。现也常用 B 超测量子宫腔内羊水量,作为诊断过期妊娠的参考。

（三）胎儿

较多过期妊娠的胎盘功能并无障碍,胎儿体重继续增加,颅骨钙化,以致巨大胎儿而造成分娩困难;约有 5% ～12% 的过期产儿有胎盘功能不良的表现,皮下脂肪减少,皮肤干燥松弛而有较多的角化和折皱,头发增多,身材瘦长等过熟儿综合征的表现;并且胎儿因缺氧而有粪便排出,使羊水、脐带及胎儿皮肤染成草绿色或黄绿色;胎儿血液中氧含量降低,伴有代偿性的红细胞增多。

三、过期妊娠对母儿的影响

（一）对母亲的影响

1. 手术产增加。中国医科大学附属二、三医院报道,过期妊娠剖宫产率高达

59.7%,为足月妊娠的2.4倍。主要原因是:①巨大胎儿增多,胎儿过熟、头颅硬、可塑性差,通过产道分娩较困难,出现相对头盆不称;②胎盘老化,羊水过少,增加胎儿窘迫的发生率,从而也增加了剖宫产率;③过期妊娠增加引产机会,宫颈条件不成熟者,易导致引产失败;其他还易出现宫缩乏力、滞产等情况。

2. 产后出血发生率高。多数文献报道,过期妊娠的产后出血率均有不同程度增加,约1.8~8倍。出现的主要原因:①剖宫产率增加,致出血量增加;②过期妊娠胎儿偏大,影响子宫收缩,产程中出现宫缩乏力、滞产,可造成产后出血;③妊娠末期孕激素过多,雌激素减少,可能为分娩不能如期发动的原因之一,同样可造成子宫收缩乏力,导致产后出血。

(二)对胎婴儿的影响

1. 宫内窘迫增加。主要由于胎盘功能下降,羊水量减少,造成胎儿宫内缺氧。文献报道,胎儿宫内窘迫发生率为13.09%~40.46%,为足月妊娠的1.5~10倍,成为过期妊娠剖宫产的第一指征。胎儿宫内窘迫可导致死胎死产,或新生儿窒息。

2. 新生儿窒息发生率高。多因宫内缺氧和手术产引起,新生儿窒息发生率为3.6%~18.9%,高于足月产1~2倍。

3. 围产期死亡增加。过期时间越长,围产死亡率越高,43周时是足月产的3倍,44周时是足月产的5倍。主要为胎死宫内、死产、新生儿窒息死亡。

4. 巨大儿比例升高。过期儿中4000g以上的发生率达6.4%~23%。北京医科大学报道,巨大胎儿的发生率为8.1%,约为足月产的3倍。

四、临床诊断

妊娠一旦过期,使母婴发生并发症的机会增加,属于高危妊娠,故对妊娠是否过期应明确诊断。妇女月经周期存在差异,很难确定具体的受孕日期,过期妊娠的诊断主要依靠正确地估算孕周和对胎盘功能的检测。

(一)确定孕周

1. 末次月经。预产期计算是从末次月经第一天起后推280天,超过294天为过期妊娠。由于存在个体差异,月经周期不同,排卵与受精日亦不易确定,仅按月经史计算,有40%~60%被诊断为过期妊娠者,实际上是足月妊娠。所以妊娠一过预产期,首先应核实孕周,若平时月经周期延长,应重新估计预产期。

2. 早孕反应及胎动。一般早孕反应在停经 6 周左右时出现,孕妇感到胎动在18～20 孕周,多普勒听诊器于 12 孕周、胎心听筒于 20～22 孕周可听到胎心,这些均可作为估计孕周的参考。

3. 子宫大小。由于早孕期子宫发育的大小基本与孕周相符,故在早孕期检查子宫的大小对于推算孕周极有帮助。

4. B 超检查。B 超诊断现已成为最准确的估计孕周的方法。Robinson 报道,8～13 孕周间测量胎儿头臀长度差异不超过 5 天;Sabbagha 报道,20～29 孕周测量胎儿双顶径(BPD),差异平均不超过 11 天。

还可根据基础体温、早、中孕期 HCG 水平、夫妇分居者可根据探亲日期等来推测孕周。

(二)胎儿胎盘功能监测

正常妊娠凡超过预产期一周尚未分娩者,均应视为高危妊娠,注意了解胎儿胎盘功能情况,发现异常及时处理,以减少母婴发病率和围产儿死亡率。常用的胎儿胎盘功能检测方法有以下几种:

1. 胎动计数。胎儿若处于缺氧窘迫状态则胎动减少,12 小时小于 10 次视为异常,应进一步的处理,如作胎心电子监护等。

2. 生化监测。血尿甾体类激素检查,如 E_3 及 E/C 比值测定;胎盘蛋白类测定,如人胎盘泌乳素(HPL);胎盘酶方面有耐热碱性磷酸酶(HSAP)、酰胺酸氨基肽酶(CAP)等。这些胎盘产物的活性高峰值均在 37～39 孕周之间,以后随着胎盘老化而逐渐下降。

3. 胎心电子监护。分为非激惹试验(NST)、宫缩激惹试验(CST)、催产素激惹试验(OCT)。NST 是以胎动时有无胎心率加速(反应型或无反应型)判断胎儿宫内情况是否良好;CST 或 OCT 则以宫缩时有无胎心率异常减速判断胎儿对缺氧的耐受能力。

4. 观察羊水情况。B 超观察羊水量,羊膜镜或人工破膜观察羊水量及污染程度。协助诊断胎盘功能及胎儿是否宫内缺氧。

5. 胎儿生物物理像。1980 年 Manning 等首先介绍通过 B 超和胎心监护仪检查胎儿的生物物理现象,包括:①胎心率的反应性(NST);②胎儿呼吸样运动(FBM);③胎动(FM);④胎儿张力(FT);⑤羊水量(AFV)。通过 Manning 评分法综合分析。

妊娠过期的情况复杂,孕妇个体间存在差异,胎盘老化速度、程度不尽相同,且任何一种方法都受操作技术、测定条件等方面的影响。所以无论以何种手段监测,均应采取多种方法,作综合判断。还应连续监测,尤其生化指标测定个体差异较大,应连续动态观察。

五、预防与处理

过期妊娠的处理一直是产科争论的问题,争论的焦点是过期妊娠对胎婴儿的危害有多大和引产的时间。引产过早,胎儿不成熟,出现"早产儿";引产过晚,胎儿过熟,甚至出现胎儿窘迫、胎死宫内、死产等合并症。有些学者认为过期妊娠并无多大危险,在处理上不应与足月妊娠有所不同;而有些学者主张择期引产和计划分娩,于 42 孕周以前即行引产,以避免过期妊娠,降低围产儿死亡率。

总之,应根据不同情况进行具体分析。一般处理原则为以下几个方面:

1. 妊娠过预产期后,一般在 41 孕周,即开始更密切地监护胎儿宫内情况,每周应进行 2 次产前检查,包括了解胎动情况、胎心电子监护、B 超及生化等检查。

2. 如果妊娠过期不能确定(如既往月经周期延长)、无胎盘功能异常的表现、胎儿宫内情况良好、宫颈尚未成熟,可在严密观察下等待自然临产。

3. 若经核实妊娠确已过期,或在观察过程中出现胎盘功能不全、胎儿宫内情况不良等现象,应考虑引产终止妊娠。如果胎盘功能不佳,胎儿情况危急,宫颈不成熟,不能等待阴道分娩,应及时进行剖宫产。

4. 引产成功与否很大程度上取决于宫颈条件。引产方法多用催产素静脉点滴,宫颈成熟者可行人工破膜后加催产素静脉点滴引产。破膜观察羊水清且量不少,可继续引产,产程中注意产程进展及胎心变化,有条件者应进行连续胎心电子监护,如无异常可在严密观察下经阴道分娩;若破膜观察羊水胎粪污染、量少黏稠者,表示已出现胎儿宫内窘迫,或产程中出现胎心异常,不能在短期内经阴道分娩,或产程进展缓慢、产程延长者均应考虑剖宫产,尽快结束分娩。

5. 临产后,应给产妇间断吸氧、适当补充葡萄糖,以改善胎儿在宫内情况。

6. 过期产新生儿最主要的死亡原因是胎粪吸入综合征(MAS)、吸入性肺炎。无论阴道分娩或剖宫产,在胎儿娩出前应做好抢救新生儿的准备,及时清理新生儿呼吸道黏液,保持呼吸道通畅。并加强过期产儿的护理,严密观察,积极预防低血糖、乏氧性酸中毒或脐部感染。

第八节　胎膜早破

临产前胎膜自然破裂羊水流出者称为胎膜早破。其发生率各家报道差别甚大,国外报道占分娩总数的 2.7% ~17%,大多为 7% ~12%,1988 年我国胎膜早破专题学术会上综述 22 家医院近年资料,其发生率为 3.0% ~21.9%。胎膜早破易诱发早产和胎婴儿感染,增加围产儿死亡率,而且母亲也有分娩异常和感染等危险。如何预防和处理胎膜早破,是母婴保健工作者关切的问题。

一、胎膜早破的危险因素

1. 站立体位。我国 22 家医院统计分析,认为与职业有关,站立工作者如售货员、教师、农民、牧民及医务人员等发病率较高。

2. 胎位异常。因为异常胎先露(尤其是足先露)不能与骨盆入口很好衔接,前羊膜囊内承受压力不均,故易使胎膜破裂。在胎膜早破中,臀位、横位约占 25% ~50%;头盆不称、儿头高浮约占 30%。

3. 宫腔内压力过高或宫颈口松弛。双胎妊娠、羊水过多,使宫腔内压力增高,胎膜早破的发生率分别为 5.7% 和 5.8%,均高于正常妊娠。子宫内口松弛,前羊膜囊缺少宫颈的支托力,且易暴露于阴道细菌群中而引起局部羊膜绒毛膜炎,故容易破裂。

4. 胎膜感染。感染可以由下生殖道的细菌、病毒或弓形体原虫引起,或通过上行感染的途径,病原体自宫颈口内胎膜较薄弱的部位进入,或经血行播散至子宫、胎盘、发生羊膜绒毛膜炎,使胎膜组织变脆、易发生破裂。亦有人认为感染局部可产生大量过氧化物酶,作用于胎膜,使之张力变弱。

5. 机械性刺激。妊娠后期性交的机械性刺激,而且性交同时可带入病原体,感染到胎膜,尤其孕妇患有阴道炎、宫颈炎者。另外妊娠晚期盆腔内诊检查,经腹部外倒转术、羊膜腔穿刺术、胎儿镜或羊膜镜操作等,均可造成胎膜破裂。

6.先天性羊膜发育异常及遗传性羊膜变薄。Duncan 认为胎膜的强度主要依靠羊膜,先天性羊膜变薄时,强度下降,易发生早破。国内外均报道胎膜早破的羊膜缺乏Ⅲ型胶原组织,血清铜和锌均下降,赖氨酸氧化酶活性受阻,羊膜内的胶原蛋白及弹性蛋白合成障碍,使羊膜变薄,弹性及韧性下降,脆性增加。也曾有报道与胎膜中肌成纤维细胞减少有关。

二、胎膜早破对母婴的影响

（一）对母亲的影响

1.心理负担。胎膜突然破裂,产妇不由得产生恐惧和思想顾虑,担心脐带脱出,忧虑可能会难产,特别是未到足月的早期破膜,害怕早产威胁孩子安全。匆忙急诊住院,不论是静脉点滴催产素引产还是绝对卧床用药物保胎,都给产妇带来医疗及护理上的麻烦和思想的负担。

2.诱发感染。破膜后宫颈口开放,偏碱性的羊水流出,中和阴道的酸碱度,阴道内致病菌得以繁殖和畅通无阻地上行感染。国外报道破水 24 小时后 3/4 宫腔细菌培养阳性,1/5 发生菌血症。我国一些医院报道,胎膜早破者胎盘炎的发生率高达67.9% ~86.6% ,产褥感染 3% ~4% ,为对照组的 6 ~10 倍。

3.分娩并发症。胎膜早破合并感染或潜在感染,常可导致宫缩乏力,而且失去了前羊膜囊扩张宫口的作用,易使产程延长,增加产后出血。另外破膜后,常被迫终止妊娠或迅速结束分娩,增加手术产和产后出血的机会。

（二）对胎婴儿的影响

1.脐带脱垂。臀位、横位或儿头高浮者,破膜后羊水外流,极易将脐带从先露和骨盆间的空隙冲出,造成脐带脱垂。胎儿可在短时间内因脐带受压缺氧死亡,即使将脐带还纳回去,或急诊手术结束分娩,仍有一半的死亡无法挽救。

2.诱发早产。早期破膜后宫腔容积缩小,先露部下降,刺激子宫下段,极易诱发宫缩发动分娩。不少报道认为胎膜破裂 24 小时后,约 70% ~80% 的产妇自然临产,早产率为 6.7% ~14.4% ,是对照组的 2 ~3 倍。

3.胎婴儿感染。母亲的羊膜绒毛膜炎扩散,直接穿过胎膜污染羊水或通过血液循环跨过胎盘,造成胎儿宫内感染。表现为胎儿宫内窘迫、新生儿窒息和感染（如肺炎、咽炎、皮肤感染等）。破膜时间越长,感染机会越多,围产儿死亡率越高。有报道,破膜24小时后围产死亡率为2.6%,48小时后为9.7%,15天后围产死亡率上升为46.7%。

三、临床表现及诊断

1. 询问病史。孕妇突然感到有水不由自主地自阴道流出,也可间断少量排出。腹压增加时,如咳嗽、打喷嚏、负重时或改变体位时即有水流出。

2. 临床检查。孕妇内裤或床单被浸湿,可见乳白色混有胎脂小颗粒的羊水或混有胎便呈草绿色。如羊水漏出少,可消毒后小心插入阴道窥器,必要时辅以让孕妇咳嗽、屏气或轻压宫底,能看到后穹窿有积液或有羊水自宫口流出。

3. 辅助检查。

①阴道内分泌物 pH 值测定。正常情况下,阴道内分泌物 pH 值为 4.5~5.5。羊水偏碱性,pH 值为 7.0~7.5 以上。羊水流入阴道,可使阴道分泌物的 pH 值升高。在无菌条件下暴露后穹窿,用 pH 试纸检测此处分泌物,如 pH 值≥7 时即可诊断。

②阴道液结晶检查。暴露后穹窿,以消毒吸管或镊子取此处少许液体,均匀涂在玻璃片上,干燥后检查。如为羊水流出,则可见羊齿状结晶;涂片用美蓝染色后可见淡蓝色或不着色的胎儿上皮细胞或橘黄色脂肪小粒。

四、预防

1. 无症状的下生殖道感染,可能是胎膜早破的主要原因之一,所以孕早期应常规采集阴道和宫颈口分泌物做细菌培养,如果阳性者应对症给予治疗。

2. 妊娠后期应避免负重和腹部撞击,避免性交。

3. 宫颈内口松弛者应在孕16周左右行宫颈环扎术,并绝对卧床休息。

4. 对多胎妊娠、羊水过多、先兆早产等高危孕妇,应及早卧床休息。

5. 行腹部外倒转时手法要轻柔;进行羊膜腔穿刺术、羊膜镜和胎儿镜检查时,操作要慢、轻、稳,避免反复刺激,以防胎膜破裂。

五、治疗

治疗原则是在感染或并发症发生之前,娩出能存活的婴儿,故应根据破水时的孕周和有无感染迹象,选择期待疗法或引产。

1. 期待疗法。如果胎儿不成熟(一般小于 35 周),估计分娩后存活有危险者,无产兆、无感染情况下,应采取期待疗法,以促使胎儿肺成熟,待胎儿体重增加,减少早产和死亡。

孕妇应住院卧床休息,保持外阴清洁,每日测四次体温、脉搏、胎心率,隔日查白细胞计数和分类,密切监测感染迹象。严禁阴道或肛查或其他干扰。定期 B 超检查,估计胎儿成熟度、体重、胎先露及羊水量。

如有感染早期迹象,如出现体温升高、脉快、胎心率增加或白细胞升高等,无论孕周长短,应尽快结束分娩。

如有宫缩,但宫口扩张小于 3cm,可给子宫缩抑制剂。常用 25% 硫酸镁 20ml 缓慢(在 5 分钟内)静脉推注,接着静脉点滴 1～2g/小时,直到宫缩停止,然后可口服硫酸舒喘灵 2.4～4.8mg,每日 2～3 次维持治疗。

关于用抗生素预防感染和用糖皮质激素预防呼吸窘迫综合征(RDS)的问题,目前尚有争论。国外多数学者不主张预防性应用抗生素,其理由是:(1)掩盖了新生儿感染迹象,新生儿死亡率容易增加;(2)双盲研究显示,预防性抗生素不能降低围产儿死亡率。

2. 引产指征。如胎龄已接近足月(大于 35 周),估计胎儿体重接近 2500g,破膜 12 小时尚无自然临产者,应予以静脉点滴催产素引产。多数学者认为破水后 6 小时内自然分娩占 38%,12 小时内分娩者占 88%,而大于 16 小时者母婴感染增加,故主张观察 6～12 小时后引产为宜。引产期间给予抗生素预防感染。宫颈不成熟者,应尽量促宫颈成熟后分娩。如破水已达 24 小时以上,或已有羊膜绒毛膜炎表现,但宫颈仍不成熟,或产程尚未进入活跃期,阴道分娩不能迅速完成者,应采用剖宫产手术。

3. 产后预防感染。凡破膜 24 小时以后分娩者,常规给予母婴抗生素预防感染。同时给母亲做宫腔细菌培养,婴儿做鼻腔、皮肤、外耳道拭子培养,或取脐血测 IgM 和 IgA,以便根据感染程度和培养出的致病菌,有目的地选用抗生素。

第九节　胎儿宫内感染

胎儿宫内感染的病原体包括细菌、病毒、原虫以及支原体和真菌等。其通过不同的途径由母亲感染胎儿,孕妇本人可以出现临床症状或亚临床症状。在一些情况下,有临床症状的母亲的胎儿可以完全不被患病母亲感染,而另一些情况下,无明显临床症状的感染母亲可通过不同的途径感染胎儿,引起胎儿生长发育异常、畸形、死胎或流产。

一、母亲感染胎儿的影响因素

(一)感染途径

母亲感染可直接或间接影响胎儿,病原体直接侵犯胎儿,称为母亲感染直接影响胎儿。相反,由母亲感染引起的发热或感染毒素影响胎儿,称为母亲感染间接影响胎儿。胎儿宫内感染的常见途径包括上行性感染和经胎盘感染。

1.上行性感染。正常孕妇阴道和宫颈内寄生着大量细菌,包括某些条件致病菌。在孕妇泌尿道或生殖道感染时,病原体可穿过子宫壁感染胎儿,在胎膜破裂时宫内感染则更容易发生。除细菌感染外,某些病毒如单纯疱疹病毒和巨细胞病毒感染也可发生上行性感染。胎儿吸入或吞咽感染物质后可引起肺部或胃肠道感染。

2.经胎盘感染。母亲病毒感染可经胎盘通过血行感染胎儿,母亲病毒血症在感染过程中起重要作用。不同的病原体穿过胎盘的能力不同,有些病毒可在整个孕期通过胎盘,但不一定都发生胎儿感染。尽管病毒感染引起流产、死胎及早产等确切机制不清,但确信自然流产与母亲病毒感染毒素积累有关,在早孕期感染流产发生率最高。

(二)病原体特征

与细菌感染相比,病毒如风疹病毒、单纯疱疹病毒、巨细胞病毒及柯萨奇病毒感染更为有害,大多数病毒很容易穿透胎盘,引起胎儿损害。而细菌如梅毒、李斯特菌感染在晚孕期很难穿过胎盘到达胎儿。在早孕期,孕妇细菌感染可因发热或毒素引起流产和死胎。中、晚孕期细菌感染有时无影响,有时可引起早产和(或)新生儿先天性感染。

(三)感染结局及胎儿免疫机制

1.感染结局。胎儿宫内感染的结局与感染原的特征、感染程度、感染的时间等因素有关。在胚卵期发生宫内感染常可引起流产或完全不受影响,在胚胎期感染主要引起胎儿畸形,胎儿期感染对胎儿的影响类似于生后感染(图3-3)。

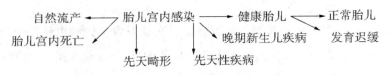

图 3-3 胎儿宫内感染的各种结局

2.胎儿免疫防御机制。到孕 5 个月时胎儿即可对感染产生抗体,开始主要为 IgM,之后出现 IgG。除 IgG 能通过胎盘外,IgA 和 IgM 不能通过胎盘。因此,新生儿大部分 lgG 来自母亲,而 IgM 常代表胎儿自身产生的免疫抗体。由于胎儿可由母亲获得抗体,故在生后数月新生儿具有抵御病原体感染的能力。

二、感染的种类

(一)细菌性感染

1.病因。宫内细菌感染是导致围产儿死亡率增加的原因之一。其发生主要与破膜后细菌由阴道或宫颈部上行感染有关。胎儿吸入感染羊水可发生新生儿肺炎及败血症,如胎膜早破伴产程延长则更易发生宫内感染。

2.病原体。引起宫内感染的病原体近几年来有显著改变。国内引起宫内感染的病原体与国外也不相同。20 世纪 50 年代肠菌科的大肠杆菌、变形杆菌、克雷白氏杆菌等感染最为常见。20 世纪 60 年代随厌氧细菌培养技术的发展,逐渐认识到以类杆菌为主的厌氧菌在妇产科感染中的重要地位。目前认为宫内感染多为需氧菌和厌氧菌混合感染,宫内感染的病原体多来自阴道和宫颈菌群。

正常生育年龄的妇女及孕妇阴道寄生着大量细菌,包括某些条件致病菌,目前认为阴道内寄生的需氧菌主要有乳酸杆菌、A 族、B 族及 D 族链球菌、表皮葡萄球菌、金黄色葡萄球菌、棒状杆菌、大肠杆菌、白喉杆菌、克雷白氏菌属及变形杆菌等。厌氧菌主要有乳酸杆菌、类杆菌、消化链球菌、消化球菌、韦荣氏球菌、脆弱类杆菌、梭状芽孢杆菌、假单胞菌、二叉菌及真杆菌等。此外还有念珠菌、淋球菌、衣原体及支原体等。沈湘君报道阴道细菌的检出率为 100% ,宫颈细菌的检出率为 93.9% ~100% 。

3.高危因素。

(1)妊娠晚期性交:Naeye 对 26886 例单胎妊娠胎盘进行病理研究,发现母亲在最后一月内每周有一次或一次以上性交者羊膜腔感染率为 15.6% ,而在此期间无性交者羊膜腔感染率仅为 11.7%。

（2）阴道感染：阴道感染增加羊膜腔感染。文献报告孕妇滴虫性阴道炎合并羊膜腔感染者达 26% ~ 55%。我们曾发现孕妇人乳头状瘤病毒感染时，胎盘感染率达 71.9%。阴道滴虫及生殖道人乳头状瘤病毒本身并不引起羊膜绒毛膜炎，但其可以改变阴道环境，从而引起细菌感染上行。

（3）营养：孕妇及胎儿营养不良增加胎儿感染。引起胎儿营养不良的原因包括孕妇妊娠期重体力劳动、舒张压低于 60mmHg、营养不良及血管性疾病引起的胎盘功能不良等。

（4）胎儿宫内监测：胎儿宫内监测，尤其是宫内压探头插入宫腔直接监测宫内压时，增加胎儿感染率。

（5）社会经济条件：Naeye 等证明在美国穷人中羊膜绒毛膜炎发生率高于富人；受教育程度低者羊膜绒毛膜炎发生率高于受教育程度高者；未按期行产前检查者羊膜绒毛膜炎发生率高于按期行产前检查者。

此外，也有文献报告，随孕妇年龄增加及孕妇贫血程度增加宫内感染率增加。

4. 临床表现。

宫内感染的临床表现有：孕妇体温升高、心率增快、子宫压痛、子宫颈脓性分泌物、子宫收缩及胎心率增快等。

5. 辅助检查。

（1）白细胞计数和分类：白细胞计数在 $10 \times 10^9 \sim 15 \times 10^9 / L$ 之间在妊娠期是常见的，故其诊断价值有限，但白细胞分类出现核左移及白细胞计数大于 $15 \times 10^9 / L$ 时意义较大。

（2）C 反应蛋白（C – reactive Protein，CRP）：CRP 是一种急性期反应物，在炎症时常升高，感染后 48 小时达到高峰，较体温升高、宫缩出现及白细胞异常等至少早出现 30 小时，以 CRP 大于 20mg/L 为标准，其敏感性为 30%，特异性为 61%。

（3）羊水检查：产前行羊膜腔穿刺抽羊水做细菌培养及涂片细菌检查，可用于指导产科处理及对新生儿的处理。国外应用羊水葡萄糖测定与羊水涂片白细胞酯酶检查相结合，能迅速准确诊断宫内感染。

（4）羊水磷/锌比值测定：在正常情况下，微量元素锌和多肽类在羊水内结合系羊水抑菌系统,磷/锌比值小于100时有杀菌作用,磷/锌比值在100～200之间有抑菌作用,磷/锌比值大于200时无抑菌活性,磷/锌比值测定有助于宫内感染诊断。

(5)产妇及新生儿细菌培养:产妇宫颈、宫腔、新生儿脐部、咽及耳拭子培养等有助于诊断和指导抗生素的应用。

(6)胎盘胎膜病理组织学检查:宫内感染时肉眼见胎膜浑浊,易破碎而失去光泽,镜下见白细胞浸润绒毛膜、羊膜及脐带。

(7)其他:也有报道进行新生儿胃液涂片检查来辅助诊断宫内感染。

6. 诊断。在胎膜早破的产妇,特别是胎膜早破超过24小时者,当产妇的脉率增快时,首先考虑宫内感染存在;如再伴有不明原因的胎心率增快(≥160pbm)及发热,则宫内感染的可能性更大。如产妇有子宫压痛、子宫张力增加、羊水味臭甚至为脓性,则为宫内感染严重表现。

7. 预防和处理。预防宫内感染的关键在于正确处理胎膜早破。不论任何孕周,如临床考虑有宫内感染,虽羊水细菌培养阴性或羊水涂片未检出细菌,也应考虑引产。妊娠足月发生胎膜早破者,应在破膜后12小时开始引产。所有胎膜早破者,均应在破膜后12小时开始给予抗生素来预防或控制感染。

抗生素的选择:由于宫内感染常为大肠杆菌、变形杆菌、厌氧菌和葡萄球菌等引起的混合感染,故应选择对球菌和杆菌都敏感的抗生素,且需静脉滴注。

胎儿体内抗生素浓度之高低因抗生素种类不同而有差别,氨苄青霉素由于其与血清蛋白结合少,所以胎儿体内及羊水内含量高,相反邻氯青霉素与血清蛋白结合量多,则进入胎儿体内者低。

催产素引产:由于宫内感染存在,产妇子宫可能对催产素反应很差,因而产程进展迟缓,胎儿宫内窘迫发生率高。为挽救母婴,对短期内不能阴道分娩者,常需剖宫产终止妊娠。对个别宫内感染极严重者,经大量抗生素治疗仍不能控制感染或出现败血症休克征象时,需行子宫全切术。

(二)病毒性感染

1. 风疹病毒。

(1)病原体:风疹病毒系披膜病毒科风疹病毒属,为RNA病毒。病毒进入机体内可抑制核分裂,引起染色体断裂和畸变,造成器官发育障碍。

（2）临床表现：风疹病毒通过胎盘、生殖器引起宫内感染，导致流产、胎儿宫内发育障碍和先天性风疹综合征。孕妇风疹病毒感染越早，胎儿畸形率越高，畸形程度也越严重。早孕期感染风疹病毒，胎儿畸形和流产发生率为10%~30%；中孕期感染风疹病毒，胎儿畸形和流产发生率为25%；晚孕期感染风疹病毒，胎儿畸形发生率降为15%，畸形程度也较轻。

先天性风疹综合征是指由风疹病毒感染引起的多发胎儿畸形。主要包括：①眼部：先天性白内障、先天性绿内障、角膜浑浊、脉络膜视网膜炎、牛眼畸形、小眼球、虹膜发育不全及先天性斜视。②中枢神经系统：神经性耳聋、口吃。精神痴呆、小脑畸形、脑钙化、中枢性感觉异常、抑郁、肌张力低下、肌无力、脑膜脑炎及青春期全脑膜脑炎。③心血管系统：动脉导管未闭、室间隔缺损、心内膜垫缺陷、肺动脉狭窄、肺动脉发育不全、主动脉狭窄、法乐氏四联症、肺动脉外周分支狭窄、肾动脉狭窄及心内膜炎。④呼吸系统：病毒性间质性肺炎。⑤泌尿生殖系统：尿道下裂、隐睾、肾硬化、肾钙化及局限性慢性间质性肾炎。⑥血液系统：溶血性贫血、白细胞减少症、血小板减少性紫癜、淋巴腺病及脾纤维化。⑦骨骼系统：长骨骨骺端发育畸形、短指及并指。⑧其他：生后重复感染、幽门狭窄、腹股沟疝、牙齿发育障碍、慢性腹泻、糖尿病及皮肤痣。

（3）诊断：①病史。孕妇风疹病毒流行病学接触史、典型症状和体征、胎儿宫内发育迟缓等。②病毒检测。a. 标本：从孕妇血液、阴道分泌物中检测风疹病毒及抗体。通过绒毛活检、羊膜腔穿刺及脐带穿刺采集胎儿标本进行风疹病毒及其抗体检测。b. 检测方法：包括核酸杂交、多聚酶链反应（PCR）、病毒分离及血清学检查。

（4）处理：凡在早孕期经临床或实验室检查已确诊为风疹病毒感染者，原则上应做人工流产；在中、晚孕期感染风疹病毒欲继续妊娠者需先排除胎儿畸形，无胎儿畸形者，按产科常规处理。

2. 单纯疱疹病毒。

（1）病原体：单纯疱疹病毒属疱疹病毒科的DNA病毒。包膜完整的人类疱疹病毒（HSV）可分为Ⅰ型和Ⅱ型两个抗原型。前者主要侵犯口腔、鼻腔及颜面部。后者主要侵犯泌尿生殖道黏膜。

（2）临床表现：早孕期HSV感染，可经胎盘和生殖道传染引起胎儿宫内感染并畸形，如小眼球、视网膜发育不全和脑钙化等，类似巨细胞病毒（CMV）感染，HSV感染也常引起早产和死胎。存活的新生儿中约40%转为围产期病率及严重神经系统后遗症。母亲HSV感染,其胎儿经阴道分娩可引起新生儿疱疹性结膜炎、角膜炎和全身感染,患儿出现黄疸、紫癜、呼吸窘迫和循环衰竭。中枢神经系统感染引起嗜睡、癫痫和昏迷。

(3)诊断:①病史:孕妇近期单纯疱疹病毒感染的症状和体征。②病毒检测:a.标本:从孕妇血液、阴道分泌物中检出HSV及其抗体;通过绒毛活检、羊膜腔穿刺及脐带穿刺采集胎儿标本进行HSV及其抗体检测。b.检测方法:包括核酸杂交、多聚酶链反应(PCR)、病毒分离及血清学检查。

(4)处理:凡确诊孕产妇生殖道HSV感染,胎儿无畸形者,未破膜或破膜在4小时以内应剖宫产终止妊娠。证明有胎儿畸形者宜阴道分娩。

3.巨细胞病毒。

(1)病原体:巨细胞病毒(CMV)是一种特殊的疱疹病毒,属疱疹病毒科,病毒核心为DNA双螺旋结构,可在细胞核或在细胞浆内形成包涵体。

(2)临床表现:孕妇巨细胞病毒感染的最大危害是引起胎儿宫内感染,导致胎儿精神痴呆。早孕期CMV宫内感染引起流产和死胎;中、晚孕期CMV宫内感染可引起胎儿黄疸、瘀斑、肝脾肿大、脉络膜视网膜炎、小脑畸形、精神呆滞、脑积水、脑回过少、脑软化、脑室周围钙化、视力障碍、白内障、CMV肺炎和呼吸困难。

(3)诊断:①病史:孕妇近期CMV感染的症状和体征。②病毒检测:a.标本:从孕妇血液、阴道分泌物中检出CMV及其特异性抗体;通过绒毛活检、羊膜腔穿刺及脐带穿刺等采集胎儿标本进行CMV及其抗体检测。b.检测方法:包括核酸杂交、多聚酶链反应(PCR)、病毒分离及血清学检查。

(4)处理:早孕期确诊CMV感染者应做人工流产;中、晚孕期感染者应排除胎儿畸形,密切监测宫内发育。分娩方式:如宫颈分离出CMV,足月妊娠时应考虑剖宫产终止妊娠,以减少阴道分娩导致新生儿感染的机会,母乳中检出CMV者,应避免母乳喂养。

4.水痘——带状疱疹病毒。

(1)病原体:水痘——带状疱疹病毒(VZV),属疱疹病毒科的DNA病毒,其生物学特性类似于HSV。

（2）临床表现：VZV 感染引起水痘和带状疱疹，主要侵犯生育年龄妇女和儿童。胎儿宫内水痘——带状疱疹病毒感染引起胎儿畸形。早期妊娠感染可引起流产和宫内感染，其致畸作用较 CMV 感染者弱。常见畸形包括：胎儿眼部畸形（小眼球、独眼、白内障及视乳头萎缩等），神经系统功能缺陷（如大脑皮质萎缩及痴呆等）及骨骼和皮肤损害。其中眼部畸形最常见。另外也有报告 VZV 感染与新生儿白血病有关。

（3）诊断：

①病史：孕妇新近水痘——带状疱疹病毒感染症状和体征。

②病毒检测：a. 标本：采集孕妇病灶部位分泌物或血液标本；通过绒毛活检、羊膜腔穿刺及脐带穿刺等采集胎儿标本。b. 检测方法：核酸杂交多聚酶链反应（PCR）、病毒分离及血清学检查。

5. 肝炎病毒。

（1）病原体：肝炎病毒主要有五型，即甲、乙、丙、丁、戊型。

①甲型肝炎病毒（HAV）属小 RNA 病毒。

②乙型肝炎病毒（HBV）属嗜肝 DNA 病毒科病毒，由外膜和核壳组成，后者含一个环状 DNA 分子、DNA 多聚酶、DNA 结合蛋白及蛋白激酶。外膜携带乙肝表面抗原（HBsAg），核壳携带乙肝病毒核心抗原（HBcAg），当血清中存在毒粒时，血清中还可发现一种与核壳有关的可溶性抗原，称乙肝病毒 e 抗原（HBeAg）。

③丙型肝炎病毒、丁型肝炎病毒及戊型肝炎病毒均属 RNA 病毒。

（2）临床表现：妊娠期肝炎病毒感染与流产、死产、先天畸形及胎儿宫内发育迟缓（IUGR）的关系不清。但妊娠合并病毒性肝炎者，尤其是并发肝昏迷者胎儿预后差，流产、死产、早产、死胎及新生儿死亡率明显增加。梁学良等报告妊娠期合并肝炎时，早产率达 61.6%，胎儿死亡率达 32.4%。

6. 人类免疫缺陷病毒（HIV）。

（1）病原体：人类免疫缺陷病毒（HIV）属反转录病毒科病毒，由 RNA 双分子组成。

（2）临床表现：HIV 主要由胎盘和羊水感染胎儿。从妊娠 15 周及 20 周流产胎儿中可分离出 HIV 抗原，Lepointe 等从妊娠 18 周时剖宫产儿的胸腺中查出 HIV。此外，也见到在出生后极短时间内新生儿患 AIDS 者。HIV 母婴垂直传播的另一途径为经产道感染。分娩时母体出血及产道分泌物为感染源，HIV 感染孕妇剖宫产分娩的婴儿感染率为 12.5% ,而阴道产者婴儿感染率达 50% ,也有证据说明有经母乳感染者。

（3）诊断：由于观念不同，在国外很少需要在宫内诊断胎儿 HIV 感染，诊断孕妇 HIV 感染有助于指导新生儿处理。分娩时可采集脐血诊断胎儿宫内 HIV 感染。

（4）处理：孕妇及胎儿 HIV 感染不是终止妊娠及剖宫产的适应证，由于从母乳中检出 HIV 病毒，HIV 感染产妇不宜母乳喂养。

7. 人类细小 DNA 病毒。

（1）病原体：人类细小 DNA 病毒属细小 DNA 病毒科病毒。因发现该病毒的实验排列处于第 19 位，故又称 B_{19} 病毒。有 5 个不同的基因型，但血清型基本一致，与风疹病毒存在交叉反应。

（2）临床表现：B_{19} 病毒可通过胎盘引起胎儿感染，出现非免疫性胎儿水肿及胎死宫内。晚孕期宫内感染可引起新生儿贫血。

在一组 134 例 B_{19} 病毒特异性 IgM 阳性的孕妇中，孕 8 周以前者 46 例，15% 的孕妇发生自然流产，孕 10 ~ 18 周者 66 例，胎死宫内者占 17% ；孕 19 ~ 27 周者 13 例，无自然流产病例。

（3）诊断：

①病史：不明原因的胎死宫内及分娩非免疫性水肿胎儿等。

②病毒检测：a. 标本：从孕妇血液及阴道分泌物中检测 B_{19} 病毒及其抗体，通过绒毛活检、羊膜腔穿刺及脐带穿刺采集胎儿标本，检测 B_{19} 病毒及其抗体。b. 检测方法：包括核酸杂交、多聚酶链反应及血清学检查。

（4）处理：有关 B_{19} 病毒感染产科处理的经验很少。普遍认为应该对有不明原因胎死宫内及分娩非免疫性水肿胎儿的孕妇及胎儿进行 B_{19} 病毒检测，如筛查发现孕妇 B_{19} 病毒感染或胎儿感染者，应做 AFP 筛查及 B 超检查，正常的胎儿按产科常规处理。

8. 人乳头减状瘤病毒

（1）病原体：人乳头状瘤病毒（HPV）属 DNA 病毒，通过克隆基因的 DNA 杂交试验以及酶谱分析，从不同的病灶组织中已克隆的 HPV 基因型约 70 余型。

（2）临床表现：HPV 母婴传播的主要途径是直接接触感染，HPV 感染胎儿或新生儿引起婴幼儿及青少年喉乳头状瘤及肛门生殖器疣，婴幼儿 HPV 感染多在 1 岁以后发病，平均发病年龄为 4.1 岁。最近分别从母血、脐血、羊水及新生儿咽下物中检出

HPV、DNA,提示经胎盘血液及经羊水也可引起胎儿宫内 HPV 感染。但有关婴幼儿及青少年 HPV 感染发病的有关因素仍不清楚。

（3）诊断：由于婴幼儿及青少年 HPV 感染发病率极低,与发病有关的因素尚不清楚,所以很少需要产前诊断胎儿 HPV 感染,对有生殖道 HPV 感染孕妇可在分娩时取脐血及新生儿咽下物检测 HPV、DNA。检测方法包括核酸杂交与多聚酶链反应（PCR）。

（4）处理：孕妇生殖道 HPV 感染不是剖宫产的绝对指征,对患生殖道巨大尖锐湿疣及病变广泛者,剖宫产分娩可减少婴幼儿及青少年 HPV 感染机会。对患生殖道尖锐湿疣的孕妇所分娩的新生儿和脐血 HPV、DNA 阳性的新生儿,应进行长期随访。

9. 柯萨奇病毒

（1）病原体：柯萨奇病毒属小 RNA 病毒科的肠道病毒属。

（2）临床表现：孕妇感染柯萨奇病毒可引起胎儿幽门狭窄、唇裂和腭裂。新生儿感染主要表现为胃肠炎和腹泻。孕妇感染柯萨奇病毒也可引起胎儿先天性心脏病、泌尿生殖道畸形如尿道上裂、尿道下裂、隐睾及消化道畸形。由于病毒对血浆蛋白代谢的干扰作用可致胎儿宫内发育迟缓、胎儿肝脏及胰腺功能障碍。感染的新生儿生后可出现消化不良、膈疝、糖尿病、急性心肌炎、肺炎及脑膜炎甚至胎死宫内或新生儿死亡。

（3）诊断：

①孕妇近期柯萨奇病毒感染的病史、症状（疱疹性咽峡炎和传染性胸痛）和体征。

②病毒检测：a. 标本：收集孕妇鼻咽部分泌物、大便及血液标本,或行绒毛活检、羊膜腔穿刺及脐带穿刺收集胎儿标本。b. 检测方法：病毒分离、血清学检查、核酸杂交及多聚酶链反应（PCR）。

（4）处理：孕妇柯萨奇病毒感染尤其是在早孕期感染时应做系统检查,排除胎儿畸形。对无胎儿畸形的孕妇按常规产科处理,应在条件较好的综合医院分娩。

10. 胎儿宫内病毒性感染的预防和管理

（1）母体管理：①预防接种：对生育年龄妇女在怀孕以前应做好预防接种,如风疹病毒、乙肝疫苗等。②药物治疗：对病毒性感染应给予支持疗法及应用免疫促进剂治疗等。

（2）胎儿管理：随产前诊断技术的进步,可能在妊娠中后期诊断出胎儿畸形。对胎儿宫内感染的诊断有助于评估胎儿异常危险因素,如有胎儿患病可能,可考虑终止妊娠。

(三)其他感染性疾病

1. 梅毒。

(1)病原体:梅毒的病原体为梅毒螺旋体,长约 4 ~ 20 μm,宽 0.2 μm,两段尖直,有 4 ~ 14 个规则致密的锐角弯曲的螺旋形细胞。电镜下可见到外膜和细胞质,由纤维合成的轴丝呈柱状排列。活动时按其长轴快速旋转并稍向后活动。

(2)临床表现:孕妇梅毒感染可引起胎儿严重危害。梅毒螺旋体可通过胎盘,引起流产、早产、死胎或先天性梅毒。文献报告,孕妇如未经驱梅治疗,仅有 1/6 机会分娩正常婴儿。一般认为孕妇患梅毒离受孕时间愈近,又未经充分治疗,则胎儿受感染的机会愈大。梅毒患者妊娠后可能发生以下情况:①在孕前 6 ~ 12 月感染而未经治疗的梅毒,常引起晚期流产或死胎;②当妊娠发生在未经治疗的潜伏早期梅毒时,可致死胎滞留或有特征性的梅毒儿;③当潜伏晚期病人妊娠时,新生儿可能外表正常,血清学试验阴性,表现为潜伏期先天性梅毒,在儿童期后期或成人期早期发现临床症状及血清学阳性;④感染治疗 5 年后就可能出生健康新生儿,感染年数愈长,出生健康新生儿机会愈多。

由于产前监护及青霉素的应用,现已很少见到先天性梅毒儿。早期先天性梅毒很少在出生时出现症状,多数于 3 周至 3 个月间才出现症状。典型症状有"鼻炎",由于鼻咽部黏液甚黏稠,出现"婴儿鼻塞"、吃奶困难、喉炎及声音嘶哑。全身皮肤黏膜有斑丘疹样损害,以手掌及足底部出现大水疱或脓疱为特征。也可能出现全身淋巴结病、骨炎、骨质改变及肝脾肿大。晚期先天性梅毒在 4 ~ 5 岁时开始出现症状,也可能由早期先天性梅毒未经彻底治疗而发生。典型症状有耳聋、间质性角膜炎、Hutehinson 氏牙齿、方颅、舟状肩胛、鞍鼻、弓状胫、关节炎及 Clutton 氏关节。

患梅毒产妇胎盘的特征为体积显著增大,重量可达胎儿体重的 1/4 ~ 1/2,呈灰白色,镜检改变为绒毛分支减少、肿胀、血管减少或消失,间质有纤维性变。

(3)诊断:由于孕妇梅毒母婴传播率极高,很少需要在宫内诊断胎儿梅毒,对有高危因素孕妇应进行暗视野显微镜及梅毒血清学检查。脐血梅毒血清学检查、静脉内壁刮取物暗视野检查及胎盘病理学检查有助于新生儿先天梅毒诊断。

(4)处理:由于妊娠期梅毒对孕妇及胎儿均有较大危害,故强调早期诊断和早期治疗,产前应常规做梅毒血清学检查,如 RPR 或 USR。在梅毒治疗期间,注意药物反应及对胎儿的影响,孕妇梅毒感染不改变产科常规处理原则,对孕妇及新生儿应进行随访。

2.弓形体感染。

(1)病原学:鼠弓形体是原虫类寄生虫,属孢子虫纲,弓形体属。是固有球虫类寄生虫。包括有嗜碱性胞浆和一个明显的核,在特殊宿主的肠道绒毛中形成包囊,然后落入肠腔随粪便排出。在各种鼠弓形体宿主中,只有猫能排出卵包囊而成为传染给人的媒介,故当人直接或间接接触猫时即可被感染,其他感染途径包括吃生的或不熟的肉、接触养花的土壤等。

(2)临床表现:弓形体病是由鼠弓形体引起的疾病,通常无症状或为亚临床型。孕妇弓形体病可威胁胎儿,导致流产、早产、死胎及胎儿感染等。

急性弓形体病胎儿感染的临床表现程度差异很大,主要与感染的时间、原虫穿过胎盘的数量及其毒性和母体对于病原体的免疫状况等有关。先天性感染的表现比后天获得者更重。

先天性感染具有提示性的表现是脑积水,尸检可发现弓形体性脑脊膜炎。典型的表现是 Subin's 四联症,包括脑积水或小头畸形、脉络膜视网膜炎、惊厥和钙化。先天性感染主要由血行播散,常引起多器官坏死性损害,如肝脾大伴有或不伴有黄疸、淋巴腺病、心肌炎、贫血、血小板减少和小眼畸形等。由于严重的软脑膜炎,引起脑皮质浅层进行性钙化,以致到儿童期才引起脑积水、智力发育迟缓和癫痫。在美国约占智力发育迟缓原因的 2%。脉络膜视网膜炎最常见,对本病有诊断意义。

晚孕期感染者,一般不引起胎儿感染,无症状的感染可引起胎儿宫内发育迟缓(IUGR)及早产。

(3)诊断:因为本病多为亚临床型或无症状,即使有症状也常无特异性,故临床诊断困难,常见的辅助检查方法有:①血清学检查;②直接在显微镜下检查;③分离弓形体;④活体组织检查。

(4)处理:在怀孕前患急性感染者,无须进行人工流产,在妊娠早期感染则需视病情决定。

(5)预防:改善个人环境卫生是基本的预防措施。尤其是怀孕后一定不吃不熟的食物,而且避免接触猫。

第十节 死 胎

世界卫生组织定义,妊娠 20 周后胎儿在从母体娩出之前死亡者为死胎。胎儿在分娩过程中死亡,又称为死产,部分与产程处理有关,亦属死胎的范畴。孕 20~27 周的死亡称为早期胎儿死亡;孕 28 周后的死亡称为晚期胎儿死亡。有报道美国 1945~1983 年,白种人的死胎率从 20/1000 以上降至 8/1000 左右,非白种人的死胎率从 40/1000 以上降至 13/1000 左右。死胎在围产死亡中占相当大比例,北京市 50 所医院 1987 年对 1183 例围产儿死亡分析表明,死胎、死产率分别为 7.4/1000 和 2.4/1000,各占围产死亡的 49.4% 和 16.4%。死胎在宫腔内滞留时间过长,可引起母体凝血功能障碍,所以对死胎如何预防和处理是围产工作者关心的问题。

一、死胎的危险因素

Petitti 报道(表 3-2),母亲年龄不足 20 岁或 30 岁以上者、未婚母亲、男性胎儿、多胎妊娠者胎儿死亡率较高。许多其他研究表明,除以上因素外,死胎的危险因素还有:母亲的文化水平低、贫困、吸烟、母亲内科疾病、多产、缺少产前产时保健、妊娠合并症如妊高征、胎盘或脐带异常、胎儿畸形等。

表 3-2 20 周后胎儿死亡率与危险因素

危险因素	死亡率(/1000)	危险因素	死亡率(/1000)
母亲年龄(岁)		1.婚姻状况	
<15	19.9	未婚	12.5
15~19	10.0	已婚	7.9
20~24	8.4	2.胎儿性别	
25~29	7.7	男性	8.6
30~34	8.6	女性	8.1
35~39	13.6	3.胎数	
>40	22.8	单胎	7.7
		双胎	30.0
		三胎以上	44.5

二、死胎的原因

许多报道认为,死胎的主要原因是宫内缺氧和畸形(表3-3),宫内缺氧占死胎原因的40%以上,畸形占39%左右。宫内缺氧的主要因素有:

1. 胎盘因素。胎盘形态结构异常或功能障碍,导致胎儿宫内缺血缺氧;如前置胎盘出血、胎盘早剥、帆状胎盘前置血管破裂可发生急性大量失血;过期妊娠和急性绒毛膜羊膜炎致血管梗塞和宫内感染。

2. 脐带因素。脐带过短、脐带打结、脐带过度扭转、脐带绕颈、脐带脱垂等,均影响胎儿的血氧供应。

3. 胎儿因素。如先天畸形、染色体异常、免疫缺陷、胎儿宫内发育迟缓,早产、宫内感染等。

表3-3　死胎的原因

作者	Dippel	Trichomi	Horvatta	Gruenberger	Morrison
死胎例数	306	165	243	40	765
死胎率(‰)	12.0	10.3	6.0	6.0	7.7
胎儿异常(%)	1.6	1.2	16.9	5.0	10.0
妊高征(%)	15.7	21.0	7.4	40.0	7.4
产前出血(%)	—	32.0	14.4	10.0	16.0
脐带因素(%)	6.2	1.8	11.9	2.5	7.9
糖尿病(%)	0.3	11.5	—		4.8
羊膜炎(%)	—	—	2.1	12.5	—
过期妊振(%)	—	—	—	2.5	3.6
IUGR(%)	—	—	—	—	11.2
原因不明(%)	25.0	32.0	9.1	20.0	19.0

4. 母亲因素。母亲患有严重妊娠合并症及内科并发症,如妊高征、过期妊娠、糖尿病、慢性肾炎、慢性高血压、心血管疾病、母儿血型不合(Rh性较多)、细菌或病毒性宫内感染、败血症等。

5. 子宫局部因素。子宫张力过大、收缩过强、子宫肌瘤或子宫发育形态异常。

约有10%～20%的死胎原因不明,如对死胎进行尸解和对胎盘进行组织学检查,可发现一些胎儿内脏畸形或病变及胎盘组织学异常,可提高死因诊断率。常见的有心血管畸形、消化和泌尿系统畸形、内脏出血、血管内膜炎、绒毛膜羊膜炎、胎盘后血肿、胎盘血管机能不全等。有报道82.4%的内脏畸形在尸解前被漏诊。

三、临床表现

孕妇首先感到胎儿消失,这是最早的信号,一般胎动消失后24～48小时,胎心消失。在分娩过程中死亡者,表现为临产后胎心率出现异常或消失,胎儿娩出后无任何生命指征。

如果胎儿死亡时间长,孕妇可发现子宫不继续长大、体重不增、乳房缩小、胀感消失、甚或有泌乳现象。胎儿在死亡后3周仍未娩出,退行性变的胎盘绒毛或羊水释放凝血活酶进入母体循环,可引起播散性血管内凝血(DIC),导致血中纤维蛋白原和血小板降低,并随胎儿死亡时间的延长而继续下降,5周以后纤维蛋白原下降严重,可引起分娩时大出血。此现象在目前围产保健条件下已很少见。

四、诊断

根据胎动停止、腹部缩小、检查时胎心消失,一般即可诊断胎儿死亡。

B超检查是最简单、可靠的确诊方法,可直观显示胎心搏动和胎动消失。如胎儿死亡过久可看到胎头颅骨塌陷。多普勒听诊仪听不到胎心可协助确诊。

X线检查时,在胎儿死亡短期内,可见胎体内气体积聚,多存在于心脏、主动脉、下腔静脉及门静脉。以后随着胎体浸软,可看到颅骨重叠、脊柱成角弯曲。

五、死胎的预防

1. 加强围产期保健知识宣教和产前保健。对有高危因素的孕妇进行高危管理,注意营养和休息,预防各种合并症的发生。减少可引起胎儿宫内缺氧的各种因素。

2. 加强自我监护。据报道约80%的病例在胎心消失前3天内有胎动异常,所以指导孕妇及家属掌握家庭监护技术十分必要。如数胎动、听胎心等,如发现异常,及时就医,及时抢救,以避免死亡。

3. 积极治疗各种合并症,改善宫内缺氧环境。

4. 科学运用各种监护方法。如 B 超、胎心电子监护、胎儿胎盘功能监测等。如发现羊水过少、NST 无反应、E_3 下降等胎儿宫内缺氧的先兆,应适时用适当方法终止妊娠。

5. 加强产时监护。分娩过程中子宫收缩往往加重胎儿宫内缺氧,产程中死于缺氧者比产前高 2 倍。应密切观察产程和胎心变化,避免产程延长和各种原因引起的宫缩过强、脐带脱垂、胎盘早剥等,及时发现和处理胎儿宫内窘迫。正常掌握各种难产手术的适应证、手术时机和操作常规。

六、处理

1. 死胎发生后,不免会给孕产妇及其家属带来精神创伤,有时出现不理解和埋怨情绪。对此应表示同情和谅解,做好咨询和解释,使其稳定情绪,安全结束此次妊娠,并树立改善下次妊娠结局的信心。

2. 如子宫大小约 12～14 孕周,可行扩张宫颈后负压吸宫或钳刮术。

3. 如子宫大于 14 孕周。母亲没有急于终止妊娠的指征,一般等候 2 周,待其自然临产。90% 的孕妇可在胎儿死亡 2 周内自然分娩。

4. 引产方法多选用羊膜腔内雷夫诺尔注入 50～100mg,或前列腺素(PGE2)阴道放置、羊膜腔注入等途径引产。也可用催产素静脉点滴引产,如宫颈未成熟可口服乙烯雌酚 5mg 每日 3 次,共 5～7 天,或苯甲酸雌二醇 4mg 肌注,每日 2 次,共 3 天,以软化宫颈并提高子宫肌对催产素的敏感性。蓖麻油炒鸡蛋(30ml 蓖麻油 3 只鸡蛋),可诱导自发宫缩,成功娩出胎儿和胎盘,是简便有效的引产方法,尤适用于农村。

5. 胎儿死亡 4 周后尚未排出者,约 25% 的孕妇出现凝血障碍,5 周后将有 40% 出现凝血障碍。一般在胎死 2 周后即应检查血小板、纤维蛋白原、凝血时间等凝血功能,如怀疑 DIC,应查鱼精蛋白凝集试验(3P)及纤维蛋白降解产物(FDP)测定。如纤维蛋白原小于 150mg% ,可用肝素静脉点滴,每次 0.5～1mg/kg,每 6 小时给药一次,同时监测凝血时间。一般用药 24～48 小时,即可使纤维蛋白原和血小板恢复到有效止血水平,然后引产。

6. 临产后不可再用肝素,应配备新鲜血,必要时预先输入新鲜血、补充纤维蛋白原和血小板后引产。纤维蛋白原多于妊娠产物排出后 48 小时内恢复正常。

7. 胎儿娩出后,常发生胎盘、胎膜残留,需要宫腔操作等,应注意预防产后出血及感染。

8. 双胎尤其是单卵双胎之一的死胎率约为 0.5% ~6.8%,存活的胎儿将处于危险之中:①暴露于与死亡者同样的危险因素,如高血压、感染等;②易发生双侧肾皮质坏死和多囊性脑软化综合征;③母亲易发生 DIC。如妊娠已近足月,存活胎儿肺已成熟,应及时引产;妊期远离足月者,如为单卵双胎、存活胎儿发育异常、继续妊娠对母婴有危险者,应引产终止妊娠;否则,可在严密监护下继续妊娠。B 超观察胎儿性别、胎盘形态、两胎囊间之中隔有助于区分单卵和双卵双胎。有报道,2/4 例单卵双胎在其一胎死后另一胎在短期内死亡,而 17 例双卵双胎在其一胎死后另一胎儿无一死亡。

9. 分娩后,仔细检查胎儿、胎盘及脐带,并送病理检查,以进一步明确死胎原因。对产妇注意心理护理,并对今后再次妊娠提出咨询建议。退奶用口服乙烯雌酚或肌注苯甲酸雌二醇 3 ~5 天;糖尿病患者可用溴隐亭 2.5 ~5mg/日,共 3 天。

第十一节　妊娠合并心脏病

妊娠合并心脏病的发生率约 0.4% ~2.8%,病死率为 0.6% ~6.4%,是孕产妇死亡的主要原因之一。由于妊娠期、分娩期及产褥期妇女的心血管和血液动力学均有明显变化,增加心脏负担,对有器质性心脏病的孕产妇,常因心脏不能胜任负担而发生心力衰竭,危及母婴安全。

一、妊娠对心功能的影响

怀孕后循环血量发生改变,从孕 10 周开始,血容量迅速增加,32 ~34 周达高峰,约增加 30% ~45% ,一直持续至分娩;妊娠期生理性贫血、新陈代谢增加等,使心率加快、心搏出量增加 30% ~50% ,均使心脏负担加重。此外,子宫增大使横隔上升、心脏向左上移位、心脏大血管扭曲、右心室压力增加,机械性地增加了心脏负担。如果再合并贫血、感染、妊高征等,可因超过心脏代偿能力,而发生心力衰竭。

第一产程开始后,每次宫缩约有 300 ~500ml 血液被挤入周围循环,回心血量增加,心排血量阵发性增加 20% 左右,宫缩时右心房压力增高,使平均动脉压增高 10% ,

加之产妇临产后往往精神紧张、易疲劳等,进一步加重心脏负担。

第二产程中,除宫缩外,产妇屏气使肺循环压力增高、腹压增加使内脏血液涌向心脏;全身骨骼肌及腹肌收缩使外周阻力增加,回心血量亦增加,此期心脏负担最重。

第三产程在胎儿娩出后,腹腔内压力骤减,血液突然向内脏倾注,使回心血量突然减少;但胎盘排出后,胎盘血循环消失,加之子宫收缩,又使大量血液从子宫突然进入体循环中;两者所引起的血液动力学的改变,均易引起急性心力衰竭。

产后2~3天内,子宫的收缩和缩复,大量血液继续进入体循环,同时妊娠期组织间潴留的多余液体回到血循环由肾脏排出,使循环血量再度增加。此时分娩的疲劳尚未消除,又增加了乳房的胀痛和照顾婴儿的负担,所以也非常容易发生心力衰竭。

二、心脏病对妊娠的影响

心脏病对围产儿的影响与母血缺氧程度密切相关,由于胎盘供氧不足,胎盘储备功能低下,胎儿发育常受影响,而引起流产或早产,也可发生胎儿宫内发育迟缓和死胎、死产。缺氧使新生儿发病率增加,如肺炎、肺出血、缺血缺氧性脑病等。妊娠期如出现妊高征、贫血等合并症,则加重组织缺氧,对母婴的不良影响更大。

三、各类心脏病妊娠期特点

(一)风湿性心脏病

1. 急性风湿热。

急性风湿热首次发病多在青春期之前,有时也可在妊娠期初发或复发,为严重的妊娠合并症。孕妇舞蹈病中约2/3有舞蹈症或风湿热的病史,半数发生在妊娠早期,可导致自然流产、早产、死胎、母亲高热、心衰,偶可见母亲死亡。急性风湿性心肌炎病人,可于分娩期或产后不久猝死;已有风湿性瓣膜病的患者,活动性风湿性心肌炎可诱发或加重心衰。

2. 慢性风湿性心脏病。

妊娠期慢性风湿性心脏病中,约90%为单纯二尖瓣狭窄或以二尖瓣狭窄为突出病变,二尖瓣关闭不全约占6%~7%,其余主要为主动脉关闭不全和(或)狭窄。

心脏血液排出量增加和因心率增快而使舒张充盈期缩短,是妊娠期加重二尖瓣狭窄患者血流动力学异常的两个重要因素。由于血液自左心房到左心室受阻碍,易并发肺水肿和心力衰竭。在孕早期由于血液量增加尚不多,可通过增高左心房的压力来延长左心室的充盈时间而代偿。孕 7 个月后血容量显著增加,左心房的血排出受阻、压力进一步升高,易致代偿不全。特别是分娩时的屏气产生肺高压、产后子宫收缩和胎盘分流关闭使回心血量剧增,左心房的负担更大,使肺静脉充血、淤血,血液大量渗出至肺泡及间质,发生肺水肿。

二尖瓣狭窄伴关闭不全者,可缓解左心房及肺静脉的压力,心衰的危险比单纯二尖瓣狭窄者小。

二尖瓣关闭不全及轻型主动脉瓣狭窄者,一般能较好适应孕产期血液动力学的变化。重型主动脉瓣狭窄者,可发生充血性心力衰竭甚至突然死亡;主动脉瓣关闭不全者,在妊娠期心率加速,舒张期缩短,回流至左室的血量相对减少,一般能胜任妊娠和分娩。

（二）先天性心脏病

近年来,由于风湿热的积极控制使风心病有所下降,同时又因先天性心脏病的诊断及治疗水平的提高,许多患者能经手术纠正心功能,健康生存到生育年龄。近 10 年来,风心病与先心病的比例由原来的 20:1 变为 4:1。

（三）妊高征心脏病

与妊高征的程度有关,由于全身小动脉痉挛致冠状动脉痉挛、心肌血供不足、间质水肿,甚至有点状出血及坏死。周围血管阻力及血黏稠度增高,进一步加重心脏负担。因早期诊断较困难,往往在孕晚期扩容治疗不当或临产时突然发生左心衰竭。

（四）围产期心肌病

是指在妊娠后期至产后 6 个月内首次发生以累及心肌为主的一种扩张性心肌病。临床主要表现为充血性心衰,可并发肺动脉或体动脉栓塞而产生的相应症状。发生率约占孕产妇的 0.16‰~0.76‰。病因不明,可能与孕妇年龄增大、营养不良、高血压、细菌或病毒感染、自身免疫、内分泌紊乱、遗传等有关。其特点为:

1. 妊娠后 3 月至产后 5 月内突然或逐渐发生心悸、气短或心力衰竭。

2. 孕前无器质性心脏病、高血压及肾炎。

3. 心电图显示心肌病变,超声心动图可发现心室内部附壁血栓。

4. 心力衰竭控制后,临床症状消失,排除器质性心脏病。

5.若窦性心律失常,再次妊娠时可发生室上性心律失常或心衰。

四、妊娠合并心脏病的诊断及心功能分级

1.询问病史。在婚前、孕前及孕早期检查时,详细询问有无心脏病史、自觉症状、诊断治疗经过、有无心衰史等。

2.体格检查。听诊时如发现有舒张期杂音,或Ⅲ级以上的收缩期杂音,或严重心率失常时,提示有心脏病。

3.X线及心电图检查。X线显示心界扩大,心电图提示心律失常或心肌损害。

根据能胜任的劳动强度,将心功能分为四级:

Ⅰ级:一般体力活动不受限。

Ⅱ级:一般体力活动略受限,活动量稍增加即感疲劳、心慌、气促。

Ⅲ级:一般体力活动明显受限,少量活动即感疲劳、心慌、气促或有早期心衰症状。目前虽无心衰症状,但有心衰史者。

Ⅳ级:休息状态下即有心慌、气促、不能平卧等心衰症状。

心功能Ⅰ级和Ⅱ级时,母亲死亡率为0.4%,无胎儿死亡;心功能Ⅲ级和Ⅳ级时,母亲死亡率高达6.8%,胎儿死亡率达30%。

五、围产保健处理

(一)孕前保健

在婚前、孕前检查时,及早诊断心脏病的种类,并确定心功能。

有以下情况者不宜妊娠:

1.重度主动脉瓣狭窄、风心病瓣膜症心功能已达Ⅲ级以上者。

2.先心病紫绀型或肺动脉高压,伴咳血者。

3.近期内有细菌性心内膜炎或活动性风湿热者。

4.心房纤颤、重度房室传导阻滞或心动过速难以控制者。

5.有过心衰史,再次妊娠容易发生心衰者。

(二)孕期保健

1.早保健。早确定妊娠,全面评估心功能,结合上述情况,对不能胜任妊娠者,早

孕期内应及时终止妊娠。

2. 加强心功能监护,预防心衰。孕妇、产科、内科医生密切配合,定期检查,必要时结合心电图、多普勒超声心动及各种生化检查,监测心功能。注意休息,避免精神紧张,每天保证 10~12 小时睡眠;加强营养,低盐饮食,补充铁剂;预防贫血、感染、妊高征等增加心脏负担的合并症或并发症。

3. 自我监护。指导孕妇自数脉搏、呼吸、观测体重和下肢水肿、左侧卧位和胎动计数,教丈夫学会听胎心等。发现异常,及时就医,以预防心衰、减少围产儿死亡和 IUGR 的发生。

4. 早期诊断心力衰竭。产妇轻微活动后即感心慌、胸闷、气急,夜间常因胸闷、咳嗽而憋醒,脉搏大于 110 次/分,呼吸大于 60 次/分,应考虑有早期心力衰竭,应及时处理避免病情恶化。

5. 改善心功能。如出现心力衰竭先兆时,应及早使用强心药改善心功能。多数学者认为,使用强心药的剂量要留有余地,尽量采用作用缓和的排泄较快的口服制剂,如地高辛 0.25mg,每日 2 次,3~4 天后如情况好转,及时减量或停药,为分娩时使用强心药物留有余地。妊高征合并急性左心衰竭治疗,如单用西地兰等洋地黄类药物治疗效果欠佳,加用扩血管药物酚妥拉明疗效显著。

(三)产时保健

1. 产程中尽量使产妇保持安静,适当使用镇静剂,如杜冷丁、安定等。注意饮食、营养。仔细观察产程,使用胎心监护仪监测胎心及宫缩,发现产妇异常情况及时处理,避免产程延长。宫口开全后,应缩短第二产程,减少产妇用腹压而加重心脏负担,应行会阴侧切、产钳、胎头吸引等助产,死胎用穿颅术尽早结束分娩。

2. 产程中应给予氧气吸入,有心衰症状时及时静脉给予西地兰、毒毛旋花子甙 K 等速效强心药物。

3. 胎儿娩出后,产妇腹部放置沙袋加压,以防腹压突然下降而发生心力衰竭。关于宫缩剂的应用,应根据宫缩和出血情况;如宫缩好出血少,不必常规使用宫缩剂;如产后宫缩不良,应立即肌肉注射催产素 10~20 单位,并用手按摩子宫底。麦角新碱增加静脉压,避免使用。若发生产后大出血时,输液、输血和宫缩剂的应用,都应根据当时心功能状况和失血情况,进行慎重处理。

4.宫缩开始后至产后 1 周左右给抗生素预防感染,如有明显感染症状或手术产,需加用广谱抗生素治疗,青霉素对新生儿无不良影响,当为首选。

5.关于剖宫产问题,心脏病不是剖宫产的指征,但对于心功能Ⅲ级以上孕妇,在胎儿成熟时做择期剖宫产分娩较为安全。术时应由内科医生帮助监护心功能,选用硬膜外持续阻滞麻醉较为安全。注意保暖、减少出血、预防感染。重症者在手术前后,应在心血管病房密切监护。

6.分娩地点的选择,孕晚期应根据心功能及有无并发症等情况预先确定分娩地点,并在临产前住院。分娩前及时做好必要的辅助检查和抢救母婴的准备。

（四）产褥期保健和母乳喂养

1.产后 3 天内血液动力学的变化仍然很大,所以产后仍应密切观察心率、呼吸、血压、体温变化,保持安静,避免搬动。为保证产妇休息,必要时可给小剂量镇静剂。

2.产后子宫内膜有胎盘剥离的巨大创面,而且常有产道创伤,可成为亚急性心内膜炎的感染灶,所以必须注意预防和控制感染。

3.对不宜再妊娠的心脏病产妇动员做绝育手术。可以在产后 1 周左右进行,有心力衰竭者,控制后选择适当时机进行。

4.对心衰尚未完全控制的产妇,根据心功能情况可继续使用强心药。

5.提倡母乳喂养,一般认为心功能Ⅰ、Ⅱ级者,可以母乳喂养;心功能Ⅲ、Ⅳ级产妇,往往难以胜任喂奶增加的体力负担,故一般不宜母乳喂养。为了避免早吸吮增加心脏负担,可在胎儿娩出后,由助产士尽快用手或吸奶器有规律地挤压和刺激乳房。如果病情允许,则应在助产士和家属的帮助下,做好早吮吸和皮肤接触,产后 24 小时内也应多次给新生儿喂母乳。

（五）手术时机和术后妊娠问题

凡有心脏手术指征的先天性心脏病患者,尽可能在幼年或孕前进行手术。但对那些心血管医师认为必须在妊娠期进行心脏手术者,手术时间最好选在孕 4 个月后进行,手术时的体外循环要求处于较高流量,以保证胎儿安全。

手术后如果无发绀、心功能Ⅰ~Ⅱ级、心脏无明显扩大、无严重心律失常者,多可以顺利度过妊娠和分娩。最好在术后 6 个月至 3 年内妊娠,因妊娠距手术时间太长,可能出现手术远期并发症,如心房、心室缺损修补术后再通、置换的生物瓣膜损坏等。

心脏瓣膜置换术后妊娠，不管心功能如何，均属高危妊娠。换瓣膜后妊期仍需服用抗凝剂(特别是机械瓣膜)，否则容易发生血栓栓塞。重庆及中山医院均认为服用新抗凝片较好。于分娩前 1 天，改用阿司匹林、潘生丁等，分娩后 6~12 小时酌情再继续服用。产前可应用维生素 K_1 预防母婴出血，并给予抗生素，预防细菌性心内膜炎。新生儿出生后应立即再注射维生素 K 15mg。

第十二节 妊娠合并病毒性肝炎

病毒性肝炎一般是指由肝炎病毒引起的严重危害人类健康的传染病。肝炎病毒(包括甲、乙、丙、丁、戊型)存在于病人粪便或血液中。主要通过消化道或血液传播，疲劳、营养不良等也是促进发病的重要诱因。妊娠合并病毒性肝炎的发病率国内外报道不一，有 0.08%~17.8%。孕妇肝炎发病率约为非孕妇的 6 倍，暴发性肝炎为非孕妇的 66 倍。多发生在妊娠中、晚期，而且重型及伴肝昏迷者较多见，母婴病死率高，尤以戊型病毒性肝炎合并妊娠更为明显。妊娠期肝炎的诊断较非孕期困难，特别在孕后期需与妊高征肝损和妊娠肝内胆汁郁积症等鉴别。

一、妊娠期肝脏的变化

妊娠期尽管血容量增加，但由于胎盘的分流，肝脏血液总量仍维持在正常范围。妊娠时肝糖原有所增加，肝脏在妊娠期一般能维持良好的功能。但由于母体、胎儿与胎盘单位产生的激素和代谢物质的影响，某些肝功能试验在孕晚期可轻度升高。

由于孕期血容量增加，血液稀释，血清总蛋白降低，其中主要是白蛋白下降，白蛋白与球蛋白的比值(A/G)降低。血清胆固醇、总脂质、磷脂及脂蛋白均有轻度增加。妊娠期血红蛋白代谢增加，血清总胆红素可轻度升高，但不足以引起临床黄疸。血清转氨酶活性多在正常范围，少数孕妇在妊娠晚期升高，但产后很快恢复。血清碱性磷酸酶(AKP)妊娠早期即有轻度升高，妊晚期可达非孕时 2~4 倍。妊娠期血液处于高凝状态，血浆纤维蛋白原较非孕时增加约 50%，凝血因子 Ⅱ、Ⅴ、Ⅶ、Ⅷ、Ⅸ、Ⅹ 均有增加。凝血酶原时间始终保持在正常范围。

二、妊娠对病毒性肝炎的影响

国内外多数资料表明,妊娠对病毒性肝炎有不良影响,因胎儿的生长发育需大量热卡、维生素、蛋白质等。孕期基础代谢和肝糖原代谢增加,肝脏负担加重。孕期体内雌激素水平明显增加,必须在肝内代谢灭活,也增加肝脏负担。

如肝糖原储备不足、或孕吐严重、营养不良、过度劳累等,均容易感染病毒性肝炎,或使原有的肝病恶化。尤其妊娠晚期如果合并妊高征,全身小动脉痉挛,肝脏缺氧缺血性损害,容易使肝炎病情加重,甚至发展为重型肝炎。且产后肝功能恢复较慢。

分娩时由于疲劳、出血、手术创伤和麻醉,更加重产妇的肝脏负担。

三、病毒性肝炎对妊娠的影响

(一)对母亲的影响

早孕期患肝炎后,可加重妊娠反应,恶心呕吐较重,易出现酮症酸中毒。

肝炎患者于孕晚期妊高征发生率增加,上海医科大学妇产科医院,观察 246 例妊娠合并肝炎中 31.3% 发生妊高征,对照组为 13.8%。

妊娠期间病毒性肝炎患者病死率增加。国内外文献报道,其病死率约为 1.7% ~ 10.4%,与肝炎类型、发病时间及医疗护理条件有关。欧洲肝炎孕产妇死亡率为 1.8%,而北非等地区高达 50%,此种差别的原因可能与合并戊型肝炎及营养不良有关。我国新疆地区曾调查 379 例孕妇戊型肝炎,妊娠早、中、晚期的病死率分别为 1.5%、8.5% 和 21%。而 1988 年上海甲肝大流行时,孕妇肝炎 43 人,无 1 例发生重型肝炎死亡。

肝炎患者由于凝血因子合成功能减退,产后出血率增高。妊高征引起的胎盘严重缺血或肝炎病毒形成的免疫复合物,均可激活凝血系统,导致播散性血管内凝血(DIC)。

(二)对胎婴儿的影响

病毒性肝炎对胎婴儿的影响以肝炎的类型和发病的时间而不同。

肝炎病毒致畸的问题,目前尚无结论。有报道,孕早期患病毒性肝炎时胎儿畸形发生率约增高二倍,可能因染色体畸变引起。但多数临床观察,畸形儿的发生率并无增加。

妊娠合并肝炎患者可能因胎盘产生的甾体激素灭活减少,子宫对催产素敏感性增加,早产率增高。梁学良报道,妊娠晚期合并肝炎,其早产率达 61.6%。

重型肝炎可使凝血功能减低,甚至发生胎盘绒毛间隙微血栓形成,使胎盘功能降低,早产、死胎、死产和新生儿死亡率明显升高。上海 7 所医院的资料表明,重型肝炎孕妇的围产儿死亡率高达 46‰。

(三)病毒性肝炎的母婴传播

甲型肝炎病毒主要经粪、口传播,甲肝病毒一般不通过胎盘或其他途径传给胎儿。

乙型病毒通过注射、输血或生物制品和密切的生活接触等多途径传播,但母婴传播为一重要途径。①HBV 可通过胎盘直接传播给婴儿,可能因 HBV 使胎盘屏障受损或通透性改变所致,宫内感染一般为 5% ~ 10%。②分娩时通过接触母血或羊水传播。③产后通过接触母亲的唾液、乳汁也会传播给婴儿。所以新生儿感染远较胎儿宫内感染率高,母亲 HBsAg 和 HBeAg 阳性,其新生儿 90% 以上受感染。另外,围产期感染的婴儿约 85% ~ 90% 将转为慢性病毒携带者,远较成人感染后转为病毒携带者(5% ~ 10%)的危险性高。丙型肝炎流行病学和乙肝相似,孕妇感染后对胎婴儿的影响较严重。

丁型肝炎病毒为 RNA 缺陷病毒,需依赖 HBV 复制,丁肝可与乙肝同时感染,或在 HBV 携带情况下重叠感染,此时易发展为重型肝炎。丁型肝炎常因多次接触污染血而传播,也可发生母婴传播。

戊型肝炎为粪、口传播,发病有明显季节性,流行多见于雨季和洪水后。我国新疆、吉林、辽宁、内蒙古、山东等地均有流行发生的报道,孕妇感染后常发生流产和死胎。

四、妊娠合并肝炎诊断和鉴别诊断

(一)诊断

1. 症状和体征。甲型肝炎主要症状为乏力、食欲减退、恶心呕吐,常伴有肝区压痛和肝肿大,但因增大的子宫的影响,肝脏大小较难触清。此外可见黄疸和皮肤瘙痒。

2. 肝炎病原学诊断。肝功能检查中,AlT 升高常达到 100Iu/L 以上或更高。甲肝可测到抗 HAV—IgM,阳性者即可诊断。

乙肝诊断常常依靠血清学的乙肝病毒抗原抗体测定,其临床意义如下:

(1)HBsAg 阳性,表示现患乙肝,或为 HBsAg 携带者。

(2)HBsAb 阳性,表示曾感染过乙肝病毒或注射过乙肝疫苗,现有一定保护力。

（3）HBsAg、HBVDNA 及抗 HBelgM 阳性，表示体内有乙肝病毒在复制，传染性强。

（4）抗 HBeAb 阳性，表示感染过乙肝病毒，血清中 HBeAg 已转阴，HBV 复制已减少，传染性降低。

（5）HBcAb 阳性，表示曾感染过 HBV，如抗体滴度高，常表示体内仍有 HBV 复制；抗体滴度低，代表以往感染过 HBV。

丙、丁、戊型肝炎血清学检查，目前已有国产药可做临床检查。但仅在少数医院开展丙型可检测 HCVRNA、抗 HCV；丁型可检测 HDAg、抗 HDIgM、抗 HD、HDVRNA；戊型可检测抗 HEV、抗 HEIgM 等。

3. 辅助检查 B 超可显示肝脏大小及肝回声特点，协助诊断。肝穿刺在孕期不宜进行。

（二）鉴别诊断

1. 妊娠剧吐。妊娠呕吐严重时，可因饥饿、脱水、代谢性酸中毒，引起肝肾功能损害，出现肝功异常或轻度黄疸。经补足水分、纠正电解质紊乱，病情可迅速恢复。

2. 妊高征肝损。重度妊高征使肝内小动脉痉挛，肝细胞可因缺血而发生不同程度的组织梗死和坏死，使 ALT 上升，但一般在 100 Iu/L 左右。HBsAg 多为阴性，且有高血压、尿蛋白等妊高征特点。

3. 妊娠期肝内胆汁郁积症（ICP）。发病率仅次于病毒性肝炎，占妊娠期黄疸的 1/5。由于肝小叶中央区周围毛细胆管内胆汁淤积引起。孕妇常先出现全身瘙痒及轻度黄疸症状。胎盘组织也有胆汁沉积，故可引起胎盘血流灌注不足，胎盘功能减退，致使胎儿缺氧，早产、低体重、死胎、死产、围产儿死亡率明显增高。其特点为 ALT 正常或轻度升高，血清胆酸明显升高，对 ICP 早期诊断是较为灵敏的指标。肝功能试验表现为阻塞性黄疸，总胆红素一般小于 51.3 μmol/L（3mg/dl），以结合胆红素为主。产后搔痒与黄疸迅速消失，ALT 及胆红素也多在 1～2 周内恢复正常，再次妊娠可复发。无乏力、食欲减退等症状，HBsAg 阴性。

4. 妊娠急性脂肪肝。常发生在孕晚期，多见于初产妇及妊高征者。临床特点为发病急骤，黄疸进行性加深，病情恶化时可并发肝、肾功能衰竭及 DIC，母婴死亡率极高。起病时不发热，肝昏迷重，肝脏缩小，SGPT 及血清胆红素升高均不如重型肝炎严重，而血液中尿酸、尿素氮较高。超声检查可见典型脂肪肝图像，对诊断有很大帮助。

5. 药物性肝损。妊娠期有应用氯丙嗪、巴比妥类镇静药及四环素、红霉素、异烟肼、利福平等可引起肝细胞损害的药物史。(1)发病前可有输注四环素(大于2g/日)史;(2)尿胆红素阴性;(3)可有急性胰肺炎的表现;(4)起病较急、ALT升高、黄疸,有时出现皮疹、皮肤瘙痒及出现嗜酸性粒细胞增高症等,停药后多可恢复正常。

五、围产期保健

(一)重视肝炎的检测

从婚前或孕前检查时即应开始重视肝炎患者的检测。病毒性肝炎患者必须避孕,在肝炎痊愈后至少半年,最好2年后怀孕。

(二)妊娠期

1. 重视早期筛查,应在妊娠早、中、晚期三次检查甲、乙肝炎病毒的抗原、抗体系统。如ALT升高,应进行丙、丁、戊型肝炎病毒检测。孕期加强营养,增加抵抗力,避免使用损害肝脏的药物和避免交叉感染。

2. 妊娠合并肝炎时,应由妇产科和传染科医生密切协作共同管理病人。孕期应经高危门诊进行产前保健,提供充分休息,加强营养,补充蛋白质,葡萄糖及维生素B、C,加用肝宁、肝泰乐、肌苷等保肝药物。并定期复查肝功能,警惕病情恶化。

3. 关于是否继续妊娠问题应根据情况分别对待,一般认为早孕期合并急性乙型肝炎或戊型肝炎应行人工流产;甲型肝炎病程短,胎儿生长一般不受影响。若病情较重,应先积极治疗肝炎,等病情稳定后实施人工流产手术。对孕中、晚期患病者,一般主张积极进行保守治疗,待近足月胎儿成熟时结束妊娠。但在各种治疗无效、病情继续进展时,亦应考虑及时终止妊娠。

4. 积极防治妊娠并发症,如贫血和妊高征等。

5. 加强胎儿宫内监护(如胎动计数、NST、B超等),如有胎儿宫内发育迟缓或胎儿窘迫,及时治疗。

6. 对凝血功能障碍者,应在临产前予以纠正。对血小板下降、凝血因子减少、凝血酶原时间延长等,可输入新鲜血或补充凝血酶原复合物、纤维蛋白原。

(三)分娩期

1. 临产后防止产妇疲劳和精神紧张,应补足营养、碳水化合物和热量,给予间断吸氧,预防胎儿宫内窘迫。

2. 尽量缩短第二产程,减轻产妇负担,宫口开全后,可行产钳或吸引器助产。

3. 预防产后出血,提前做好输血准备。胎儿娩出后,立即按摩子宫,肌肉或静脉注射催产素加强宫缩,防止产后大出血。

4. 有产科指征需剖宫产时,术前每日给维生素 K_1 10mg、VitC 500mg 静脉点滴共三天,可增加凝血功能。

5. 产时严格消毒,产后及时给予母婴广谱抗生素,预防感染。

6. HBsAg 及 HBeAg 阳性孕妇分娩时,应严格执行消毒隔离制度,使用一次性产包,用后焚烧。分娩时防止产道损伤及减少新生儿产伤、窒息及羊水吸入,减少母婴传播。

(四)产褥期

1. 做好预防接种,对 HBeAg 或 HBsAg 阳性孕妇分娩的新生儿,多采用被动免疫或主动免疫方法切断母婴传播。HBsAg 及 HBeAg 双阳性孕妇的婴儿,出生后,第一次应注射 30μg 乙肝疫苗(HBvac),在 1 月、6 月时再各注射 20~30μg,效果较好。并应联用高价乙肝免疫球蛋白(HBIg),即新生儿出生后即刻注射 0.5ml,联合用药的保护率达 94%,明显高于单独应用 HBIg 组的 71% 或 HB_{vae} 组的 75%。对仅有 HBsAg 阳性孕妇的婴儿可注射乙肝疫苗,剂量同上。我国是乙肝高发地区,乙肝疫苗的接种已纳入计划免疫,所以对 HBsAg 阴性产妇分娩的新生儿也应在出生后 0~1~6 个月时接种乙肝疫苗,提高新生儿对肝炎免疫能力。

2. 新生儿必须隔离,产妇不宜哺乳,以免母婴传播。产妇回奶的方法可采用芒硝包敷乳房或口服生谷麦芽等方法,避免应用雌激素。

(五)妊娠合并重型肝炎的处理

妊娠期重型肝炎主要包括妊娠急性脂肪肝、重症妊高征伴有黄疸和药物中毒性肝炎,其特点是发病急、病情重,易致肝衰竭,病死率高。除尽快鉴别诊断对症处理外,应积极预防和治疗肝昏迷及 DIC。

1. 限制蛋白质摄入,增加碳水化合物,如有肝昏迷前驱症状,应用谷氨酸 23~46g 或精氨酸 25~50g/日,静脉点滴,以降低血氨,改善大脑功能。也可用支链氨基酸 250ml 加入等量葡萄糖静脉点滴,以调整血清氨基酸。每日用胰高糖素 1~2mg,胰岛素 4～8U 加入 5% 葡萄糖 2500ml 静点,可促使肝细胞再生。并可静脉点滴促肝细胞生长素(HGF)100～120ug 加入 10% 葡萄糖液 250～500ml 中,可抑制肝细胞坏死,促进肝细胞再生。

2. 预防合并症,如出血、感染、肾功能衰竭、电解质紊乱及 DIC 等。防治 DIC 最安全有效的方法是给予新鲜血,肝素仅用于高凝血时期,宜从小剂量开始,必须在有条件监测凝血功能的情况下使用,而且在手术产中和产后 12 小时内不宜使用,以免创面严重出血。

第十三节　妊娠合并糖尿病

糖尿病是胰岛细胞功能异常所引起的疾病。病因尚不十分清楚,可能与遗传性代谢障碍有关。由于胰岛素分泌不足,从而导致糖、蛋白质和脂肪等代谢紊乱。在胰岛素发现以前,妊娠合并糖尿病的发生率很低,因多数伴有月经失调,受孕机会较少,即使受孕,母亲与胎儿的死亡率较高。上世纪 20 年代初胰岛素问世以后,妊娠合并糖尿病的发生率明显增多,母亲死亡率明显下降,但胎儿的死亡率仍较高。国内曾报道妊娠合并糖尿病的发生率约 0.26%,但近年来由于重视了妊娠期糖尿病的筛查,其发生率上升为 1.69%,与欧美国家的 0.5%～3% 相接近;妊娠合并糖尿病的围产儿死亡率平均为 16.9‰～28.5‰,明显高于发达国家,而且孕期合并症的发生率较高,将影响到婴儿的生长发育和智力发育。因此糖尿病妇女的产前监护需要特别重视。

一、妊娠期糖代谢变化特点

妊娠促使糖代谢发生变化,特别是在妊娠中、晚期,胎儿迅速生长,其热能来源于母亲所供给的葡萄糖,所以糖代谢的变化更为显著。主要表现为:

在孕末期胎儿每月需 30g 左右的葡萄糖来满足身体生长发育的需要,增加了母亲对葡萄糖的需要和消耗代谢。如果母体摄入不足,将增加脂肪分解代谢,使游离脂肪酸水平升高,容易发生酮症酸中毒。

抗胰岛素作用的物质明显增加,如胎盘生乳素、雌激素、孕酮及皮质素;降低母亲对葡萄糖的利用和消耗,以满足胎儿的需要。内源性胰岛素的需要量较非孕期增加

2~3倍才能维持内环境葡萄糖的稳定。胰岛储备功能低的妇女,胰岛素的代偿分泌不足,一旦妊娠,将出现糖代谢异常,发生妊娠期糖尿病。

二、妊娠与糖尿病的相互影响

(一)妊娠对糖尿病的影响

孕早期妊娠呕吐,碳水化合物摄入不足,易使糖尿病患者发生酮症酸中毒。孕中、晚期,抗胰岛素的分泌显著增加。如再发生一些妊娠合并症,将使病情复杂化。在分娩时,全身肌肉收缩活动增强。糖原消耗增加而往往摄入不足,可诱发低血糖性休克或酮症酸中毒。产后全身内分泌逐渐恢复到非孕状态,胰岛素需要量也相应减少,孕期使用胰岛素者,如产后不适当减少用量,易发生低血糖症。妊娠期发生的糖尿病,多数产后可迅速恢复正常,有些在产后几年内发展为显性糖尿病。妊娠一般不会使母体原有的糖尿病恶化,但伴有妊高征时,则可加重血管病变和肾脏损害。

(二)糖尿病对母体的影响

因为糖尿病患者大多伴有小血管病变,所以孕期容易并发妊高征,而且发病较早、病情较严重,其发生率高于非糖尿病孕妇的4~8倍。糖尿病患者白细胞的吞噬、杀菌等作用下降,所以在孕期及产褥期合并呼吸道、泌尿道感染及产褥感染的概率大大增加。由于妊娠合并糖尿病的胎儿往往较大,所以使难产、手术产、产道损伤的发生率增高。羊水过多的发生率比无糖尿病的孕妇高10倍,常导致胎膜早破、早产。糖尿病产妇因糖原利用不足,能量不足,常引起宫缩乏力、产程延长,容易发生产后大出血等。但是,妊娠期糖尿病及孕期血糖控制较理想者,上述合并症明显减少。

(三)糖尿病对胎儿的影响

巨大胎儿的发生率增加,可能与母体血糖过高有关,使胎儿长期处于高血糖环境中,胰岛细胞被刺激而增生,分泌功能增强,形成胎儿高胰岛素血症。胰岛素除参与糖代谢外,还具有合成蛋白质和脂肪的作用,使胎儿各器官和组织增大。但若糖尿病合并妊高征时,又可因血管病变使子宫胎盘灌流量减少,导致胎儿宫内发育迟缓。胎儿高血糖及高胰岛素血症本身增加胎儿耗氧量,使胎儿处于慢性缺氧状态。

围产儿死亡率增加,胎儿畸形的发生率是正常妊娠的2~5倍,而严重畸形的发生率比正常妊娠高7~10倍,这是造成围产儿死亡率高的主要原因之一。另外新生儿的患病率明显升高,除了因胎儿巨大导致的产伤外,常因肺功能发育迟缓而发生呼吸窘迫综合征。慢性缺氧可导致红细胞增多症及由低血糖、低血钙引起的代谢紊乱。糖尿病伴有严重血管病变或产科合并症时,胎盘功能下降,可导致死胎、死产。Pederson 曾报道 486 例经治疗的各级糖尿病孕妇的围产儿死亡率(表 3 - 4)均明显增高。

表 3 - 4 各级糖尿病的围产儿死亡率

级 别	围产期死亡率(%)
A 级:糖耐量异常,饮食调节就能控制,不需胰岛素治疗	5.4
B 级:20 岁后发病,病程少于 10 年,无血管病变	6.8
C 级:10 ~ 20 岁发病,病程 10 ~ 19 年,无血管病变	8.5
D 级:病程大于 20 年,血管钙化,视网膜病变	15.4
E 级:盆腔与子宫动脉钙化	
F 级:肾脏病变伴有蛋白尿	18.5
R 级:增生性视网膜病变	
H 级:上述各级伴有心肌梗塞者	67%

三、妊娠合并糖尿病的诊断

如果病人出现多食、多饮、多尿和尿中出现葡萄糖、血糖水平升高,即可诊断为糖尿病。但妊娠期糖尿病患者,大多数没有三多症状,为了早期发现妊娠期糖尿病患者,应在以下高危人群中筛查:①年龄大于 30 岁;③有糖尿病家族史,特别是母亲患有糖尿病,或双胎姊妹中有糖尿病患者;③有过不明原因的自然流产、早产、死胎、先天畸形、新生儿死亡及巨大胎儿;④原因不明的羊水过多;⑤肥胖(体重 >70kg);⑥慢性高血压;⑦尿糖阳性;⑧反复发作的霉菌性阴道炎。

1991 年美国糖尿病协会提出所有妊娠妇女应在妊娠 24 ~ 28 周间行葡萄糖筛查试验,这样提高了妊娠糖尿病的检出率。我国多采用先筛查出可疑人群,然后再进一步做葡萄糖耐量试验。

诊断妊娠糖尿病的步骤:①早餐后口服 50 克葡萄糖,1 小时后查血糖;②如果血糖小于 140mg/dl,可以暂时排除;如果血糖在 140 ~ 199mg/dl,应做糖耐量试验。③如果筛查结果大于或等于 200mg/dl,糖尿病的可能性很大,应先查空腹血糖。若空腹血糖正常,再做口服葡萄糖耐量试验,空腹血糖大于 100mg/dl 或糖耐量试验中有 2 项异常,即可诊断。

目前国内常用的糖耐量试验及妊娠糖尿病的诊断标准为:空腹静脉血浆血糖大于100mg/dl,口服葡萄糖 75g,1 小时后大于或等于 185mg/dl,2 小时大于或等于 150mg/dl,3 小时大于或等于 120mg/dl。

正常非孕成年人的肾排糖阈值是 180mg/dl,由于妊娠后肾排糖阈下降,因此即使血糖正常,一部分孕妇尿糖也可呈现阳性,所以妊娠期不能仅以尿糖阳性来诊断糖尿病,但尿糖阴性也不能排除糖尿病。

四、妊娠糖尿病分级

妊娠糖尿病按国际通用 White 分级如下:

1. A 级。糖耐量试验数值达到或超过诊断妊娠糖尿病标准,发病年龄及病程不限。

2. B 级。临床糖尿病,发病 20 岁,病程小于 10 年。

3. C 级。临床糖尿病,发病 10~19 岁,或病程 10~19 年。

4. D 级。临床糖尿病,发病小于 10 岁,或病程大于或等于 20 年,或眼底有背景性视网膜病变,或伴发非妊娠高血压综合征性高血压。

5. F 级。糖尿病性肾病(蛋白尿≥500mg/日,亦有主张为 400mg/日者)。

6. R 级。眼底有增殖性视网膜病变,或玻璃体出血。

7. RF 级。R 及 F 级指标同时存在。

8. H 级。有临床冠状动脉粥样硬化性心脏病。

9. T 级。有肾移植史。

五、处理原则

(一)妊娠前咨询

糖尿病患者如已有较严重的心血管病变,出现尿蛋白或眼底有增殖性视网膜病变者,不宜妊娠,如已妊娠,应及早终止。

（二）妊娠期

密切随访，经常复查空腹血糖或餐后血糖、尿糖及酮体，不断调整饮食或用药积极控制，使血糖维持在空腹或三餐前 100～105mg/dl，夜间零点血糖 100～110mg/dl，三餐后血糖 120mg/dl 以下较为理想。

1. 调整饮食：轻型者以调整饮食为主，适当控制碳水化合物的摄入量，可实行少吃多餐，每天可进餐 5 次以上，避免一次进食量过大，使餐后血糖过高。每日主食摄入不超过 250g 为宜，多吃动、植物蛋白质，并给予维生素、钙及铁剂。

2. 胰岛素的应用：空腹血糖高者多需辅以降糖药物。磺脲类降糖药可导致胎儿低血糖或引起胎儿畸形，故已不用。胰岛素比较安全，孕期胰岛素的用量约为非孕期的 2 倍。如既往未用过，一般开始给长效胰岛素 8 lU／日，然后再根据空腹及血糖轮廓酌情增减。调节剂量时要防止低血糖或酮症酸中毒。

（三）母儿监护要点

注意休息，警惕妊高征的发生。可通过妊娠图、B 超检查，监测胎儿宫内生长发育、羊水量及有无畸形等。

妊娠合并糖尿病的孕妇应在妊娠 35 周左右入院，病情较重者应及时提前入院，检查胎儿胎盘功能情况和胎儿成熟度。一旦胎儿成熟，应考虑终止妊娠。如果病情需要终止妊娠而胎儿肺不成熟时，可羊膜腔内给予地塞米松促使肺成熟。

妊娠合并糖尿病不是剖宫产的适应证，分娩方式根据有无产科合并症而定。临产后或剖宫产前 3 小时应停止长效胰岛素，可按 4 克糖加 1 单位胰岛素的比例给予补液，以免发生低血糖。

无论婴儿出生体重多少，均应按早产儿护理。注意保暖、提早喂养或静脉滴注葡萄糖，以防低血糖发生，并给予抗生素预防感染。

产后要注意监测血糖，以指导胰岛素用量，并根据病情变化调整治疗方案。

妊娠期糖尿病患者，产后应复查糖耐量试验，以观察是否恢复正常。

第十四节　妊娠合并肾脏疾病

妊娠合并肾脏疾患是较为常见的妊娠合并症之一。虽然不是构成孕产妇死亡的主要原因,但对母儿均有较多的不良影响。本节主要介绍妊娠期泌尿系统解剖和功能的变化及妊娠合并肾脏疾患的保健。

一、妊娠期泌尿系统解剖和功能的变化

(一)解剖变化

妊娠后肾脏的长度比非孕期约增加 1~2cm,并持续至产后 12 周。主要表现为肾盂、肾盏扩张,而肾小球的数目并没有变化。这种变化从孕 12 周开始,可能与孕期醛固酮、肾素、孕酮、雌激素分泌量增加有关。另外随着孕月的增加,增大的子宫在骨盆入口处可对输尿管造成机械性地压迫,以致输尿管扩张,特别是子宫右旋和左侧直肠的保护,常使右侧输尿管扩张明显。

(二)功能变化

自孕中期起肾功能最明显的改变是肾小球滤过率比非孕期增加 50%,肾血流量增加 30%~50%。这些变化可能与妊娠时血容量增加和血管扩张有关,也可能和胎盘生乳素有关。动物试验发现胎盘生乳素有类似垂体生长激素的作用,能使肾血流量和肾小球滤过率增加,某些代谢产物如尿素、肌酐的滤过增多,因而血清中尿素氮和肌酐值较非孕期均有下降。由于葡萄糖、氨基酸、水溶性维生素等营养物质滤过也增多,使尿中含量增加,为细菌生长提供了物质条件,是孕妇容易发生尿路感染的原因之一。

妊娠期母体内水分贮留较为突出,妊娠晚期平均为 7.5l,其中 4~6l 为细胞外液,包括胎儿、胎盘、羊水、子宫、乳房和血容量增多的水分。其余为组织间液,约为 1.5l。正常未孕妇女将每日摄入的钠全部排出,而在妊娠晚期。钠逐渐聚积并分布在妊娠产物中的母体细胞外液中,使生理性循环量约增加 40%~80%,可导致生理性水肿。增加钠潴留的因素主要是醛固酮,胎盘生乳素和垂体生乳素,还有雌激素、肾上腺皮质激素。

二、妊娠合并肾脏疾病的流行病学特点

全国妊高征科研协作组调查了 1984~1989 年间 62813 例孕产妇,发现妊娠合并肾脏疾病的发生率为 0.3%。

北京医科大学第二医院报道 1970 年 1 月~1992 年 4 月共收治妊娠合并肾脏疾病

76例,占同期分娩总数的0.24%。其中慢性肾小球肾炎占60.5%,慢性肾盂肾炎占25%。肾病综合征占10.5%,先天性多囊肾占2.6%,先天性单肾占1.3%

三、常见的妊娠合并肾脏疾病

(一)急性肾盂肾炎

急性肾盂肾炎是妊娠期常见的合并症,发病率占所有孕产妇的0.5%~8%。如果治疗不及时、不彻底,可反复发作转为慢性肾盂肾炎,甚至发展为肾功能衰竭。

1. 发病诱因。

(1)内分泌改变:妊娠期体内雌、孕激素分泌量明显增加。雌激素有使输尿管、肾盏、肾盂及膀胱肌层肥厚的作用;而孕激素则可使其扩张且蠕动减少。

(2)机械性压迫:孕期膨大的子宫可压迫输尿管而形成机械性梗阻,子宫右旋压迫右侧输尿管,使其扩张和扭曲。妊娠晚期输尿管和肾盂可积尿100~200ml。

(3)膀胱移位:妊娠中、晚期,子宫的增大和胎头的下降可使膀胱向上推移变位,而且盆腔充血明显,常导致排尿不畅及尿潴留。

(4)尿液成分改变:孕期由于肾血流量和滤过率增高,常使尿液中的葡萄糖、氨基酸等营养物质增多,有利于细菌生长。由于尿液引流不畅,细菌可沿尿路上行而引起感染。

(5)无症状菌尿症:无症状菌尿症是妊娠期急性肾盂肾炎发作的重要原因之一。近来一些研究发现,孕妇中约有4%~7%尿中含有细菌,菌尿孕妇在妊娠期发展为急性肾盂肾炎者达30%,而无菌尿者发生泌尿系感染的机会少于1.5%。

(6)解剖特点:女性尿道短、尿道口与阴道、肛门靠近,极易发生感染。另外孕产妇导尿的机会较多,也增加感染的机会。

2. 母儿的影响。

急性肾盂肾炎常有高热寒颤等症状,可导致流产和早产。如果治疗不及时,约3%的孕妇可发生中毒性休克。早孕期高热还可使胎儿神经系统发育障碍,无脑儿、脊柱裂等神经管畸形的发生率明显高于正常妊娠者。

3. 临床表现及诊断。

急性肾盂肾炎常出现高热、寒颤、尿频、肾区痛等症状,也可伴有腰痛、腹痛及阴道少量出血等先兆流产、早产症状。此时应及时进行尿液显微镜检查和细菌培养,若高倍视野中白细胞数大于 10 个,中段尿培养细菌数大于或等于 100000 个/ml,即可诊断。如果仅有尿急、尿痛、膀胱区压痛而无发热或肾区叩击痛,则为下尿路感染,而不是肾盂肾炎;仅有高热而无泌尿系症状,应与其他感染性疾病鉴别。另外在孕妇中常有轻微腰酸的菌尿症很容易被忽视,以后容易发展为急性肾盂肾炎,应引起注意。

4. 预防与治疗原则。

(1)预防:妊娠后应注意会阴部清洁,大量饮水,避免过度劳累,是预防泌尿系感染的有效措施。特别是在出现尿频、尿急等下尿路感染症状时应及时诊治,适当选择对致病菌敏感、对孕妇及胎儿无害的抗生素,积极控制病情发展。

(2)治疗:如发现尿路感染,妊娠期使用磺胺和呋喃类较为安全,但偶尔有引起溶血性贫血的可能。大量静脉点滴青霉素类药物常作为首选。如氨基苄青霉素 1~2g 静滴,每 6 小时一次。在治疗中应经常复查尿培养和药敏试验,以作为选择抗生素的依据。因急性肾盂肾炎常导致先兆流产。所以治疗时应兼顾保胎。

(二)慢性肾小球肾炎

慢性肾小球肾炎(简称慢性肾炎)是以蛋白尿、血尿、水肿和高血压为主要临床表现的病程较长的疾病。除少数是由链球菌感染所致的急性肾小球肾炎迁延而致外,大多数是由其他原发性肾小球疾病对肾实质的免疫反应持续进展的结果。目前对其发病机制尚不十分清楚,因此尚无阻断病变进程,避免肾功能衰退的有效措施。

1. 诊断依据。

(1)既往有急、慢性肾炎病史。

(2)在孕前或早孕期即出现水肿、蛋白尿、血尿、高血压等症状。

(3)实验室检查血、尿常规及生化表现异常。如贫血、低蛋白血症、高氮质血症、血肌酐升高等。

(4)眼底可出现视网膜血管变化。有渗出、出血等征象。

(5)肾穿活检是最为可靠的诊断,但孕期应避免。

2. 慢性肾炎对妊娠的影响。

我国报道慢性肾炎合并妊娠的发病率为 0.035%,国外报道为 0.04%~0.09%。虽然发病率不高,但由于妊娠后肾脏负担加重,肾功能可受到一定程度的损害,重者可危及母子生命,所以应引起妇幼保健人员的高度重视。

慢性肾炎对妊娠结局的影响主要取决于肾脏病变的程度和孕期是否合并妊高征。在临床上一般将慢性肾炎分为四型:①潜伏型:尿蛋白可呈阳性。但一般不超过(＋)(小于 1.5g/24h);可有反复发作的血尿,有些还可伴有轻度浮肿,但血压和肾功能多正常;②肾病型:大量蛋白尿(大于 3.5g/24h),明显水肿,血浆白蛋白下降、A/G 异常、血浆胆固醇增高;③高血压型:以血压持续性、中度升高(特别是舒张压)为特点。一般血压大于等于 20/13.3kPa(150/100mmHg),并且眼底动静脉常发生变化,常有蛋白尿;④混合型:除具有以下三种表现外,还有肾功能损害。

一般讲潜伏型和肾病型较轻,病程较短,妊娠合并症的发生率相对低。只要妊娠后能严密观察及正确处理,一般妊娠结局较好。如仅有蛋白尿、无高血压、血清肌酐不超过 1.5mg(132.6μmol)/L 者,对母儿的影响较小。否则,妊娠后可发生肾功能恶化,致胎盘功能减退,影响母儿安全。国外有研究报告,患有潜伏型肾炎的孕妇在孕期约有 17% 并发妊高征,活婴率达 93%。但如果为高血压型,则并发妊高征可达 70%,活婴率明显下降。

北医大第二医院回顾性分析发现,肾功能正常及轻度不全患者母儿预后较好。但中度及重度肾功能不全患者,78% 在孕期出现先兆子痫,27.3% 出现肾功能下降,24.2% 出现肾功能恶化,早产率为 21.1%,小于胎龄儿为 44%,围产死亡率高达 121.2‰。

3. 妊娠对慢性肾炎的影响

妊娠虽可使肾脏负担加重,尿蛋白量增加,但如果没有高血压和中度以上的肾功能损害,妊娠对已有的肾脏疾病的病程多无明显影响。如果已有高血压表现,妊娠后容易合并妊高征,易使肾脏进一步缺血,导致肾功能衰退。另外,妊娠本身的血液高凝状态,肾小球毛细血管内容易发生纤维蛋白沉积及新月体形成,因而加重肾脏病变。

蛋白尿是慢性肾炎的主要症状之一,但在疾病晚期尿蛋白反而会减少,故不能单凭尿蛋白的多少来判断疾病的程度,更不能作为能否怀孕或终止妊娠的标准,必须同时根据肾功能状态来确定。肾功能损害的早期以肌酐清除率最为敏感,晚期血肌酐和尿素氮均明显异常。

4. 妊娠台并慢性肾炎的孕期监护

（1）一般保健：孕期要保持轻松愉快的心情和充足的休息，可参加适当的活动，不必绝对卧床。孕中期以后应尽可能多休息，采取左侧卧位。多摄入高蛋白、多维生素的低盐饮食，以满足妊娠的需要而又不过分增加肾脏负担。

（2）母儿监护：定时进行产前检查，严密注意血压、蛋白尿、血尿、水肿、贫血等主要症状的动态变化，特别要注意肾脏功能的监测。可以血肌酐和尿素氮作为观察指标。注意预防妊高征、监测胎儿宫内发育情况及胎盘功能，注意预防宫内发育迟缓、早产、胎死宫内等。

（3）孕期用药：有些中药对控制病情发展效果较好。如丹参 3～6g 加入 10% 葡萄糖溶液 500ml 静脉点滴，每天一次，共 7～10 天为一疗程，有利于改善肾血流量。孕期可根据病情适当选用降压、利尿药物。禁用对肾脏疾病和妊娠有害的药物。

（4）终止妊娠问题：要根据胎龄、胎盘功能、胎儿宫内状况及孕妇的血压、蛋白尿、肾功能情况来决定终止妊娠的时间和方法。孕妇出现下列情况时，应在有条件的医院及时终止妊娠。①病情加重：如血压 ≥20/13.3kPa（150/100mmHg）、严重水肿伴胸腹水、蛋白尿持续上升，眼底有渗出物，肾功能明显受损，血肌酐≥3mg/dl。②胎儿危急：胎盘功能持续下降、胎儿慢性缺氧、胎儿心电监护出现基线平直、NST 无反应或有死胎死产可能、或产前检查发现胎儿有严重缺陷。③孕 36 周以后胎儿一旦成熟，即可终止妊娠，使胎儿及早脱离不利"环境"，同时也解除妊娠带给母亲肾脏的负担，避免病情恶化。

第十五节　妊娠合并胸廓畸形

胸廓畸形俗称驼背，主要涉及心、肺功能障碍及骨骼畸形三个方面。胸廓畸形合并妊娠是产科严重合并症，极易发生呼吸衰竭和心力衰竭，母婴死亡率很高。必须引起重视，加强围产保健。

一、发生率及病因

Mendelson 等曾报道，胸廓畸形合并妊娠的发生率为 1:7000。Kopenhager 报道为

1:2394。上海医科大学妇产科医院1980～1985年统计,其发生率为1:762,明显高于西方国家。

胸廓畸形的病因,主要是由于幼年患结核和外伤所致。Kopenhager分析50例胸廓畸形合并妊娠患者,其中42例由结核引起,任德麟等分析45例患者,其中外伤和结核31例,占60%;脊髓灰质炎7例、占15.5%。随着计划免疫的实施,脊髓灰质炎极少发生,而在发展中国家结核病下降缓慢。因此加强幼儿期的防痨保健工作是非常必要的。

二、妊娠期肺功能的改变

妊娠期随着子宫逐渐长大,膈肌上升,最高可达4cm,使胸腔上下径减小,肋骨向外扩展,使胸腔前后径和横径各增加2cm。周径增加5～7cm。同时,由于妊娠期需氧量增加,在心输出量增加的基础上,肺功能增加15%(图3-4)

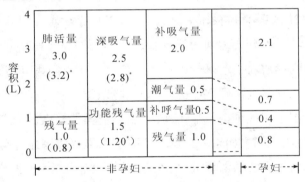

注：*表示孕妇的肺活量、残气量、深吸气量及功能残气量等。

图3-4 正常非孕妇与孕妇的肺功能

肺总容量无论在孕期及非孕期均为4升。孕期肺活量由非孕期的3升略增为3.4升;每分通气量增加40%。即平均增加3升,由非孕时的8升增为足月妊娠时的11升,以适合孕妇耗氧量的增加,妊娠期耗氧量增加15%～25%。由于通气量的增加,吸气时可吸入更多的氧气,使动脉血氧分压比非孕时略有增加,呼气时可排出更多的CO_2,使动脉血二氧化碳分压较非孕妇为低。过度通气后,使动脉血二氧化碳分压下降,但肾脏能相应排出较多的HCO_3,因而不致发生呼吸性酸中毒,使孕妇动脉血pH值保持不变,仍为7.40,而外周血pH值由非孕时的7.35提高为足月妊娠时的7.38。

孕期残气量减少 20%,非孕期为 1 升,足月怀孕时约 0.8 升。妊娠期上呼吸道黏膜增厚充血、水肿,使局部抵抗力减弱,易发生感染。最近刘长庭等研究认为,妊娠期极大可能存在着气道轻度阻塞现象,所以妊娠期容易发生气短及呼吸道感染。从而提出妊娠后期,尤其在 28 孕周后肺活量逐渐降低情况下,保护妊娠期肺功能,预防呼吸道感染极为重要。

三、胸廓畸形合并妊娠对母儿的影响

（一）对孕产妇的影响

胸廓畸形患者胸腔容积缩小,严重者肺组织有纤维化、肺不张、代偿性肺气肿、小血管闭塞、大血管扭转或弯曲等。以上变化可使肺活量降低和肺循环阻力增加。为了克服肺循环阻力,则必须增加肺动脉压力。肺动脉压力愈高则右心负荷愈重。久之,则引起右心肥厚和心脏储备力量减退发展为肺源性心脏病。

胸廓畸形的孕妇胸廓活动受限制,而引起胸式呼吸障碍,故其呼吸主要是靠横膈运动。随着子宫的增大,横膈运动受到限制,同时横膈上升,胸腔进一步缩小,致使肺内有效呼吸面积更为减少,引起氧气吸入和二氧化碳排出障碍,以致肺循环的血液得不到充分氧,出现低血氧和高碳酸血症,到妊娠晚期往往已有慢性呼吸衰竭。由于代偿机能,在一般情况下仍能维持日常活动,甚至还能操持轻微的家务劳动。这种状态称为代偿性慢性呼吸衰竭。如果一旦发生呼吸道感染或较困难的分娩活动或其他原因,加重呼吸生理负担和氧的消耗时,则可失去代偿,而出现重度缺氧和二氧化碳潴留症状,称之为失代偿性呼吸衰竭。一般在妊娠 32～34 周时是心脏负担最重要的时期。而在胸廓畸形的孕妇,在妊娠 34 周之后,由于横膈上升,心脏移位和肺功能障碍,心脏负担不但不见减轻反而加重,甚至发生心力衰竭。

胸廓畸形孕妇其缺氧程度,随妊娠期的增长而加重,容易发生各种合并症:除上述呼吸衰竭外,①肺、支气管反复感染:上海医科大学妇产科医院 1980 年报道呼吸道有明显感染者占 33.3%,一旦发生感染,由于呼吸道炎性渗出和水肿而加重通气困难,导致呼吸功能衰竭。有报道 66% 的呼吸衰竭均由呼吸道感染引起。②容易发生心力衰竭。任德麟等报道,胸廓畸形合并妊娠患者发生心力衰竭占 13.3%。Jensen 收集了 50 例死亡的驼背孕妇,其中 31 例(62%)死于心力衰竭。③妊高征发生率较高:高

惠秀分析 60 例患者,其中 22 例合并妊高征,发生率为 36.7%。

脊柱畸形的部位对孕妇的影响:脊柱畸形部位高低对孕妇的影响不同。病变部位高对骨盆的影响小而对心肺功能影响大,肺源性心脏病发生率高,在孕后期和分娩过程易发生心肺功能衰竭。如北京妇产科医院分析 11 例驼背妊娠中 4 例心肺功能严重不全,2 例死亡,均为胸椎畸形。病变部位低者,对心肺功能影响不大,而对骨盆的影响大,常导致产道异常,如扁平骨盆、漏斗骨盆、畸形不对称骨盆等发生率高,造成分娩困难。

(二)对胎婴儿的影响

由于胸廓畸形孕妇心肺功能不全,经常处于缺氧状态,胎儿宫内环境不良,容易引起胎儿宫内发育迟缓及胎儿窘迫甚至胎死宫内,早产率也较高。

本病一般预后较差,母儿死亡率均较高。上海医科大学附属妇产科医院 1980 年报道,孕产妇死亡率为 3.3%,围产儿死亡率为 83‰,由于加强围产保健及时正确处理,使孕产妇及围产儿死亡分别下降为 2.2% 及 43.3‰。

四、胸廓畸形合并妊娠肺源性心脏病及呼吸衰竭的诊断

(一)肺源性心脏病的诊断

1. 有较严重的胸廓畸形伴有广泛肺部病变存在者。

2. 在剑突下见到明显心脏搏动或在三尖瓣区出现收缩期杂音,提示右心室肥厚、扩大。

3. 肺动脉瓣区出现第二心音亢进,提示脉动脉高压。

4. 部分病例可见颈静脉充盈。

5. X 线检查,可见右下肺动脉干扩张,肺动脉段突出,右心室肥大症,此为诊断肺心病的主要依据。

6. 心电图中有时可出现肺型 P 波和右心肥大。

7. 肺源性心脏病心力衰竭的诊断。

(1)呼吸困难加重,青紫更加明显。

(2)有体循环淤血表现:如颈静脉怒张,静脉压升高,肝脏肿大伴有压痛,肝颈回流阳性。

（3）胸骨左缘第四、五肋间隙可听到收缩期杂音，严重者可闻及舒张期奔马律，也可出现各种心律失常。

（4）肺部可闻及湿罗音。

（二）呼吸衰竭的诊断

1. 严重胸廓畸形患者，在肺功能损害情况下，一旦并发感染，则支气管黏膜肿胀及分泌物增加，可加重呼吸道狭窄，使阻塞性呼吸功能障碍加剧，导致严重缺氧和 CO_2 潴留，甚至呼吸性酸中毒而发生呼吸衰竭。

2. 有缺氧及二氧化碳潴留的临床表现：①呼吸困难：是临床最早出现的症状，并随呼吸功能减退而加重，重者呼吸浅速或深缓，甚至窒息。②紫绀：是缺氧的典型症状。贫血患者可因血红蛋白浓度低，紫绀不明显。③神经精神症状：早期有头胀、头痛，此后有兴奋、失眠，具有日轻夜重的特点。继之出现烦躁不安，神志恍惚，淡漠、嗜睡、谵妄，甚至昏迷。④眼部表现：眼球突出，球结膜充血，瞳孔多缩小，眼底可见视网膜血管扩张，视神经乳头水肿。⑤血液循环系统：早期心率加快，心搏出量增加，血压上升，肺小血管收缩，产生肺动脉高压，常可导致右心衰竭。继之缺氧使心肌收缩力减弱，心搏出量减少，血压下降，致全心衰竭。二氧化碳可直接作用于血管平滑肌，使皮肤周围血管扩张，皮肤温暖、红润潮湿，甚至大汗淋漓。⑥消化系统方面：由于缺氧可使转氨酶升高，晚期常有消化道出血。⑦泌尿系统：肾缺氧可致尿素氮升高，尿常规发现蛋白尿、红细胞或管型。⑧其他：酸碱失常、电解质紊乱、休克、DIC 等。

3. 实验室检查：动脉血氧饱和低于 70%（正常值 90% ~ 100%），或动脉血氧分压低至 8kPa（60mmHg）以下（正常值 95 ~ 100mmHg）；二氧化碳分压长高至 6.7kPa（50mmHg）以上（正常值 36 ~ 44mmHg）；pH 值低于 7.32（正常值 7.35 ~ 7.45，平均值 7.35），且可确立呼吸衰竭的诊断。

五、防治

（一）孕期保健

1. 密切监测心、肺功能应由产科和肺科医生共同对病人进行严密监测，孕早期就应测定基础肺功能情况及心电图。凡是胸廓畸形严重、心脏明显肥大、肺活量低于 1000ml 者，不宜妊娠，应动员及早做人工流产。如果病情较轻，可以继续妊娠者，为预防心脏及呼吸衰竭,孕 20 周后,应定期随访肺功能和动脉血气分析,以了解孕妇的心肺代偿情况。妊娠后期,肺活量小于 600ml 者,应适时终止妊娠。

2. 积极防治呼吸道感染等合并症严重呼吸道感染者,剧烈呛咳可导致肺泡破裂,而引起高压性气胸和诱发呼吸循环衰竭死亡。故一旦发现有上呼吸道感染和心衰之征兆,应立即住院,积极控制感染。注意预防妊高征,已合并妊高征者应及早治疗,控制病情发展。如有贫血、维生素 B_1 缺乏,应及时纠正,以免增加心肺负担。

3. 胎儿—胎盘功能监测胸廓畸形合并妊娠者,经常处于缺氧状态,胎儿宫内环境不良、容易发生 IUGR、宫内窘迫、胎死宫内,因此必须严密监测胎儿—胎盘功能状况以及胎儿生长发育情况。可作胎动计数、B 超检查、NST、生物物理评分、E_3、HPL、SP_1等,发现异常及时给予处理,适时分娩。

4. 全身性支持治疗。因大多数胸廓畸形的孕妇身材矮小,发育营养差,抵抗力也差,孕期氧消耗量和胎儿营养需要随孕周逐渐增加,故加强对孕妇全身性支持治疗,补充营养,维护肺脏及全身器官的功能,增加机体免疫以及对胎儿的生长发育均有积极作用。

(二)分娩期处理

1. 分娩方式的选择。胸廓畸形孕妇往往有慢性心肺功能不全,对分娩的耐受力极低,产程中消耗较大,宫缩时心排出量及动脉压均增加,尤其是第二产程肺内压力增高,腹压增加,心脏负荷增加,极易诱发心肺功能衰竭;又因脊柱畸形致产道畸形,阴道分娩困难,因此对心肺功能不佳,胸廓畸形严重的孕妇,选择性剖宫产结束分娩较为安全。若有阴道分娩者,应做产钳术缩短第二产程,并注意预防产后出血。

2. 剖宫产术前、术后应注意的事项。

(1)术前常规作动脉血气分析,了解组织供氧情况,若有异常,及时给予纠正。

(2)避免或减少使用对呼吸中枢有抑制作用的镇静剂与镇痛剂,如杜冷丁、吗啡之类对呼吸中枢均有抑制作用。患者对药物的耐受力差,用药后可加重通气障碍,加重缺氧和二氧化碳潴留。如必须应用,则剂量减半或 1/3 量为宜。

(3)术后应取半卧位,充分供氧,减少心脏负担和肺内阻力,保证肺泡毛细血管的气体交换。术后给氧,宜用低浓度、低流量鼻管输氧为妥,不宜用高浓度给氧,因为高浓度氧反而麻痹颈动脉窦和主动脉感受器对缺氧的敏感性,促使呼吸减弱,加重二氧化碳的蓄积。

（4）抗生素的应用和输液量，术后需要足量的广谱抗生素静脉点滴，积极防治肺部感染。静脉输液量和输液速度需严格控制，每天输液量不超过1000ml，以防急性左心衰竭和肺水肿。

（5）防止术后肠粘连和肠梗阻的发生，患者常由于子宫下段尚未很好形成或由于子宫极度前屈，下段不易暴露，而需做古典式剖宫产术，术后应鼓励多翻身，进食不宜过早、过多，应先给流食，待肠功能恢复后再给正常饮食，并加用理气、通气中药，如陈皮之类的药物，以促进肠功能早日恢复。

（三）呼吸衰竭的处理

1. 保持呼吸道通畅。

（1）解除支气管痉挛，可选用氨茶碱、麻黄素、异丙基肾上腺素、硫酸舒喘灵或肾上腺皮质激素等药物。

（2）清除痰液，鼓励多翻身，如痰液稠厚不易咳出时，可用 α - 糜蛋白酶 5mg，加生理盐水 20ml 或抗生素雾化吸入，使黏痰液化有利于排出。

（3）气管插管或气管切开术，上呼吸道分泌物积滞，严重通气不足，半昏迷或昏迷者，可做气管插管或气管切开术。

2. 氧疗。一般采用鼻导管低浓度（25% ~ 30%），低流量（1 ~ 1.5l/min）持续给氧。

3. 增加通气量。

（1）呼吸兴奋剂：通气不足伴有明显缺氧及二氧化碳潴留，应用氧疗的同时，可考虑应用呼吸兴奋剂，以尼可刹米为常用。首次用 2 支（0.75g）静脉推注作为冲击剂量，继以 10 支（3.75g）加入 5% 葡萄糖溶液 500ml 中静脉滴注。

（2）辅助呼吸：吸氧及呼吸兴奋剂使用后，病人仍有意识障碍，呼吸浅弱，应给辅助呼吸。对神志清醒者可用简易人工呼吸器，面罩加压呼吸。气管插管或气管切开者可连接人工呼吸器进行辅助呼吸。

4. 控制呼吸道感染。应用敏感抗生素或广谱抗生素。

5. 纠正酸碱平衡和电解质紊乱。对血 K^+、Na^+、Cl^-、血气分析等做动态观察。

6. 洋地黄类药物的应用。对同时并发心力衰竭者，需给予快速洋地黄要比常规用量小，因胸廓畸形的患者，体格多矮小，易引起洋地黄中毒。

7. 产科处理。由于呼吸衰竭而造成缺氧可能引起胎儿宫内窘迫甚至死亡,所以应尽快控制呼吸衰竭,使胎儿在短时间内纠正缺氧情况。呼吸衰竭控制后,如在妊娠早期可考虑人工流产,如在妊娠晚期则做剖宫产终止妊娠。

第十六节　妊娠合并贫血

一、妊娠合并缺铁性贫血

贫血是妊娠期常见的合并症,其发病与营养状况、细菌或原虫感染、遗传免疫等因素有关。

由于妊娠期血容量增加的幅度大于红细胞数增加的幅度,血液相对稀释,故妊娠期的贫血标准多采用 Hb < 10g/dl 或 PCV < 30%,或红细胞计数(RBC) < 350 万/mm³。世界不同地区妊娠期贫血的发生率不同,约 21% ~ 80%,其中 90% 为缺铁性贫血。北京医科大学妇儿保健中心对妊娠 20 周后的妇女做了小范围的调查表明,贫血的发生率为 35.8%,其中城市为 23.5%,农村为 47.8%。

（一）病因

铁是人体必需的微量元素,是血红蛋白的重要原料,也是肌红蛋白、细胞色素和许多酶的组成部分。铁与原卟啉结合成血红素,血红素与珠蛋白结合成血红蛋白、血红蛋白的主要功能是输送氧气。正常非孕妇女体内含铁量约为 1700mg,妊娠以后随着胎儿的发育,胎盘与脐带的生长以及母体血容量的扩充,需铁量也随之增加,妊娠妇女总需铁量约为 1000mg,其中 500mg 用于母体扩充血容量,250 ~ 300mg 用于胎儿生长需要,70 ~ 100mg 用于胎盘的发育,尚需为产后出血和哺乳增加储备。非孕妇女每日需吸收铁 2mg,孕妇则需 3 ~ 4mg,而妊娠期胃酸分泌减少,肠蠕动减弱又会影响铁的吸收。由于孕期对铁的需要量增加,而饮食摄入的铁不能满足需要,故孕妇易患缺铁性贫血。

（二）贫血对母儿的影响

1. 对孕妇的影响。妊娠期严重贫血时,由于血红蛋白的下降,周围组织缺氧,机体产生一系列的代偿性改变,如血浆容量、血流速度增加、心率加快、心排出量增加;当血红蛋白降至 4～5g/dl 时,心肌缺氧超过一定限度,可导致贫血性心脏病,甚至发生充血性心力衰竭。贫血严重时,机体抵抗力下降,易合并感染。贫血孕妇的妊高征发病率 2 倍于正常孕妇。贫血者在分娩时对产后出血的耐受力差,易发生失血性休克甚至死亡。文献报道,在某些发展中国家,因妇女贫血普遍,故贫血导致孕产妇死亡高达 20%～30%。

2. 对胎儿的影响。严重的贫血可致子宫缺血缺氧,胎盘灌注和氧供给不足,导致胎儿宫内发育迟缓、早产,甚至死胎、死产。新生儿死亡率或死产率均比正常高 2～3 倍。

（三）临床表现及诊断

缺铁性贫血其发展过程分为三期:

1. 隐匿缺铁前期。此期是铁减少期,贮存铁减少,血清铁结合力与铁吸收率有开始增加的倾向,但血红蛋白值正常,临床上无贫血症状。

2. 隐匿性缺铁期。贮存铁减少或消失,血清铁和铁蛋白饱和度降低,血浆总铁结合增高,但血红蛋白维持在正常值。此期易出现疲倦、乏力、脱发、指甲异常、舌炎等。

3. 缺铁性贫血期。除上述变化外,血红蛋白值下降,当发展到重度贫血时出现面色苍白、浮肿、头晕耳鸣、心慌气短、食欲不振、腹胀腹泻等,甚或伴有腹水。有人出现异食癖,如食泥土、生米、煤渣,给铁剂后症状可消失。

（四）缺铁性贫血的防治

1. 产前保健时,应定期检查血色素水平,以便及时发现贫血,并针对不同病因进行防治。

2. 改善饮食:宜多食含铁丰富的食物,如动物肝脏、蛋黄、黑木耳、海带及芝麻酱等。

3. 祛除病因:如治疗慢性胃炎、胃酸缺乏、慢性肝炎,慢性失血如痔疮出血、钩虫病、疟疾病等。

4. 补充铁剂。

（1）自孕中期开始给予小剂量的铁剂,每日 30mg 元素铁,相当硫酸亚铁 0.15g 每日一次,预防贫血。

（2）孕 20 周后,应加大剂量,硫酸亚铁 0.3g,或富血铁 325mg（含铁 107mg）一日二次,枸橼酸铁 10～20ml 一日三次,同时可加服 1% 稀盐酸 10ml 和 VitC300mg。

（3）对以上制剂胃肠道反应较重而贫血严重者,则可用注射剂。如右旋糖酐铁首次 50mg 深部肌肉注射,无不良反应时,给予 100mg 每日或隔日肌肉注射一次,一般 250 ~ 300mg 剂量可提高血红蛋白 1g。山梨醇铁,肌注后吸收迅速,局部反应较小,剂量为 50 ~ 75mg/日,每 200mg 可使血红蛋白提高 1g,用法同右旋糖酐铁。

如果是单纯性缺铁性贫血,服用铁剂二周后,Hb 即可增加,红细胞压积增高,四周后即可恢复正常。严重贫血者服用铁剂 7 ~ 10 天后可见网织红细胞增加,以上说明服用铁剂有效,若 3 周后不见网织红细胞增加应继续查明贫血原因。

(4)补铁的注意事项:①服药前后一小时禁喝茶;②饭后服药,同服胃蛋白酶合剂,维生素 C 或稀盐酸可促铁的吸收;③因胃溃疡需服抗酸药时,不应与铁剂同时服用;④服药后大便呈黑色。

(5)输全血及红细胞:适用于血红蛋白小于 6g/dl,红细胞计数小于 150 万/mm^3 时,可少量多次输血,每次 150ml;或输注红细胞混悬液。血浆蛋白低时可同时补充人体蛋白。

5.产时保健。贫血严重的孕妇应提前转至有输血条件的医疗单位分娩。临产前后应预先配血,以备出血时急用。产时注意供氧和宫缩药的应用,胎儿前肩娩出时,及早静脉注射催产素,预防乏力性子宫出血。

6.产后保健。常规应用抗生素以防感染,并继续纠正贫血。

二、妊娠合并再生障碍性贫血

因化学、物理、生物因素及不明原因所致的骨髓干细胞及造血微环境损伤,引起的以全血细胞减少为主要表现的一组综合征,称再生障碍性贫血(简称再障)。

(一)发病率

发病多见于青壮年,男多于女(2.6:1 ~ 4:1)再障病人在一般综合性医院中,约占住院总数的 0.02% ~ 0.14%。1975 年我国血研所与河南平顶山市血液病协作组调查该市 37 万人口,再障的年发病率为 1.87/10 万。牡丹江地区 100 万人口的年发病率为 2.1/10 万,与日本报道的 1.5 ~ 2.4/10 万相仿。妊娠合并再障很少见,据上海医科大学医院统计,患病率约占分娩总数的 0.08%。

(二)对母婴的影响

目前大多数学者认为妊娠不是再障的病因,但妊娠可使再障的病情恶化。所以对孕妇不利,因红细胞减少,孕妇贫血加重。易发生贫血性心脏病,甚至心衰。血小板减少和功能异常可引起出血;白细胞减少以及淋巴组织的衰竭,使患者防御机能低下,常合并感染。特别是产后严重感染、呼吸道感染与泌尿道感染可引起的败血症,常是妊娠合并再障患者的主要死亡原因。

再障病人在妊娠后期,因贫血日益加剧,胎儿可因母体贫血而影响胎盘对氧的输送。可导致胎死宫内、宫内发育迟缓及早产。

(三)临床表现

首先以皮下、黏膜及子宫出血为最多见,有严重贫血;其次为口腔炎、扁桃体炎、泌尿道及皮肤感染等。

血象表现为全血细胞减少。骨髓象在多数情况下表现为各类细胞均减少。典型的病例根据病史及血象不难诊断,骨髓穿刺可确诊。

(四)处理

对患再障的妇女加强宣教,使其了解妊娠和分娩所带来的危险,劝其避孕。

目前治疗再障的措施较多,可以使大多数孕妇顺利度过妊娠期和分娩期。现主张根据就诊时妊娠周数,患者与家属的愿望来决定处理办法。如病情严重,在妊娠早期可考虑人工流产。如已到中晚期妊娠,患者及家属迫切要求保胎时,应予以积极治疗,促使病情好转。

治疗主要是要积极纠正贫血,预防及控制感染。可采用少量多次输血,使血红蛋白保持在 70g/l 以上,以减轻症状和保证胎儿生长发育。临产前最好使血红蛋白达到 90～100g/l,这可增加产妇对产后出血的耐受力。临产前后应给予广谱抗生素预防感染。分娩方式尽可能采取阴道分娩,应适当缩短第二产程,产后用催产素促使子宫收缩,以防产后出血。

第十七节   妊娠合并甲状腺功能亢进

甲状腺疾患容易发生在 20～40 岁的妇女,妊娠合并甲状腺机能亢进的发病率约为 0.02%～0.1%。甲亢是一种自身免疫性疾病,大多数病人的血液中可查到一种免疫球蛋白(IgG),有类似促甲状腺素的作用,而且可通过胎盘影响胎婴儿,所以甲亢孕妇能否继续妊娠以及所用药物对胎儿的影响则成为围产工作者所关心的问题。

（一）妊娠对甲亢的影响

妊娠的变化，使甲状腺的结构和功能发生变化，可以刺激缓解或加重已存在的甲状腺疾患，容易造成诊断的混淆。

多数学者认为妊娠期雌激素的作用，甲状腺腺体增生和血管增多，使甲状腺轻度增大。胎盘分泌的促甲状腺素释放激素（TRH）和绒毛膜促性腺激素（HCG）的共同作用，使血浆游离甲状腺素（T4）升高，使甲亢患者的心血管系统症状加重，甚至出现心力衰竭和甲亢危象。

也有少数人认为妊娠期高雌激素血症特别是妊娠晚期 γ - 球蛋白增多，增加血浆甲状腺素结合球蛋白（TBG）水平，使游离 T4 正常或下降，临床上症状可以缓解。

（二）甲亢对妊娠的影响

轻症和治疗后能很好控制的甲亢病例，一般不影响妊娠。

重症者由于全身代谢失调，失去排卵功能，不易妊娠。一旦妊娠，由于甲状腺激素分泌过多，抑制垂体促性腺作用，影响三羧循环，能量不易贮存而被消耗。故可造成流产、早产、死胎、妊高征，产时宫缩乏力、产后感染等。

甲亢孕妇血中类似促甲状腺素作用的免疫球蛋白，可通过胎盘进入胎儿血液循环，刺激胎儿甲状腺，引起胎儿暂时性甲亢，表现为胎心率过速，出生后 3 ~ 4 周，随着由母亲来的甲状腺素的逐渐消失，新生儿甲亢也逐渐消退。如胎儿患先天性甲亢，体重偏低、烦躁不安，若治疗不当，约 35% 新生儿死于心衰，同时亦有难于处理的腹泻等，所以围产死亡率增加。

孕妇服用的抗甲状腺素药物，如硫脲类药物，可以通过胎盘进入胎儿体内。如用药过量，可引起胎儿甲状腺功能减退、甲状腺肿及畸形，或新生儿出生几天后，待药物撤退后，出现甲亢症状。

Burrow 等长期追踪研究发现，婴儿智力和体格发育，包括甲状腺功能，没有发现不良影响。Lowe 总结了 Parkland 医院 60 例甲亢病人的妊娠结局，认为母婴的发病率和死亡率与甲亢控制程度和产前保健有关（表 3 - 5）。

表 3 - 5　Parkland 医院的 60 例甲亢病人的妊娠结局

	治疗控制正常组 n = 36	治疗未能控制组 n = 16	未得到治疗组 n = 8
母亲结局			
先兆子痫	2	3	2
分娩孕周	38.6 ± 0.5	38.8 ± 1.1	33.1 ± 1.5
心衰	1	1	5
胎婴儿结局			
出生体重(g)	2905 ± 97	2665 ± 155	2140 ± 164
< 2000g	1	1	2
流产	0	0	1
死产	0	2	4
甲亢	0	1	0
甲低	1	0	0

（三）诊断

在妊娠期轻度甲亢很难诊断,帮助诊断的症状包括:①心动过速超过正常妊娠的增加;②睡眠时心率异常增加;③甲状腺肿大;④眼球突起;⑤体重不增加。

实验室检查:①基础代谢(BMR)在 +30% 以上;②血清总甲状腺素(TT_4)大于 13ug/dl;③总三碘甲状腺原氨酸(TT_3)大于 230ug/dl。

（四）治疗

甲亢在妊娠期通常能被控制,多数能顺利度过妊娠和分娩,所以甲亢不是终止妊娠的适应证。但是甲亢性高血压或心脏病时应考虑终止妊娠,而且在手术前应用足硫脲类药、碘剂和镇静药,在病情平稳下引产,以防手术诱发甲亢危象。

孕期甲亢的治疗原则为:

1. 禁用放射性同位素诊断或治疗,因为孕 3 个月后胎儿甲状腺已有摄碘和合成激素的功能。

2. 如果甲亢不严重,可单用心得安或其他镇静剂控制症状。如果入睡时脉率在 80 次/分以下,一般不需用抗甲状腺药物。

3. 抗甲状腺的药物如他巴唑和硫脲素,一般对胎儿并无影响,也不增加早产和畸形。有人追踪丙基硫氧嘧啶 30 年,伴有良好的妊娠结局。相反,凡担心药物副作用而停药者,孕妇的甲亢症状加重、早产增加。故甲亢合并妊娠者,应按医嘱服药直至分娩。但是药物应限制在最小有效剂量,以免造成胎儿甲低或甲状腺肿。用药剂量参考表(3 – 6)。

表 3 – 6　甲亢用药剂量参考表

甲亢程度	BMR(%)	心率	丙基硫氧嘧啶(日量)mg	他巴唑(日量)mg
轻	< +30	<100	200 ~ 300	20 ~ 30
中	+30 ~ +60	100 ~ 120	300 ~ 400	30 ~ 40
重	> +60	>120	400 ~ 500	40 ~ 50

4. 如甲状腺明显肿大而有压迫症状,或药物治疗不能控制甲亢症状,或怀疑癌变时,则可考虑手术治疗。一般在孕中期手术较稳妥。术后每日补充口服甲状腺素0.2mg,以防甲状腺机能减退和流产。

应争取阴道分娩,第一产程应用镇静镇痛药物。尽量缩短第二产程,积极防治宫缩乏力,产后给予抗生素预防感染。分娩前后应加强监护,减少各种刺激,因为分娩或手术的疼痛,精神创伤、感染都可导致甲状腺素突然大量释放,使症状急速恶化而致甲亢危象,出现心率加快、气急、高热、谵妄、嗜睡、昏迷等。孕产妇出现甲亢危象时死亡率明显增加,应积极防治。首先应早期诊断,早期治疗。抢救危象的措施包括:大剂量碘化钠静脉滴注;大剂量硫氧嘧啶;镇静、降温等对症治疗。

产后一过性甲状腺功能异常较常见,有报道占产后诊断病人的 1/25。产后如果继续服用抗甲状腺药物时,应停止哺乳。他巴唑在乳汁中的浓度比乳母血中浓度还高,哺乳可影响新生儿甲状腺功能,丙基硫氧嘧啶每日 2 片对婴儿无不良影响,美国儿科协会认为母亲服用丙基硫氧嘧啶不是哺乳的禁忌。

第十八节　妊娠合并急性阑尾炎

急性阑尾炎是妊娠期常见的外科急腹症。由于妊娠期子宫增大,使阑尾的解剖位置发生改变,因而其临床表现不典型,常使诊断困难,延误治疗,发生阑尾穿孔及弥漫性腹膜炎,因此母儿死亡率及发病率增加。妇产科工作者必须重视妊娠合并急性阑尾炎的早期诊断和正确处理。

一、发生率

一般认为妊娠不影响阑尾炎的发生。急性阑尾炎在妊娠期的发生率与非妊娠妇女相似,其发生率 1/500~1/6600,国内文献报告为 0.1%~2.9%。据 405 例病人的研究,其发生率孕早、中、晚期分别为 23%、50%、15%,临产和产褥期为 2%。原本旭等(1989)报告妊娠合并急腹症 63 例,其中急性阑尾炎占 40 例,为妊娠期急腹症的首位。

二、妊娠期急性阑尾炎的特点

1. 妊娠期阑尾解剖位置的改变,随着妊娠子宫的逐渐增大,阑尾的位置逐渐向上向外移位。妊娠 3 个月末,阑尾的基底部位于髂嵴下两横指,5 个月末髂嵴水平,8 个月末在髂嵴上两横指,产后 10 天恢复近于非孕期的正常位置(图 3-5)。Baer 应用钡餐造影发现孕妇中阑尾发生移动,93% 位于髂嵴之上,到孕 8 个月,80% 的阑尾端与右肾有重叠。

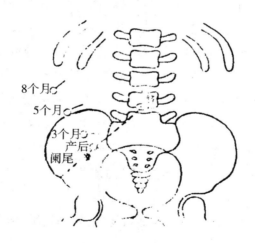

图 3-5 妊娠期阑尾位置的改变

2. 急性阑尾炎对母婴的影响。

(1)对母亲的影响:妊娠期由于盆腔充血和大网膜被增大的妊娠子宫上推。限制了大网膜对炎症部位的包裹作用,因此,妊娠期阑尾炎发展迅速,容易发生坏死和穿孔,穿孔后炎症不易局限化常引起弥漫性腹膜炎。

（2）对胎婴儿的影响：妊娠期急性阑尾炎由于感染容易延及子宫浆膜层,刺激子宫引起收缩,而发生流产和早产;或引起子宫强直性收缩及细菌毒素可使胎儿缺氧,甚至宫内死亡。

（3）影响母婴预后的因素：阑尾炎发生在妊娠期越晚、诊断的难度越大,延误诊断和治疗的机会也越多,因此母儿的死亡率也随之增加。孕中期发病者其预后较差,分娩期前后或产褥早期发病者则更差。近年来妊娠期单纯急性阑尾炎并不增加孕产妇死亡率,但若合并腹膜炎者其死亡率增加,可高达5%。据分析妊娠合并急性阑尾炎32例,孕产妇无一例死亡,而术后流产及胎儿死亡5例,此5例孕产妇均为合并阑尾穿孔后弥漫性腹膜炎的病例。认为胎儿预后与阑尾穿孔并发弥漫性腹膜炎关系密切。国外文献也报道,胎儿死亡率直接与阑尾炎进展呈正相关,单纯型约2%～3%,穿孔型约为20%。早产率越近足月发生率越高,可高达50%。为了改善母儿预后须避免误诊,提高早期诊断率。

三、诊断及鉴别诊断

1. 妊娠期急性阑尾炎的诊断较为困难。其一是由于妊娠期阑尾解剖位置的改变。使其临床表现不典型;其二是由于妊娠本身常有一些易混淆的症状。

（1）一般症状和体征：急性阑尾炎主要临床表现为腹痛,伴恶心、呕吐、腹痛开始在脐周和上腹部,6～12小时后腹痛转移到右下腹部。

检查时阑尾点(脐与髂前上棘连线中、外1/3交界处)固定压痛、反跳痛及腹肌紧张。

体温轻度升高、白细胞增多,如有穿孔或阑尾周围脓肿形成、或发生弥漫性腹膜炎可出现相应体征。

（2）妊娠期阑尾炎特点：妊娠早期阑尾炎的症状和体征与非妊娠时相似。妊娠中期和后期,由于妊娠子宫的增大,腹部疼痛和压痛的部位上移,甚至可达右肋下胆囊区。其次因腹壁松弛或病变阑尾移到子宫右后方,被增大的子宫阻碍了阑尾与其上方的腹壁腹膜相接触,使局部腹膜炎体征不明显,即压痛及肌紧张均不明显,甚至无局部症状及体征;或有时压痛明显部位在后腰部,容易误诊为右侧急性肾盂肾炎、肾结石或急性胆囊疾患等。

化验方面,妊娠期由于有生理性白细胞增高,单次的白细胞计数意义不大,必须连续作白细胞计数及分类,若白细胞总数及多形核白细胞呈进行性增多及核左移,表明有急性感染存在,有助于诊断。据文献报道,妊娠期急性阑尾炎者常有慢性阑尾炎病史,妊娠可引起慢性阑尾炎急性发作。因此对可疑病例需要详细询问病史及发病过程,并严密观察病情变化以便及早做出诊断。

（3）鉴别诊断:

①异位妊娠:常有停经史、突然下腹痛,可有少量阴道流血,并有肛门坠胀感,检查时常有腹部压痛及腹膜刺激征。但非炎症刺激,故多无明显肌紧张。妇科检查,穹隆饱满有触痛,宫颈有举痛、子宫右侧可触及包块,后穹隆穿刺抽出暗红色不凝固血液即可确诊。必要时做 B 超可了解宫腔内外有无胚囊,附件部有无肿块,子宫直肠凹有无积血等。

②右侧卵巢囊肿蒂扭转:常有腹部包块史,妇科检查可触及包块,其与子宫连接部位有压痛,必要时用 B 超或腹腔镜检查协助诊断。

③右侧急性肾盂肾炎:有寒颤、高热,疼痛常从腰部开始,沿输尿管向膀胱部位放射,无腹膜刺激症状。常有尿频、尿急等膀胱刺激症状;尿化验有大量脓细胞。

④右侧输尿管结石:绞痛剧烈,向大腿内侧放射,尿化验有红细胞,B 超可明确诊断。

⑤急性胆囊炎、胆石症:既往有类似发作史,疼痛在右上腹肋缘下,呈绞痛,向右肩部放射,伴有恶心、呕吐,可出现阻塞性黄疸,可借助 B 超、胆囊造影等检查确诊。

⑥胎盘早剥:当阑尾炎感染刺激子宫可引起宫缩,甚至发生强直性收缩,此时应与隐性胎盘早剥鉴别。后者常有妊高征或外伤史、满腹痛、子宫坚硬、胎心变弱甚至消失,严重者有贫血及休克症状,B 超有助于诊断。

⑦子宫肌瘤红色变性:妊娠期或产后子宫肌瘤内可发生梗塞、出血、溶血,血红蛋白浸入肌瘤内而发生红色变性。当肌瘤组织变性坏死时,可发生剧烈腹痛,伴恶心、呕吐、体温及白细胞升高等,需要与急性阑尾炎鉴别。患者既往有肌瘤病史,早孕检查时子宫比孕周大,表面有结节感;孕 3 个月后腹部可触及硬的包块;B 超可显示肌瘤的声像图协助诊断。

⑧产褥感染:产褥期急性阑尾炎应与子宫内膜炎、盆腔结缔组织炎、盆腔静脉炎等鉴别。产褥感染一般有子宫复旧不良,恶露污浊或呈脓性、发臭。病史中常有胎膜早破、产程延长、不消毒接生、手术产、产前产后出血等。结合必要的辅助检查,不难确诊。

四、处理

一旦诊断明确,不论孕周早晚,均应手术切除阑尾。对于高度可疑急性阑尾炎者,应作剖腹探查,以免病情迅速发展,并发穿孔和弥漫性腹膜炎。

1. 常选用连续硬膜外麻醉,因为对母婴较为安全,有较好的镇痛及肌肉松弛效果,易暴露手术野,减少子宫牵拉的刺激。

2. 术中避免孕妇及胎儿缺氧,应给予吸氧及输入足够液体。

3. 手术方案选择:

(1)妊娠不足月时,多行单纯阑尾切除。术中操作要轻柔,避免刺激子宫收缩。

(2)无产科指征者,不宜同时做剖宫产术。除非妊娠已足月,且增大的子宫影响阑尾的暴露致手术困难时,则可先做剖宫产术,以腹膜外剖宫产为佳。子宫缝合后再打开腹腔,切除阑尾,避免污染宫腔。

(3)阑尾穿孔并发弥漫性腹膜炎、子宫和胎盘有感染征象时,应做剖宫产同时切除子宫,以预防盆腔腹膜炎和败血症,并放置引流。术中送脓汁做细菌培养及药物敏感试验。

(4)术后应给保胎治疗、给予镇静剂、硫酸舒喘灵等宫缩抑制制剂或黄体酮等,预防流产及早产,并给予广谱抗生素治疗。

第十九节　妊娠合并子宫肌瘤和卵巢肿瘤

一、妊娠合并子宫肌瘤

子宫肌瘤是由子宫平滑肌组织增生而形成的最常见良性肿瘤,妊娠合并子宫肌瘤的发生率约 0.3% ~ 7.2%。此数字远低于实际发生率,因为肿瘤小,无症状,常被忽略。

（一）子宫肌瘤对妊娠的影响

1. 不孕和流产。子宫肌瘤患者不孕和流产发生率比一般妇女高。黏膜下子宫肌瘤由于突出于宫腔,可阻碍孕卵着床造成不孕或引起流产;浆膜下肌瘤不影响子宫内膜,一般不影响受孕,妊娠预后较好,不增加流产机会;肌壁间肌瘤则根据其部位及大小而对内膜的影响不同,近黏膜者对妊娠影响较大。

2. 胎位异常。子宫肌瘤可能影响宫腔容积和形状而使胎位异常的发生率明显增加。

3. 子宫收缩功能异常较大的肌瘤可影响子宫收缩及产程进展(图3-6),容易发生滞产。

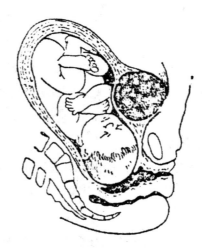

图3-6　子宫肌瘤合并妊娠

4. 阻塞产道。位于子宫颈、子宫下段及阔韧带内的较大肌瘤或嵌顿于盆腔内的肌瘤,可影响胎先露入盆及下降,引起阻塞性难产。

5. 产后出血。由于肌瘤患者子宫收缩乏力、胎盘粘连及植入机会多,因此产后出血率明显高于一般妇女。

6. 产后子宫复旧不良。

（二）妊娠对子宫肌瘤的影响

1. 肌瘤的红色变性。妊娠后由于雌激素的作用,子宫肌瘤迅速增大,主要表现为肿瘤水肿、退行性变,而并非肌瘤细胞增殖。退行性变以红色变性为主,不仅常见于妊娠期,也可发生在产褥期,多见于直径 6cm 以上的肌壁间肌瘤。当肌瘤组织变性,广泛坏死时,可发生剧烈腹痛,伴恶心、呕吐、体温升高、白细胞增高等。轻者可保守治疗直至足月安全分娩,重者可危及母婴生命。

2.浆膜下肌瘤蒂扭转。多发生于孕中期,当子宫增大出盆腔时,肌瘤蒂容易发生扭转,出现剧烈腹痛,难以与卵巢囊肿蒂扭转鉴别。

3.肌瘤嵌顿。位于子宫后方的肌瘤可嵌顿于子宫直肠凹,不随子宫上升,产生压迫症状,如便秘、尿频等。

4.感染。妊娠期尤其是孕中期及产褥期,肌瘤变性或黏膜下肌瘤感染的机会增加。

（三）诊断

询问病史,一般有月经过多、腹部包块等子宫肌瘤病史;有停经及早孕症状;妇科检查时子宫比妊娠月份大,且表面凹凸不平,质地软硬不均,呈结节感。妊娠试验阳性。妊娠 3 个月以后腹部可触及质硬的结节感或包块,通过 B 型超声波检查可见胎儿及肌瘤的声像图即可诊断。

（四）处理原则

妊娠合并子宫肌瘤的处理原则是保守治疗。一般不主张孕期手术,因为妊娠期肌瘤界线不清,子宫的血液供应增多、充血,手术剥离极易出血;其次肌瘤深浅难以估计,若深及宫腔可造成胎膜早破、流产、早产。

1.分娩方式。妊娠合并子宫肌瘤者,多数均能自然分娩,但要注意预防产后出血。有下列情况宜做剖宫产术:

（1）较大子宫肌瘤位于子宫下段或嵌顿于盆腔可能引起阻塞性难产者。

（2）合并胎位异常,前置胎盘,子宫畸形等。

（3）子宫体部肌瘤较大,经试产出现宫缩乏力者。

（4）有子宫肌瘤摘除史,并进入深层肌组织或宫腔者。

（5）高年初产妇,珍贵胎儿。

剖宫产时酌情决定是否做肌瘤挖出或子宫切除术。

2.子宫肌瘤红色变性的处理。诊断明确后一般采取保守治疗,急性症状缓解可继续妊娠。

（1）保守治疗：卧床休息，适当给予镇静、止痛及解痉剂，大量广谱抗生素静脉点滴，同时给予保胎治疗。

（2）手术治疗：如经充分保守治疗无效，肌瘤发生广泛性坏死、感染化脓、出现高热、脉快等中毒症状，应剖腹探查，必要时切除子宫。

二、妊娠合并卵巢肿瘤

卵巢肿瘤是妇科常见肿瘤，妊娠合并卵巢肿瘤容易发生破裂、扭转等合并症，其危害较非孕期更大。妊娠合并卵巢肿瘤以良性成熟囊性畸胎瘤最多，占妊娠合并卵巢肿瘤的90%，恶性者以无性细胞瘤及浆液性囊腺癌为多。

（一）妊娠与卵巢肿瘤的相互影响

1. 卵巢肿瘤对妊娠的影响。卵巢肿瘤一般不影响受孕，但当肿瘤致输卵管机械性阻塞或影响卵巢功能时可引起不孕。孕期肿瘤嵌顿入盆腔或肿瘤较大影响子宫增长时，可导致流产、早产。妊娠晚期较大肿瘤可引起胎位异常，但由于腹腔空隙较大，卵巢肿瘤多数是囊性，有一定可塑性，因此胎位异常较少发生。分娩期，一般由于卵巢肿瘤随妊娠子宫上升至腹腔内，很少影响分娩，但当肿瘤位置低或嵌顿在盆腔内则可发生阻塞性难产（图3－7），甚至子宫破裂。

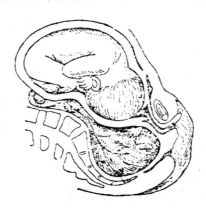

图3－7　卵巢肿瘤阻碍分娩

2. 妊娠对卵巢肿瘤的影响。妊娠期由于盆腔充血，可使肿瘤迅速长大，并可促进恶性肿瘤的扩散。妊娠合并卵巢肿瘤发生并发症的机会增加：(1)卵巢囊肿蒂扭转，妊娠合并卵巢肿瘤时，发生蒂扭转者较非妊娠时增加2～3倍。多发生于妊娠中期或产褥期，当孕产妇子宫位置或体位改变甚至肠蠕动增加时均可引起肿瘤蒂扭转。(2)肿瘤破裂，妊娠期肿瘤破裂机会远比非孕期高，其原因：①外伤性破裂：如分娩期宫缩，胎头下降挤压，羊膜腔穿刺的误伤以及妇科检查时用力过猛等；②自然破裂：由于妊娠期肿瘤迅速增大，蒂扭转、感染、恶性肿瘤等所造成的破裂；(3)肿瘤感染：卵巢肿瘤的感染可来源于邻近器官或孕期、分娩期及产褥期的感染，严重者可发生盆腔及弥漫性腹膜炎，甚至败血症、中毒性休克。

（二）诊断

卵巢肿瘤不大时，多数无明显自觉症状，需根据病史、局部体征及辅助检查做出诊断。

1.仔细询问病史，如有无卵巢肿瘤史及肿瘤压迫症状等。

2.早孕双合诊检查，可发现在子宫侧方触及一肿块，因此孕早期的妇科检查对卵巢肿瘤合并妊娠的早期诊断具有重要意义。妊娠早期应常规做妇科检查。

3.中期妊娠以后较难触及肿物，一般较难确诊。有的临产后肛诊或阴道检查甚至在剖宫产手术时才发现。

4.B型超声波检查，B超检查对卵巢肿瘤的诊断有重要意义，B超可以显示胎儿及肿瘤的声像图，并可测得肿物的部位、大小、形态及性质。可鉴别腹水、结核性腹膜炎等。

5.并发症的诊断

（1）瘤蒂扭转：突然发生剧烈腹痛，为持续性伴阵发性加剧，常伴恶心、呕吐甚至休克。检查时可触及张力较大的肿块，肿块与子宫之间有一明显的固定压痛点及肌紧张。蒂扭转的诊断一般不困难，但应与异位妊娠及阑尾炎等鉴别。瘤蒂扭转一经确诊，应即行手术切除。

（2）肿瘤破裂：症状的轻重与肿瘤性质及流入腹腔的囊液的量有关，大囊肿或成熟囊性畸胎瘤破裂后，可引起严重出血，肿瘤内容物流入腹腔，可引起化学性刺激，常有剧烈腹痛，伴恶心、呕吐。检查时，腹部有明显腹膜刺激症状，原有的肿瘤张力减弱或摸不到，若未及时处理可引起麻痹性肠梗阻、化学性腹膜炎、膈下脓肿甚至死亡。

凡有明显症状,疑及肿瘤破裂时应立即剖腹探查。

(3)肿瘤感染:多继发于分娩期及产褥期的感染,卵巢肿瘤的感染容易扩散,应以广谱抗生素控制感染,必要时手术探查。

(三)防治

1. 加强妇女保健工作,定期进行妇科检查以便早期发现及时处理,对防止卵巢肿瘤的并发症及恶变具有重要意义。

(1)开展普查普治,30岁以上妇女应每年进行一次妇科检查,有家族史或高危因素者应更提高警惕。

(2)妇女婚前或孕前保健检查时应常规行妇科检查,婚前检查时做腹部肛门双合诊。如经肛查发现有可疑病变必须做阴道检查者,务必向受检者本人及其家属说明理由,征得其同意后方可进行。或配合辅助检查如B超等检查。凡卵巢肿瘤为实质性或囊性直径大于5cm者,均应及时手术治疗。

(3)妇女怀孕后,孕早期必须常规行妇科检查,以便早期诊断及治疗。

2. 妊娠合并卵巢肿瘤的处理

(1)早孕时发现卵巢肿瘤,如为单侧,活动的囊性肿瘤,又无合并症者宜等待到孕3个月后手术,以免诱发流产,并可观察囊肿的消长情况,因妊娠早期出现的生理性黄体囊肿,在此时期可以缩小或自然消失。若3个月后仍继续存在则属病理性,可手术切除。

(2)妊娠晚期发现者,若无症状,一般可以等待到足月,于产后24小时后或产褥期恢复后进行切除。

(3)分娩期可在严密观察下试产,如肿瘤阻塞产道,应行剖宫产及肿瘤切除术。

(4)已确诊或怀疑为卵巢恶性肿瘤者,均应立即手术,不考虑孕周,手术范围可根据肿瘤性质及临床分期决定。

(5)恶性卵巢肿瘤手术后,应视情况需要及时给予辅助治疗。

(6)所有切除的肿瘤标本,均应做病理学检查,如当地无此条件时,将标本浸在10%甲醛溶液或95%酒精的瓶内,封寄给有关病理室检查。

第二十节 妊娠合并血小板减少性紫癜

特发性血小板减少性紫癜（Idiopathic thrombocytopenic purpura ITP），是一种原因未明的出血性疾病，现多认为与自体免疫有关。以周围血中血小板减少，骨髓巨核细胞正常或增多以及皮肤黏膜等出血为主要特征。多发于儿童和青年，且多见于年轻女性，故妊娠合并本病并不少见。

一、病因

本病的发生可能是通过自身免疫机制，主要因脾脏产生了损害自身血小板的抗血小板 IgG 抗体。被这种 IgG 抗体致敏的血小板很易被脾脏等清除，此外脾脏产生的血小板凝集因子，以及循环免疫复合物与补体 C_3，也能破坏致敏的血小板。这使患者每日血小板转换率较正常加速 4～9 倍。用放射性同位素标记血小板，经对其动态变化进行观察证实，ITP 患者的血小板存活期仅为 40～230 分钟，而正常人血小板的存活期为 9.9 天。

据观察约有 90% ITP 患者血清中抗血小板 IgG 抗体增加，其浓度与血小板数呈反比。且母体的这种 IgG 抗体能通过胎盘到胎儿的血循环内，导致新生儿发病，出现一过性的自限性的血小板减少。

二、对母婴的影响

妊娠合并 ITP 时，妊娠本身不影响 ITP 的自然病程，但 ITP 却对妊娠有一定的潜在危险。由于血小板迅速被破坏，大约 15% 的本病患者在妊娠期有严重出血倾向，常以皮肤、黏膜出血为主，而产后出血主要为产道创伤或宫缩乏力而造成的出血，往往较为凶险，约有 24% 的产妇因此而死亡。

本合并症引起的自然流产率不高，但造成的胎儿死亡率高，出生前胎儿的死亡率为 18%。ITP 患者所娩出的新生儿，血小板减少的发生率为 34%～67%。出生后的新生儿死亡率可达 26%，常因颅内出血致死。

三、临床表现

以黏膜或皮下出血为主要表现，可出现紫癜、鼻衄、齿龈出血等。

实验室检查可见血小板数减少，一般血小板小于 $100 \times 10^9/l$ 诊断即可成立；骨髓象见巨核细胞增多或正常，可伴有成熟障碍。凝血试验见出血时间延长，束臂试验阳性、血块收缩不良。免疫测定血浆抗血小板抗体（$PA-IgG$，$PA-IgM$）水平增加。

四、处理

1. 妊娠期。对 ITP 患者，应由产科和血液病科医师协作进行监护治疗，应定期门诊随访，定期测血小板计数，有条件的应测定抗血小板抗体及作骨髓穿刺。病情稳定，血小板计数大于 $50 \times 10^9/l$ 者，不需特殊治疗，可继续妊娠，待其自然分娩。对血小板计数小于 $50 \times 10^9/l$，有出血倾向者，应酌情进行治疗，一般治疗与非孕期相同，但使用肾上腺皮质激素治疗应慎重，因妊早期致畸的问题尚有争议，长期应用也会抑制肾上腺皮质的激素分泌功能，可能增加妊高征或产后精神病的发病率，且激素本身并不能减低胎儿死亡率，或改善新生儿血小板减少，因此在孕期不作常规应用。仅用于血小板并计数极低，或有严重出血倾向者。开始剂量宜较大，可用强的松 60～100mg／日，以后逐渐减少。

脾切除术和免疫抑制剂，在妊娠期应避免使用。

2. 分娩期。对 ITP 患者分娩方式的选择，目前仍有不同的意见。有学者认为阴道分娩可能引起新生儿颅内出血，故主张采用剖宫产。有些学者认为剖宫产在预防新生儿颅内出血的作用尚未肯定，故提倡除有产科指征外，应尽量争取阴道分娩，但需避免产程延长及使用产钳或胎头吸引器助产。

近年来国外提倡产时抽取胎儿头皮血，测定胎儿血小板有无明显减少，然后再决定分娩方式。如胎儿血小板小于 $50 \times 10^9/l$，即行选择性剖宫产；如大于 $50 \times 10^9/l$，则在排除产科指征后由阴道分娩。

3. 产后。应对母婴严密监护，预防产后出血。出血多因软组织损伤所致，如有裂伤，应仔细修补止血，防止血肿形成。产后只要子宫收缩有力，胎盘剥离面的血窦迅速关闭，多可避免严重出血。所以产后应积极使用宫缩剂，以加强宫缩，预防出血。必要时输入新鲜血与血小板。同时给予抗生素预防产褥期感染。对新生儿应监测血小板计数,密切观察有无出血迹象等。

第二十一节　母儿血型不合

本病是因孕妇和胎儿之间的血型不合而产生的同族血型免疫性疾病。胎儿从父方遗传获得的血型抗原恰为母亲所缺少,此抗原经胎盘进入母体后,可刺激母体产生相应的免疫抗体,而这种抗体又通过胎盘进入胎儿体内,抗原抗体的结合可使胎儿红细胞凝集破坏,发生溶血,引起胎儿或新生儿的免疫性溶血症。

母儿血型不合常见的有 ABO 血型系统和 Rh 血型系统两大类。

ABO 血型不合(ABO blood group Incompatibility)主要见于 O 型的妇女和 A 型或 B 型的男子结婚后,怀有血型为 A 型或 B 型的胎儿。孕妇被胎儿的 A 或 B 抗原所致敏,产生抗体。此抗体经胎盘进入胎儿循环引起溶血。ABO 血型的抗原广泛存在于自然界中,孕妇可由肠道吸收而在体内产生抗体,也可因输血、流产、羊膜穿刺等使母体致敏,产生抗体,引起胎儿溶血。

Rh 血型不合(Rh blood group incompatibility)是因 Rh 阴性的妇女与 Rh 阳性的男子结婚后,所怀胎儿多为 Rh 阳性。在妊娠、分娩过程中胎儿的 Rh 阳性红细胞有可能从胎盘的出血处进入母血,使母体致敏。第一次怀孕时,抗体的浓度不高,故胎儿常不发病。再次妊娠后,又受到同样抗原的刺激,抗体浓度增加,胎儿的新生儿患病的机会也增加;分娩次数愈多,抗原进入母体的量愈多,抗体产生愈多,胎儿和新生儿患病的机会也愈大,病情也愈严重。Rh 血型有 6 种抗原,分别以 C、c、D、d、E、e 表示,其中 D 的抗原性最强,引起 Rh 血型不合的发病率也高。

一、发病率

在我国母儿血型不合主要是 ABO 血型不合和 Rh 血型不合,其他较少见。如上海市 8 年中所见的 835 例母儿血型不合中,ABO 血型不合占 85.3%,Rh 不合占 14.6%,MN 不合的占 0.1%。

在所有妊娠中,ABO 血型不合的约占 20%~25%,而真正发生溶血的只占 2%~

2.5%。是因为人体内存在天然血型抗体是 IgM,其分子量大不能通过胎盘,只有母体内产生 IgG 免疫抗体时才能引起本病。

我国绝大多数人的 Rh 血型为阳性,所以 Rh 血型不合在我国比较少见。我国汉族中 Rh 阴性者仅占 0.34%,回族中占 0.74%,维吾尔族中占 4.96%。据报道,Rh 阴性孕妇仅有 5% 的胎儿发病。从总的看,我国 Rh 血型不合的发病率是 0.3% ~0.6%。

二、对母婴的影响

母儿血型不合,母体产生的免疫抗体进入胎儿体内后,与胎儿红细胞上抗原结合,加速了红细胞的破坏、发生溶血。这种情况发生得愈早、程度愈严重,对胎儿各器官的影响亦愈明显,造成的危害愈大。

ABO 血型不合者,胎儿一般受累较轻,较少威胁到胎儿生命。Rh 血型不合者如在胎儿期发生严重溶血,即可发生严重贫血,以致胎儿发生显著的骨髓增生和髓外造血,造成明显的肝脾肿大,或胎儿出现全身水肿,严重的可造成死胎。

母儿血型不合的新生儿,生后可出现早发性不同程度的黄疸。ABO 血型不合者,黄疸一般较轻,常不需治疗,在生后 3 ~7 天内自然消退。Rh 血型不合造成的新生儿黄疸一般较重,不及时处理可发生核黄疸,以后可造成严重的运动与智力障碍后遗症,甚至还可发生死亡。

母儿血型不合对母体的影响较小。当胎儿水肿时,可见胎盘增大、增厚、绒毛和胎盘水肿,并常伴有羊水过多。

三、母儿血型不合的孕期诊断

1. 病史。凡以往有死胎、流产、早产或新生儿出生后很快死亡,或于出生后 24 ~36 小时内新生儿出现黄疸,应怀疑本病。

2. 血型检查。孕妇及其丈夫均需做血型检查包括 Rh 血型检查,可及早发现 Rh 阴性的孕妇。

3. 抗体效价测定。母儿血型不合时,存在于血清中的抗体有完全抗体和不完全抗体两种,不完全抗体能通过胎盘,故测定孕妇血清中的不完全抗体及其效价,对了解胎儿受害情况,估计胎儿预后有临床意义。目前常用的测定方法有抗人球蛋白试验

（Coombs 试验）、盐水凝集试验、胶体介质试验、木瓜酶试验等。

血清学检查为阳性的孕妇,应定期测定抗体效价,孕 28～32 周时每 2 周测一次,大于 32 周时每周测一次。Rh 血型不合抗体效价在 1:32 以上,ABO 血型不合抗体效价在 1:512 以上,提示病情严重。

4. 羊水分析。孕妇血清抗体效价高时,为了解胎儿血红蛋白与溶血程度,可采用分光光度法测定羊水中的胆红素浓度。也测定羊水中抗体效价,这对了解胎儿溶血程度也有一定帮助。

5. B 超检查。可发现胎儿胎盘有水肿,胎儿水肿多见于 Rh 血型不合溶血病,可见胎儿头颅呈双线型,严重者可见胎儿有腹水、胸水或心包积液。

6. 产后测胎盘重量。正常胎盘与新生儿体重之比为 1:7,而溶血病时胎盘有水肿,与新生儿体重之比降到 1:3 以下。

四、预防

应重视开展产前或输血前的 Rh 血型检查,及早发现 Rh 阴性的妇女以采取必要的措施。近 20 多年来应用被动免疫方法,采用抗 D 丙种球蛋白,预防抗 D 免疫抗体的产生,已使 Rh 溶血病的发病率及病死率明显减少。其具体做法是对未致敏的 Rh 阴性孕妇,在妊娠 28 周时肌注抗 D 球蛋白 300μg,分娩 Rh 阳性新生儿后,72 小时内肌注抗 D 球蛋白 300 μg,可预防抗体产生。这样可使 99.8% 的妇女达到防止致敏的效果。对在产后发现 Rh 血型不合的妇女,则可在产后 72 小时内注射 300μg。对早已知道 Rh 阴性的妇女,在其流产、死胎、误输 Rh 阳性血后,要及时肌注抗 D 丙种球蛋白。

五、处理

1. 妊娠期。对疑有母儿血型不合的孕妇,妊娠期应密切监护,并设法提高胎儿的抵抗力和孕妇的免疫力。

（1）在孕 10 周、24 周、33 周左右分别进行 10 天的综合治疗。用 25% 葡萄糖 40ml 加上维生素 C 1000mg,每日静脉推注一次。每日吸氧 2 次,每次 20 分钟。重症者每疗程可延长 10 天。整个孕期可服用维生素 E。

（2）口服茵陈汤（茵陈9g，炙大黄4.5g，黄芩9g，干草6g）每日一剂，直至分娩。

（3）预产期前2周开始口服苯巴比妥30mg每日3次。可加强胎儿肝细胞葡萄糖醛酸酶与胆红素结合的能力，减少新生儿重症黄疸的发生。

（4）于孕20周、26周、30周、34周，行B超检查，观察胎儿发育情况及有无水肿等情况。

（5）宫内输血，国外对孕33周前的严重病例采用子宫内输血治疗，给胎儿腹腔内多次注入Rh阴性并与孕妇血不凝集的新鲜血液。目前国内也有个别单位应用。

（6）适时终止妊娠：当孕妇抗体效价升高及胎儿监护提示胎儿病情严重，在宫内不安全，而且娩出后存活机会较多时，应终止妊娠。

ABO血型不合者，病情较轻，一般不需提前终止妊娠。妊娠足月或近足月，预测胎儿已成熟，应适时引产，以脱离母体的不良环境。

Rh血型不合者，应选择适当时机引产。如胎儿胎龄已达35周以上，且病情严重；胎龄未达35周，孕妇血清抗体效价在1:32以上，过去曾有死产、流产和严重的新生儿溶血病史；抗体效价由高突然转低或波动甚大，胎心音出现杂音，妊后期腹围、体重增加超过正常等应考虑引产。

（7）孕期置换血浆：对Rh血型不合的孕妇，抗体效价在1:64以上，应用血液细胞分离机将高效价的抗体血浆置换出来，降低抗体效价，减少胎儿受损，提高新生儿成活率，我国目前已有围产血液成分分离机，有些单位已采用此疗法。

2.分娩处理。

怀疑母儿血型不合的孕妇，应在孕晚期提前转至有高危儿监护条件，最好有换血条件的医院待产。

ABO血型不合者以自然分娩为原则，要避免用麻醉或镇静剂，以减少新生儿窒息的机会。临产后应考虑缩短第二产程。Rh血型不合需提前终止妊娠者，宜选择剖宫产术，但要注意手术操作轻巧，尽量减少母血进入胎儿体内而加重溶血。

胎儿娩出后立即结扎脐带，以减少含有过多抗体的胎盘血进入胎儿体内。新生儿一端脐带应留7～8厘米长，并用1:5000呋喃西林湿纱布包裹，以备换血时用。自胎盘一端收集脐带血做血型及特异性抗体等检查，以明确诊断。

分娩时要做好新生儿抢救的准备，如气管插管、加压给氧、输血等准备。

胎盘娩出后称重,送病理检查。Rh 阴性的产妇,产后应尽早给予抗 D 丙种球蛋白 300μg 肌注,以中和抗原。

第二十二节　产科出血的防治

在产科领域中的出血即产科出血是最常见也是最严重的并发症,出血可发生在妊娠期、分娩期,也可发生在分娩后。妊娠前半期出血常见于流产、异位妊娠及葡萄胎等。本节主要介绍妊娠晚期出血及产后出血的防治。

妊娠晚期出血常见的原因为前置胎盘和胎盘早剥,其他原因有宫颈疾患(宫颈息肉、宫颈糜烂、宫颈癌、宫颈静脉曲张)、阴道或外阴部疾患、先兆早产及帆状胎盘前置血管破裂等。妊娠后半期出血大约占分娩的 3% ~6%,其中有 1/3 的病人为前置胎盘和胎盘早剥。孕晚期出血对母儿有严重威胁,有很高的母亲和围产儿死亡率,威胁最大者亦为前置胎盘和胎盘早剥。

一、前置胎盘

(一)定义

当胎盘位于子宫下段或覆盖于子宫颈内口或其附近,称为前置胎盘。是妊娠期的严重并发症,近十几年来以足量输血和剖宫产治疗后,孕产妇死亡明显下降,但早产仍是个威胁。近期报道孕产妇及围产儿死亡率分别小于 1.5% 和 8% ~12%,所以前置胎盘亦然是高危妊娠中不可忽视的问题。

根据胎盘与子宫颈内口的关系主要分为三种(图 3 - 8):

1. 低置胎盘。胎盘的最低部分附着于子宫下段,其胎盘下缘距离子宫颈内口在 7cm 之内。

2. 边缘性前置胎盘。胎盘下缘紧接子宫颈内口。

3. 部分性前置胎盘。子宫颈内口部分被胎盘覆盖。

4. 完全性前置胎盘。子宫颈内口完全被胎盘覆盖。

胎盘与子宫口的关系可随子宫颈口之扩张而有所转变,故以临床处理前的检查所见作为诊断根据。不同位置的前置胎盘其临床表现、预后及处理均不同。

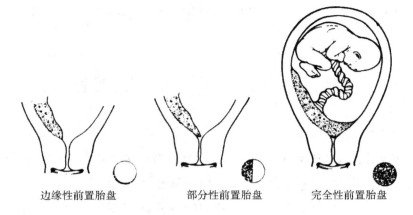

边缘性前置胎盘　　　　部分性前置胎盘　　　　完全性前置胎盘

图 3 - 8　前置胎盘的类型

（二）发病率

据国内统计，前置胎盘的发病率约为 0.83% ~ 1.8%，国外文献报道为 0.5% ~ 1%。多产妇、多次流产史或剖宫产史者，其发病率增加 4 ~ 6 倍。Doranth 对 30976 例分娩分析表明，产次越多发生率越高（表 3 - 7）。Records 报道，35 岁以上产妇比 25 岁以下产妇的发病率高 3.5 倍。多胎妊娠胎盘面积大，其前置胎盘发生率高约 2.4%；也有报道白种人多于黑种人、多于黄种人。各种类型的比例国内外报道也有差异，国内报道完全性前置胎盘占 17.5% ~31.0%，部分性占 55% ~58%，低置性占 10.9% ~16.9%；国外报道完全性占 23%，部分性占 29%，低置性占 48%，其发病率及其比例的不同可能与确定前置胎盘的方法不尽相同有关。

表 3 - 7　产次与前置胎盘发生率的关系

产次	发生率（%）
一胎	0.17
二胎	0.48
三胎	1.37
四胎	1.28
五胎	3.39
六胎	5.51

（三）原因

前置胎盘发生的原因不十分清楚，其形成可能与以下因素有关：

（1）子宫内膜发育不健全：子宫内膜炎、宫内手术后内膜受损、黏膜下肌瘤等使子宫体部内膜变薄，蜕膜血管形成缺陷，血供不足，不能适应妊娠的需要，胎盘为获得足够的营养，有一部分滑泽绒毛膜继续发育以扩大胎盘面积，向下延展而抵达或遮盖子宫内口，此种胎盘面积大而薄，易合并植入性胎盘。

（2）胎盘面积过大：多胎妊娠时胎盘面积过大，遮盖到子宫下段或子宫口的机会增多；副胎盘、分叶胎盘也容易发生胎盘前置。

（3）受精卵发育迟缓：当受精卵到达宫腔时，若其滋养层发育迟缓，尚无种植能力，而下降至子宫下段才种植则形成前置胎盘。

（4）包蜕膜性前置胎盘：实际是膜状胎盘的变异，原因不明，可能由于包蜕膜在妊娠3个月后继续维持血液供应，其滑泽绒毛不退化，包蜕膜像桥梁一样跨过子宫内口与对侧的真蜕膜相融合，形成前置胎盘。

（四）诊断

1. 临床诊断。①出血，前置胎盘的主要特征是无痛性、无明显诱因的阴道流血，约占93%～95%，只有5%～7%的患者无阴道流血。中央性前置胎盘出血较早，可在孕30周前发生，多发生于32～34周，部分性或边缘性约在34～36周，低置胎盘多在36孕周后甚至临产时出血。②胎位异常，因前置胎盘占据子宫腔的下部，影响胎头下降入盆，使胎位异常发生率高。Schmits报道肩先露占9%，臀先露占16%，头先露占70%，而正常位置胎盘，以上胎位发生率分别为0.5%、3.5%和95%。

2. B超检查。B超诊断前置胎盘有其独特的优越性，简便、安全，并能准确显示胎盘的位置。

3. 产后检查。对每例分娩均应仔细检查胎盘及胎膜，可协助诊断。胎盘前置部分，常有血块附着，胎膜的破口距胎盘边缘小于7厘米。

（五）预后

前置胎盘最严重的合并症为出血、感染、创伤、子宫破裂和空气栓塞。产母死亡率可高达1.5%。围产儿死亡率更高，主要死于早产和失血。近年来由于采用积极的保守治疗，使围产儿死亡率从24.1%下降至7.1%。完全性前置胎盘围产儿死亡率较低置型者高 3 倍。

（六）预防及处理

预防：重视宣传和实施计划生育，减少人工流产次数，避免不必要和不适当的宫腔内手术操作，防止宫内感染，以减少前置胎盘的发生。加强产前检查，以期早发现、早处理。

处理：原则是在确保母亲安全的前提下，保护胎儿生存，降低围产儿死亡率。

1. 积极保守治疗。尽可能使孕期延至 35 周，胎儿体重大于 2300g，提高胎儿存活率。计划分娩前可进行羊水分析，测定胎儿肺的成熟情况，必要时促肺成熟治疗。产前补血、输血以纠正母婴贫血和缺氧。卧床休息，给予镇静剂，必要时用宫缩抑制剂，可预防出血和早产。目前常采用的宫缩抑制剂为硫酸镁、β_2 受体兴奋剂等。治疗过程中，如反复或大量出血或开始临产，则应终止妊娠。

2. 分娩方式。目前因前置胎盘而行剖宫产者已达 60% ~ 65%，因剖宫产可立即结束分娩，迅速达到止血目的。其手术方式目前不统一，多采用子宫下段剖宫产术，根据胎盘位置采取横切口或纵切口。如胎盘位于子宫下段正前壁，可采用古典式剖宫产术。原则上尽量避开切破胎盘，减少胎儿大量失血。如术时子宫收缩乏力出血，经处理无效或合并植入性胎盘时，应及时行子宫切除术。

在低置胎盘、出血量不多、经产妇、宫颈已成熟时可先采用人工破膜术，使先露下降直接压迫胎盘而止血，并可促使产程进展。

二、胎盘早剥

（一）定义

胎盘早剥系指正常位置的胎盘，在妊娠 20 周以后至胎儿娩出前的任何时期，从子宫壁分离称为正常位置胎盘早期剥离。

胎盘早剥是一严重并发症，如处理不及时可威胁母婴生命。

（二）发病率

胎盘早剥的发病率各地不同，国内统计为 1:47 ~ 1:217。国外统计约为 1:55 ~ 1:150，其发病率的差异可能与诊断标准有关。有人认为与分娩后是否仔细检查胎盘有关，有些轻型胎盘早剥可无明显症状，母婴多不受影响，产后检查胎盘时可发现有小灶凝血块的压痕,此类病人易被忽略。重症病例往往发病急,进展快,如未及时发现和处理,常可危及母婴生命。

（三）病因

胎盘早剥的病因尚不清楚,其发生可能与以下几种情况有关:

1.血管病变。胎盘早剥多发生于先兆子痫或子痫、慢性高血压、慢性肾炎等全身血管病变患者。据统计,严重胎盘早剥的病例中,69%有先兆子痫,42%有高血压状态。当底蜕膜螺旋小动脉痉挛或硬化,引起远端毛细血管缺血坏死以致破裂出血,血液流到底蜕膜层形成血肿,便引起胎盘与子宫壁剥离,形成胎盘早剥。

2.机械性因素。腹部受到冲击或震动、性交、剧烈咳嗽、外倒转术矫正胎位等均可引起胎盘早剥。在分娩过程中,子宫内压力骤然降低,如羊水过多破膜时羊水流出过速,或双胎的第一胎儿娩出过快。脐带过短者在分娩过程中胎头下降,过度牵拉脐带,都可能使胎盘早剥。约有1%的病例为创伤所引起。

3.精神因素。任何精神上的创伤均可使孕妇发生神经精神状态的突然变化,通过反射作用,交感神经兴奋性增高,使周围血管收缩,同时副交感神经的兴奋可使内脏血管扩张,周围血液转入内脏,包括子宫血管,使之充血,以致蜕膜血管因突然充血而破裂、出血,发生胎盘早剥。

4.其他因素。晚期妊娠或临产早期,当孕妇长时间仰卧位时,妊娠子宫压迫下腔静脉,阻碍静脉血的回流,使子宫的静脉压突然升高,导致蜕膜静脉床充血怒张、出血,引起胎盘剥离。有的学者认为子宫蜕膜发育不良也是引起胎盘早剥的原因。另有学者提出叶酸不足,子宫血管脆性改变亦为本病的原因。

（四）病理及分类

胎盘早剥主要病理变化是底蜕膜层出血,形成血肿,使胎盘自附着处剥离。血液从底蜕膜下漏出有五种过程:①胎盘后局限性血肿形成。②出血分离其周围的胎盘,但仍有部分附着于宫壁,故血未流出宫腔。③出血穿破羊膜,溢入羊水中。此三种为隐性出血。④血液突破胎盘下缘,并自宫颈管流出阴道外,称显性出血。⑤先有内出血,积血过多后突破胎盘下缘流出宫外,称为混合型出血。见图3-9。

（五）并发症

1.产后出血。产后子宫收缩乏力或血液功能障碍均可发生产后出血。如出血过

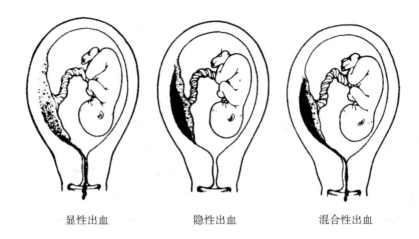

显性出血　　　　　　　隐性出血　　　　　　　混合性出血

图 3 - 9　胎盘早期剥离的类型

多,子宫逐渐被扩大,血液可渗入到子宫肌层,使肌纤维水肿、分裂及坏死,并可深达浆膜层形成斑状淤血,称为子宫胎盘卒中。分娩后子宫收缩力差,可引起严重产后出血。

2.凝血功能障碍。产科发生凝血障碍最常见的原因为胎盘早剥,约有 10% 的早剥患者发生低纤维蛋白原血症。因胎盘后血肿形成,消耗部分纤维蛋白原;蜕膜后的出血及蜕膜的坏死、变性,可能释放出凝血活酶,由于血肿的压迫及子宫收缩,使这些物质进入母体血循环,激活凝血系统,发生播散性血管内凝血(DIC),造成血凝障碍而出血。病人表现为皮下、黏膜下或注射部位出血,子宫出血不凝。有时发生尿血、咳血、呕血等现象。

3.急性肾功能衰竭。急性肾功能衰竭是较少见的合并症,往往发生于失血多、休克时间长及 DIC 的患者。通常发生在胎盘早剥较严重且处理不得当、不及时的情况,导致肾脏的血流灌注不足,严重时可使双侧肾皮质或肾髓质发生缺血坏死。临床上出现少尿、无尿和血液化学变化等急性肾功能衰竭现象。

(六)临床表现

临床表现与胎盘剥离面积的大小及出血的类型有关。如胎盘剥离面积小,可无明显症状,胎盘排出后方被识别。有些仅有轻度腹痛、子宫敏感、宫缩间歇时不能很好松弛。胎心可能无改变,有时出现胎心快慢不均,CST 可出现晚期减速。当胎盘剥离面积较大、内出血较多者,常表现为剧烈腹痛,子宫收缩与松弛交替不明显或呈持续收缩、坚硬如板状、胎盘附着处有压痛。胎儿可出现宫内窘迫甚至死亡，胎动、胎心消失，胎体不易摸清。此时患者可出现恶心、呕吐、面色苍白、脉搏细弱及血压下降等。

（七）诊断

严重病例根据病史及临床表现不难诊断。患者常有妊高征、慢性高血压、肾炎或外伤史，在妊娠晚期腹部突然剧痛，阴道不出血或有少量出血，可有急性贫血及严重休克现象。查子宫坚硬、压痛、胎位摸不清、胎心消失，有的病人可有血性羊水，即可诊断。如发现阴道出血伴轻度腹痛、子宫敏感、宫缩后松弛不完全、胎心出现快慢不均，应想到小面积胎盘下缘早剥的可能。

根据临床表现大致分为三度，以产后检查胎盘剥离面积为准。

1. 轻度：胎盘剥离面多在 1/3 以下，一般出血量在 500ml 以下，大多为显性出血，子宫轻度紧张感，胎心不均或有晚期减速。

2. 中度：胎盘剥离面在 1/2～1/3，出血在 500ml 以上合并有内出血，下腹压痛，子宫强直收缩，胎儿严重窒息或死亡，可有蛋白尿。

3. 重度：胎盘剥离面积达 1/2 以上，子宫内及阴道明显出血，宫底升高，子宫持续强直收缩及压痛，胎儿多死亡，往往并发 DIC。

近年来超声波检查对胎盘早剥的诊断有一定帮助。B 超发现胎盘增厚，其后有轮廓不清晰的低回声区，提示胎盘后血肿形成。

（八）预防及处理

预防：加强产前保健，及时发现并治疗妊高征、慢性高血压、肾炎等血管疾患。注意孕期卫生宣教，避免各种创伤。在孕期行外倒转术时，应动作轻柔。在羊水过多和双胎时，应注意勿使子宫内压力突然降低。

处理：胎盘早剥一旦确定，必须迅速治疗，如控制继续出血，补充血容量纠正休克，适时终止妊娠，抢救母婴生命。分娩方式根据具体情况而定。

1. 如胎儿已死亡，或产妇一般情况好，出血不多，宫颈口已扩张 5～6cm 以上，估计短期内能结束分娩者，应争取阴道分娩。可行人工破膜，以减小宫内容积，减少出血，并促进宫缩，加速分娩。破膜后腹带包腹，严密观察产妇全身情况、宫缩及阴道出血等。

2. 如为重度胎盘早剥,且不能短期内阴道分娩者,应在补充血容量的同时立即行剖宫产术。术中如发现子宫胎盘卒中,一般不影响宫缩,可热敷、按摩子宫、给予宫缩剂等,争取保留子宫;如经各种止血法处理后,子宫仍不收缩或出血不凝者,则应在输新鲜血的同时做子宫切除术。

产后应密切观察子宫收缩及出血情况。在抢救中注意凝血功能,积极预防和治疗凝血功能障碍并注意预防感染。

三、产后出血

胎儿娩出后 24 小时内,阴道流血量达到或超过 500ml 者称为产后出血,是产科常见而又严重的并发症之一,也是孕产妇死亡的首要原因,占孕产妇死亡的 50% 左右。

产后出血的原因可分为子宫收缩乏力、胎盘因素、软产道损伤、凝血功能障碍四大类。1983 年全国调查了 2331 例产后出血病例,其中收缩乏力居首位,占半数以上;其次为胎盘因素,软产道损伤和凝血功能障碍(表 3 - 8)。

(一)宫缩乏力

由于各种因素导致产后子宫肌纤维收缩及缩复不良,引起的出血称宫缩乏力性出血,是产后出血中最常见的一种,约占产后出血总数的 70% ~ 75%。

表 3 - 8 产后出血原因及分布

产后出血原因	例　数	构成比(%)
子宫收缩乏力	1203	51.6
胎盘因素	219	9.4
软产道损伤	83	3.6
凝血功能障碍	5	0.2
其　他	821	35.2
合　计	2331	100.0

1. 病因。

(1)全身因素:由于产程延长或难产使产妇疲劳、衰竭、精神过度紧张,临床后使用麻醉剂过多或麻醉过深,或原有全身慢性疾病,如心、肝、肾等疾患。据统计,妊娠合并心脏病者产后出血率为 24.2%,合并肝病者产后出血率为 55%。

（2）局部因素：子宫过度膨胀，如双胎、巨大胎儿、羊水过多等，使子宫肌纤维过度伸展；多产、子宫有过感染等可引起肌纤维退行性变，肌纤维减少而结缔组织增多；严重贫血、妊高征、子宫胎盘率中等致使子宫肌壁水肿及渗血者；子宫肌瘤、子宫畸形、子宫肌发育不良者，均可引起产后出血。

2. 临床表现及诊断。

宫缩乏力性出血，在胎盘未娩出前无出血或出血不多，胎盘娩出后子宫收缩差，伴阴道阵阵活动性出血。有时积存于宫腔或阴道内，按压宫体时可见大血块及血液涌出。腹部检查，子宫体柔软，严重者触不清子宫的轮廓。如突然大量出血，产妇可出现寒颤、恶心、烦躁、厥冷等，迅速陷于休克状态，不及时抢救，可危及生命。

3. 预防及处理。

预防：在妊娠期要注意孕妇一般情况，定期产前检查，加强营养，预防贫血。注意产后出血的高危因素：有产后出血史、多次人工流产史、双胎、羊水过多、妊娠合并子宫肌瘤或心、肝、肾等疾病的孕妇，一旦临产应做好防治出血的准备。

临产后要注意心理护理，解除产妇的思想顾虑。注意休息及饮食，正确运用产程图，防止滞产的发生。

正确接生，娩出胎体要缓慢，使拉长的子宫肌纤维逐渐回缩。胎儿前肩娩出后可肌肉注射催产素 10u，或静脉推注催产素（10～20u + 10% 葡萄糖 10ml），以加强宫缩，利于胎盘娩出。胎盘娩出后，立即按摩子宫，并仔细检查胎盘、胎膜是否完整。准确测量出血量，做到对产妇出血心中有数，利于鉴别诊断。

产后在产房观察 1～2 小时，注意子宫收缩、阴道出血量及产妇的一般情况，发现出血多即及时处理。

处理：处理原则为迅速制止出血，防止休克及预防感染。

（1）止血：

①按摩子宫止血：是最简单有效的止血方法。

经腹按摩子宫：一手在耻骨联合上托起子宫，一手置于子宫底部，拇指在前，四指在后，均匀节律地按摩子宫底，促使子宫收缩（图 3 - 10）。

腹部与阴道双手压迫按摩子宫：经上述按摩无效时，可选用此法。术者一手握拳置于阴道前穹窿，顶住子宫前壁，另手自腹壁按压子宫后壁，使子宫体前屈，两手相对紧紧压迫子宫并做按摩(图 3 - 11),持续 15 分钟,常可奏效,行此法前,应先挤出子宫腔内积血,并注意无菌操作及阴道内的手压力不可过大。

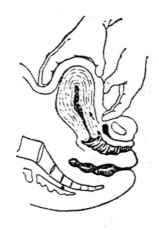 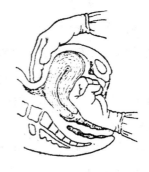

图 3 - 10　腹部双手按摩子宫法　　图 3 - 11　腹部阴道双手按摩子宫法

②宫缩剂止血:在按摩宫底的同时,肌肉或宫底直接注射催产素 10u、麦角新碱 0.2mg,随后可将催产素 10 ~ 20 单位加入 5% 葡萄糖液 500ml 内静脉滴注。也可用前列腺素 $F_2\alpha$0.5 ~ 1ml 经腹注入宫底,有较强的子宫收缩作用,对宫缩无力及催产素效果不明显者的产后出血有较好的作用。

③隔盐灸脐:即在脐窝内放少许食盐,用艾卷热灸,有良好的促使子宫收缩作用,尤适用于农村。

④宫腔内填塞纱条(图 3 - 12):助手在腹壁用手固定子宫底部,术者用环形钳将无菌宽纱条放入子宫腔内,从子宫底部开始,依次填塞子宫腔,以压迫止血,24 小时以内取出。在缺乏输血或手术的条件下,或输送病人前,不失为一种应急措施。但需注意预防感染,若填塞不紧反会造成隐性出血延误治疗。

⑤子宫动脉结扎或子宫切除术:上述止血措施无效时,可试行经阴道或腹部子宫动脉结扎术止血。如仍达不到理想的止血效果,则应行子宫切除术。

(2)补充血容量及纠正休克:

在积极止血同时,应及时行静脉穿刺,补充液体、输血或代血浆。如病人陷于休克状态、静脉穿刺困难时,应立即行踝前静脉切开,有条件可行中心静脉压监测。密切注

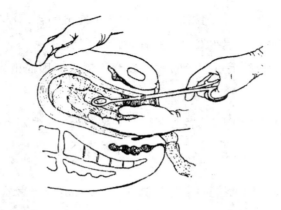

图 3 - 12　子宫腔内填塞纱布条法

意血压及尿量,注意纠正失血性休克引起的 DIC、酸中毒及肾功能衰竭等情况。

（3）预防感染:

产妇在失血后抵抗力降低,在抢救休克时手术操作增多,增加了感染的机会。所以待休克纠正,出血控制后,应及时给予预防感染的药物。

（二）胎盘因素

胎儿娩出后 30 分钟胎盘尚未娩出者,称为胎盘滞留,是产后出血的另一重要原因。其发病率为 0.9% ~1% ,再次发病率为 20% 。

1. 临床类型。

根据胎盘剥离情况可分为以下类型:

（1）胎盘剥离不全:多见于子宫收缩乏力,第三产程胎盘尚未排出前过早、过度挤揉子宫或牵拉脐带,使胎盘部分与子宫蜕膜分离,血窦开放,引起出血。

（2）胎盘剥离后滞留:如子宫收缩乏力、产妇腹肌过度松弛、产妇虚弱或膀胱充盈,以致胎盘虽已全部从子宫壁剥离,但滞留于子宫腔内,进一步影响子宫收缩而出血不止。

（3）胎盘嵌顿:多因不当地使用子宫收缩剂或粗暴按摩子宫等,致使子宫收缩不协调,子宫内口收缩,或在宫体上、下段之间呈痉挛性收缩,形成狭窄环,使已完全剥离的胎盘嵌顿于子宫腔内,妨碍子宫收缩而出血。

（4）胎盘粘连:胎盘全部或部分粘连于子宫壁上,不能自行剥离,称为胎盘粘连。

全部粘连不出血;部分粘连者,剥离部分的血窦不能充分闭合,引起出血。多发生于子宫内膜炎,内膜损伤及蜕膜组织发育不良者。

(5)胎盘植入:胎盘绒毛可因子宫蜕膜发育不良等原因而植入于子宫肌层,称胎盘植入,较少见。

(6)胎盘残留:部分胎盘小叶或副胎盘残留于宫腔内,影响子宫收缩及缩复而引起出血。

2.诊断。

根据胎盘娩出的时间及检查所见,诊断并不困难,但应与宫缩乏力性出血及软产道损伤鉴别。

3.预防及治疗。

预防:做好计划生育,减少人工流产。注意预防宫内感染。

正确处理第三产程,不可过早干扰子宫正常收缩,不滥用宫缩剂,不强行牵拉脐带,避免各种胎盘因素造成的产后出血。

治疗:根据以下具体情况采取不同处理措施。

(1)胎盘剥离后滞留者,若膀胱过度充盈,应先导尿排空膀胱,然后用手按摩子宫使其收缩,同时轻压子宫底,另一手轻轻牵拉脐带,协助胎盘娩出。

(2)胎盘嵌顿者,可给阿托品0.5mg皮下注射,等待痉挛环松解后胎盘娩出。如无效时,可行乙醚全身麻醉使环松解,娩出胎盘。

(3)胎盘粘连或残留者,应行徒手剥离并取出胎盘或残留的胎盘组织,术后应仔细检查胎盘。用手取出困难者,可用大号刮匙刮取。

(4)胎盘植入,一旦确诊,切不可用手强行挖取,应立即行子宫全切或次全切除术。

在以上处理的同时,应注意病人的血压、脉搏、呼吸、出血量,及时补充血容量,控制休克,给予适当的宫缩剂,术后预防感染。

(三)软产道损伤

软产道损伤主要包括子宫颈、会阴、阴道及子宫下段损伤。常见于胎儿过大、产程过快或阴道手术产后,造成软组织损伤,血管断裂而发生产后出血,占产后出血的1/3。特点为胎儿娩出后短时间内有持续不断多量鲜红色血液自阴道流出。

1.宫颈裂伤。

宫颈裂伤大于2cm,可伴有较多出血。严重者可延及子宫下段或阴道上段,造成大出血休克,甚至危及产妇生命。

(1)原因:子宫颈口尚未开全时,宫缩或腹压过强,发生急产导致裂伤;宫口未开全时行阴道手术助产,如产钳、臀牵引术等也可造成撕裂。

(2)临床表现及诊断:急产或阴道手术产的产妇,在胎儿娩出后立即出现的持续性阴道流血,应想到宫颈裂伤的可能性。检查子宫收缩良好,则更支持本病的诊断。此时应用阴道拉钩撑开阴道前后壁,用两把卵圆钳夹提宫颈,依次检查宫颈一圈,见有裂伤及出血即可确诊。

(3)预防及处理:如发现宫缩过强,及时用宫缩抑制剂,如硫酸镁、阿托品等。若正在点滴催产素,应立即停止。正确掌握阴道手术操作技术,术后常规检查宫颈。

宫颈有活动出血者,或裂伤大于1cm者,应缝合止血。缝合时应在良好光线和充分暴露条件下,用细肠线间断缝合。第一针应在裂口顶端稍上方缝扎,以免血管回缩,不能止血。如裂伤延及子宫下段,应按子宫破裂处理。术后给予抗生素预防感染。

2.外阴、阴道裂伤。

分娩时产妇可有不同程度的外阴、阴道裂伤,以初产妇发生较多。多发生于会阴部,裂伤也可延及外阴前庭部;少数发生在阴道两侧,上达阴道穹窿部,深达肛提肌或肛门括约肌,可引起大量出血。

(1)原因:会阴体过长、过厚、伸展不良或有疤痕、胎头经过产道的经线过大、分娩进展过快、接生时保护会阴不当或阴道手术操作不当等。

(2)撕裂程度,可分为三类:

Ⅰ度:指会阴皮肤及阴道口黏膜撕裂,未达肌层,出血不多。

Ⅱ度:裂伤已达会阴体部肌层,累及阴道后壁黏膜,有时沿阴道后壁两侧沟向上撕裂,可达穹窿,阴道下段后壁有时呈舌状游离,但未伤及肛门括约肌,出血较多。

Ⅲ度:指肛门外括约肌已断裂,阴道直肠间隔及直肠前壁可同时撕裂。

(3)预防及处理:提高接生技术,较准确估计胎儿大小,对胎儿较大者,可行会阴切开术;密切观察产程进展,避免急产或滞产的发生;手术助产时,初产妇要做会阴侧切术;使用产钳术时,牵引力及方向要正确。

分娩结束后仔细检查会阴、阴道。如有裂伤，按照解剖关系，逐层仔细缝合，止血要完善。

（四）凝血功能障碍

凝血功能障碍引起的产后出血较为少见。主要由产妇原有的血液病和产科严重合并症引起。前者包括白血病、血小板减少性紫癜、再生障碍性贫血、肝病等，凝血功能不良早已存在，很少妊娠。后者主要有重症胎盘早剥、羊水栓塞、胎死宫内时间过长、重度妊高征及严重的宫内感染等，常在分娩时促凝物质进入血中，发生播散性血管内凝血（DIC），消耗大量的凝血因子而发生产后大出血。

1. 临床表现。

以上病理原因使凝血系统被激活，微循环中血栓形成，出现各器官的栓塞症状，开始血液呈高凝状态，称为高凝血期。由于消耗大量的纤维蛋白原、血小板等凝血因子，称为消耗性低凝血期。继而纤溶系统被激活，更加重凝血功能障碍，导致广泛出血，此时称为继发纤溶期。主要临床表现为：

（1）出血及血不凝：子宫出血量多少不等，其主要特点是血不凝、持续不断；常伴有皮下瘀斑，严重者可出现咳血、尿血、便血、手术创面出血。

（2）休克：病人血压下降、四肢厥冷、神志不清。

（3）栓塞症状：全身各器官均可受累，肝、肾、肺、脑、胃肠道较常见，病人可出现昏迷、少尿或无尿、肾衰、酸中毒、抽搐等。

（4）溶血性贫血：大量红细胞破碎溶解，出现黄疸、血红蛋白尿，常伴有寒颤、高热等。

2. 预防及治疗。

预防：

（1）做好计划生育，对有严重内科合并症者（如重症肝炎、血液病等），应避免妊娠。

（2）加强产前保健，预防妊娠合并症（如妊高征、胎盘早剥）的发生，一旦发生做到早期诊断，及时处理。

（3）对可能发生凝血障碍的产妇（如重度妊高征、胎死宫内），提前住院治疗，监测凝血功能，及时准备新鲜血等。

（4）警惕羊水栓塞的发生，前置胎盘、胎盘早剥行人工破膜时尽量使羊水缓缓流出；宫缩时避免人工破膜；合理应用催产素，避免宫缩过强等。

治疗：

（1）消除病因，制止促凝物质继续进入母血循环，立即结束分娩和清除宫内容物，必要时为去除病灶可考虑切除子宫。

（2）抗休克及纠正酸中毒，应输新鲜血或血浆，不仅能补充血容量，且能补充消耗的凝血因子及血小板。

（3）抗凝药物的应用：用于发病初的高凝阶段，防止血小板及凝血因子的继续被消耗，阻止 DIC 进展。目前最常用的药物是肝素，首次剂量为 1mg/kg 体重，以 100ml 生理盐水稀释，60 分钟内静滴完。目前有人主张用肝素化鲜血，即肝素 25mg 加入 200ml 新鲜血中静脉滴注。用药量及滴注速度应根据病情及化验结果而定。应备有鱼精蛋白，以补救肝素过量所致出血倾向。

（4）纤溶抑制药物：一般应在肝素治疗下应用，多选用止血环酸，6－氨基乙酸，对羧基苄胺等以阻止纤溶酶活性。

（5）补充凝血因子：除输新鲜血外，在应用肝素的过程中，可输入纤维蛋白原和血小板，以补充其消耗，改善凝血功能。

第四章　产时保健

"十月怀胎,一朝分娩",分娩是新生儿要诞生的关键时期。产时的保健十分重要,要做到"五防"、"一加强",即防滞产、防感染、防产伤、防出血、防窒息,加强高危孕妇的分娩监护,使母婴安全地度过分娩期。

第一节　临产先兆

正式分娩开始前,往往出现一些症状,预示着不久将正式临产,这些症状称为临产先兆,初产妇如能很好地识别和正确地对待,将有助于产程的进展。妊娠足月时,胎儿先露部进入骨盆,宫底相应略有下降,孕妇自觉上腹部有所轻松,但同时翻身困难,行动笨拙也随之而来,这些是正常现象。

一、主要的临产症状

1. 不规律宫缩妊娠末期孕妇在夜间或白天行走时,常有不定时的腰酸腹胀,下腹部伴有轻度疼痛,但时间很短。随着正式临产的来临,这种不规律的宫缩也越频繁,数分钟或半小时 1 次,20 秒左右即消失,宫颈口无进行性开张,这是假阵痛。对于思想过度紧张的孕妇会因此而影响正常的生活节奏,进食和休息受到影响,无谓地消耗体力,以致影响正常产程的进展。如果假阵缩的时间比较长,有必要给镇静剂来解除。临床上常用肌肉注射杜冷丁 100mg,休息后如无宫缩则更证明尚未临产。

2. 阴道流出血性黏液在正式分娩开始之前,由于体内内分泌的变化及宫颈局部生化组织学改变,使宫颈变软变短,为分娩作准备。子宫颈口附近的胎膜与该处的子宫壁分离,局部毛细血管破裂,而有少量阴道出血,混同宫颈内黏液及阴道渗出液一起排出,即所谓"见红"。它的特点是量少、色暗、稍黏稠,可伴有轻度宫缩疼痛。

二、处理

临产先兆不是正式临产,出现先兆到正式临产间隔的时间长短不定,应告知产妇要正确对待。医务人员应仔细询问和检查,以免漏诊由于头盆不称、原发宫缩乏力等所致的前驱期延长。需注意产妇的全身情况,如腹胀、排尿情况以及产妇的全面检查,早期发现异常情况,及时处理。

阴道出血如果量多、色鲜红,则应警惕是否前置胎盘或胎盘早剥或宫颈局部及阴道静脉曲张破裂出血,产妇应立即去医院就诊。医生可结合病史,在有处理出血的准备下做阴道或肛门检查。

第二节 产时处理

临产是以规律宫缩并伴有相应的子宫颈口扩张为标志,规律宫缩一般 5～6 分钟 1 次,持续 30 秒左右,伴有下腹部胀疼或腰疼。子宫颈口由展平而逐渐开大。由正式临产开始到胎盘娩出为总产程,可将其分为三个阶段。

一、第一产程

由规律宫缩开始到子宫颈口开全,又称子宫颈扩张期。其时间的长短,初、经产妇不同,且受宫缩的强弱、胎儿大小、有无异常因素等影响,一般初产妇为 8～14 小时,经产妇为 6～8 小时。

第一产程的管理包括下列方面:

1. 外阴的准备。临产的产妇进入产房前应作外阴局部准备,肥皂水擦洗外阴后剃去阴毛。动作应轻柔,剃毛应彻底,但要避免划破皮肤。剃毛后再用清水纱布擦净。入产房后如早期破膜者,需每 4～6 小时行外阴冲洗后更换消毒会阴垫。

2. 灌肠。初产妇宫口开大 3 cm 以下,经产妇开大 2 cm 以下,无严重内科、产科合并症者,应予温肥皂水灌肠。一方面可减少分娩时排便污染,另外可刺激宫缩,加速产程。

下列情况者不宜灌肠:胎膜早破、产前出血、胎位异常、胎头高浮、剖腹产再孕、重度妊高征、心脏病心力衰竭等,还有胎儿偏小、宫缩过强,估计 1 小时能分娩者。

3. 活动。鼓励正常产妇在宫口开大 3 cm 前在待产室内可自由活动,避免过早卧床引起体位性低血压,且可协调宫缩的进展。宫口开大 3 cm 以后,宫缩常较强,很难自由行走,产妇可采取适宜于她的姿态和走动。胎膜已破、阴道出血、高血压、心脏病、胎位异常等高危妊娠的产妇,应在待产床上取左侧卧位休息。

4. 营养。分娩是生理的但又消耗很大的活动过程,因此需足够的营养。鼓励产妇吃易消化、高热量、高蛋白的食物,并摄入足够量的水分,以保证充沛的精力和体力。如产妇不能进食,应静脉补给水分、电解质、葡萄糖、维生素等。

5. 产程图观察和记录产程。实践证明,产程图监护产程是科学管理产程的好方法。它可及时提示异常产程,便于及时处理。对消灭滞产、降低产妇和胎儿、新生儿的发病率有积极意义,也可避免过早的不必要的干涉。

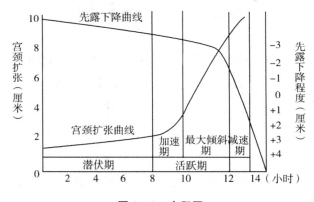

图 4-1 产程图

产程图类型有三种:交叉型、伴行型和集中型,普遍应用的是交叉型(如图 4-1)。它由 Friedman 于 1955 年首先报道,我国各地都有进行探讨的。

根据宫口扩张的不同速度将第一产程划分为潜伏期和活跃期,初产妇以宫口 3cm 为界。又有作者将活跃期分三个阶段:加速期、最大倾斜期、减速期。各期的平均时间见表 4-1。

第一产程中,血压正常者每 4 小时测量 1 次血压,血压超过 17.3/12kPa(130/90mmHg)者每 2 小时测量 1 次血压。产程潜伏期每 4 小时查肛 1 次,活跃期 2 小时查 1 次。上述检查分别描记于产程图上,特殊情况需作内诊者应由术者写特殊记录。

表4-1 产程各期的平均时间

	宫口开大(cm)(初产妇)	平均时间(小时)
潜 伏 期	<3	9±
活 跃 期	≥3～全开	4±
加 速 期	3～4	1.5～2
最大倾斜期	4～9	2±
减 速 期	9～全开	0.5±

异常产程图及其处理:

(1)潜伏期延长。潜伏期超过12小时谓延长。常因精神高度紧张,原发宫缩乏力,可行人破膜后,催产素点滴,以加强宫缩。

(2)活跃期延长与停滞。在活跃期内,如4小时宫口不进展,称为停滞,活跃期超过8小时称为延长。它们常是头位难产的早期表现,应重新估计头盆关系,有必要时进行内诊,以了解枕位、先露高低、产瘤大小、骨缝重叠的程度等情况,以及早发现头盆不称。若无明显头盆不称,可破膜后点滴催产素2小时左右,如无进展则须以剖宫产结束分娩。

6.产痛的减轻。长期以来人们为消除产痛进行了探索和研究,由于既要考虑到产妇的止疼,又要不影响胎儿的呼吸中枢,而多数麻醉止疼药可通过胎盘抑制胎儿呼吸,故未被普遍采用。针刺止疼对胎儿虽无害但效果不肯定。至今还没有一种既有效又安全的止痛方法。

第一产程产痛来自子宫收缩和宫颈扩张,支配子宫体的交感神经运动纤维来自脊髓的第5～10胸节段,子宫颈的运动和感觉主要由骶2、3、4副交感神经传导,因此为减轻产痛,神经阻滞的范围应在胸11至骶4之间,范围小效果不佳,范围大有可能影响宫缩。

实践证明,分娩疼痛与产妇的精神状态有密切关系,恐惧、焦虑、疲惫、缺乏信心以及周围环境中的不良影响,如同室产妇的喊叫声、工作人员的粗鲁语言和恶劣的服务态度等,都能影响产妇的疼痛反应。因而孕期宣教,使产妇了解分娩过程,在产时可主动配合,如进行深呼吸动作,按摩腹壁等。其次,很重要的是医务人员良好的服务态度,关心鼓励,能起很重要的作用。绝大多数产妇能耐受产痛,不需任何药物止疼。极少数产妇大声呼叫不安,可给予镇痛药止疼。产科常用哌嗜啶(Pethidine,即杜冷丁),它能很快通过胎盘,对胎儿的呼吸抑制作用不大。

针刺止疼虽有不少探索,曾有人使用次髎穴位封闭,部分产妇效果较好,但因客观指标不确切,尚需进一步研究。

国外使用笑气、硬膜外小剂量麻醉或注入小剂量吗啡,止疼效果较好,但产妇血压波动,且对胎儿有一定的呼吸抑制作用。

二、第二产程

宫口开全至胎儿娩出为第二产程。习惯上以 2 小时为界,超过 2 小时为第二产程延长,经产妇超过 1 小时为延长。第二产程延长使胎头在盆底部受压时间过长,引起胎儿颅脑损伤和母体盆底组织损伤。

(一)密切注意先露下降及胎心变化

进入第二产程后,宫缩频而强。宫口开全时,一般先露应达 S^{+2} 水平。如胎膜未破,会影响先露下降,应人工破膜。枕后位时,先露下降速度略慢,应注意胎头塑形的程度。尤其在枕位异常者,会阴部可见胎发或部分胎儿头皮,但有时双顶径尚在棘上。手术助产前,必须检查耻骨联合上可否触及胎头大径。内诊时检查双顶径和坐骨棘的关系,可否触及胎耳,切不可盲目侧切助产。如发生助产失败,则改行剖宫产术。

胎心的监测在第二产程更为重要。过频过强的宫缩,易使高危胎儿代偿不全而缺氧,发生胎心率变化。很多脐带问题,也因先露下降而表现出胎心变化。胎心正常者,至少15分钟听胎心1次,听30~60秒。如有异常更应严密注意变化,根据情况迅速做出决定,及时娩出胎儿。

如有条件使用电子胎心监护仪,连续监测胎心,则有利于及早发现胎儿缺氧或脐带问题。

(二)接生准备工作

宫口开全后,随宫缩及屏气,先露逐渐下降至阴道口。宫缩时可见儿头,间隙期回缩阴道内,为胎头拨露阶段。此时应消毒外阴,首先用20%肥皂纱球自上而下、自内向外依次擦洗大小阴唇、阴阜、大腿内上 1/3、会阴及肛门周围,用温开水冲洗共两次。最后用 1∶1000 新洁尔灭纱布进行消毒,臀部铺以消毒布。接产人员按无菌操作,常规刷手穿消毒手术衣,戴消毒手套,将打开的产包铺好准备接产。

（三）娩出胎儿

接产者站于产妇右侧,随宫缩胎头下降时协助儿头俯屈,使胎头以最小径线娩出,可避免会阴严重撕裂。

按分娩机转,随宫缩及间隙期,令产妇屏气及均匀呼气,在腹压下缓慢娩出胎头。胎肩娩出不宜操之过急,应随宫缩下压胎肩,使前肩充分娩出后再娩后肩,避免发生锁骨骨折。若脐带绕颈过紧者,可先钳夹剪断脐带,然后娩出胎身。

（四）会阴保护

应了解会阴条件、胎儿大小,做到心中有数。注意保护技巧,右手用力方向为向上内轻托会阴体部,左手轻压儿头枕部,宫缩间隙期放松,以免压迫过久而水肿。胎头娩出后保护会阴的手不能放开,直至前肩娩出。

会阴条件差,如发育欠佳、弹性不好或有炎症,或胎儿偏大、初产臀位阴道分娩及手术产,为对母婴有利应做会阴侧切术。不必为追求会阴完整而强行保护,导致新生儿头部大血肿,严重者婴儿在盆底受压太久可发生颅内出血。

（五）新生儿的处理

1. 清理呼吸道。当儿头娩出时,不必急于娩肩,应先将新生儿口鼻的黏液挤压出,或用负压球吸出。剖宫产术中也同样处理。羊水污染严重者,婴儿娩出后,在第一次呼吸之前,行气管插管,吸出气管内污染的羊水,可减少胎便吸入。

2. 保暖。新生儿一经娩出,立即擦干身上的羊水,用无菌接生巾覆盖。对早产儿或低体重儿可加用红外线加热装置或在红外线暖箱上处理。

3. 阿氏评分。每个新生儿进行生后 1 分钟和 5 分钟的阿氏评分（表 4－2）,以评估新生儿窒息的程度,决定抢救的措施,并预测预后。0～3 分为重度窒息,需紧急抢救和气管插管;4～7 分为轻度窒息,只需一般抢救,清理呼吸道,或吸气即可。生后 5 分钟的评分,预测远期预后,因为缺氧时间越长,脑组织缺氧受损的机会越多。

4. 脐带的处理。用 75% 酒精和 2.5% 碘酒先后消毒脐带根部周围及 5cm 左右长的脐带,距脐根 0.5cm 处钳夹后套以气门芯或用塑料脐带夹,也可用粗丝线双重结扎并剪断。断面用 2.5% 碘酒或 6% P. P 液消毒。检查断面无出血后,以无菌敷料覆盖并用脐带卷包扎。

表 4 - 2 阿氏评分

得分\\体征	0	1	2	出　生 1 分钟　5 分钟
心　率	0	<100 次/min	≥100 次/min	
呼　吸	0	浅慢不规则	佳	
肌张力	松　弛	四肢稍屈	四肢活动	
喉反射	无	有些动作	咳嗽、恶心	
肤　色	唇紫、全身苍白	躯干、四肢紫	全身红润	

5. 称体重。将未穿衣、包裹的新生儿,置磅秤上称出生体重。

三、第三产程

胎儿娩出后至胎盘娩出为第三产程。一般在 30 分钟以内,若超过此时限则为第三产程延长。

(一)胎盘的娩出

胎儿娩出后子宫底降至脐水平,产妇突然有轻松感,子宫收缩短暂停止。数分钟后,宫缩再开始,使胎盘在缩小的宫腔内发生剥离。较多见的是胎盘从中心开始剥离而后扩延至全面,排出时先见胎盘子面,而后有阴道流血,此种方式为胎盘子面排出。相反,胎盘先由边缘剥离然后至中央,阴道流血在胎盘排出之前,为母面排出。

胎盘娩出前,必须检查胎盘是否已剥离,不可盲目重压宫底,或按摩子宫,或牵拉脐带,以免发生剥离不全而出血,甚至脐带断裂,子宫内翻等。检查胎盘是否已剥离,可用手在产妇的耻骨联合上轻压子宫下段,脐带不再回缩,表明胎盘已完全剥离。可轻压宫底并缓缓牵拉脐带,将胎盘娩出。如在胎盘剥离前有多量阴道流血,随时手术剥离胎盘。第三产程 30 分钟后仍未剥离者,可根据阴道出血的有无及多少,决定手剥胎盘或短期等待。

(二)胎盘的检查和测量

仔细全面地检查胎盘及胎膜的完整性、脐带的血管数和有无其他异常,是很重要的常规步骤。胎盘子面注意胎膜边缘有无断裂的血管,有无副胎盘残留;胎盘母面注意检查每一小叶的完整性,如有毛糙或缺损应在无菌操作下行刮宫术。胎盘和胎膜的任何异常,如梗塞、早剥及脐带的附着部位等均应详细检查、测量及记录。最后,用尺子测量胎盘的面积、厚度和脐带的长度,并称胎盘的重量。

（三）软产道的检查

胎盘娩出后顺序检查软产道。手术产者,应从宫颈开始,阴道穹窿部、阴道侧壁、会阴处均应详细检查。有侧切伤口者,应注意检查对侧阴道壁及伤口有无上延。

（四）裂伤的缝合

产道任何部位的裂伤首先确定其程度,然后按解剖关系仔细缝合。复杂裂伤或裂伤较深者,应在照明良好的条件下,使用麻醉或止痛药后,暴露清楚,并在助手协助下进行缝合。术后根据情况,局部抗生素封闭,或留置导尿管等。

四、产后

产程结束后,正常者须密切观察 1 小时,高危者观察 2 小时或更长。此期间应听取产妇的主诉,注意产妇的全面情况,定时测量血压、脉搏,注意阴道出血及有无血不凝的现象。轻压宫底,观察有无血排出,若子宫底升高,则应注意膀胱是否充盈,以及有无宫腔积血。若子宫轮廓不清,意味着收缩不良,可按摩子宫,并给子宫收缩剂。软产道裂伤较重者,应注意局部是否肿胀,有无血肿形成,伤口有无出血或渗血。高危产妇则根据具体病情做特殊观察和特殊记录。

五、产科和儿科的密切合作

随着围产医学的进展,产科和儿科的知识不断更新,分工也越来越细。为了提高围产保健的水平,降低围产儿的发病率和死亡率,新生儿科医生和产科医生密切合作,并参与产房和手术室高危儿的抢救和检查工作是十分必要的。具体的工作内容应包括以下几方面:

1. 共同讨论高危妊娠及高危儿的分娩时机和分娩方式,充分估计围产儿的预后,并积极进行相应的准备工作。

2. 分娩时,新生儿科医生到场,做好抢救准备工作,包括器械和药品。负责和指导窒息儿的复苏抢救工作。

3. 新生儿室的观察和治疗工作,以及对预后做出估计。

第三节 产科的心理护理

妊娠是妇女生活中的重要阶段。由于体内激素的变化,发生全身性的生理改变,同时,也发生明显的心理变化。不少年轻妇女对妊娠缺乏了解,怀有恐惧或忧虑心理,把很多正常现象视为病态,对胎儿的发育和健康顾虑重重,造成很大的精神负担。上述的心理活动常使孕妇感情脆弱,情绪波动,重者影响妊娠过程的正常进行,因而在围产保健的研究范畴内,心理学的研究已成为一门新的必不可少的内容。

从临床工作来看,现在妊娠期并发症及各种异常情况比过去多,除了某些情况是由于研究的深入,认识有了提高的结果,其他不少问题的产生是与精神因素有关的,如早孕反应的程度和体内绒毛激素水平高低有关,但与孕妇对妊娠的态度也有密切关系。有的妇女多年不孕,一旦妊娠思想紧张,顾虑很多;也有的家庭环境优越,亲属过分照顾,不免有些"娇气"。再如,妊高征虽原因尚未肯定,但不少国家统计此症发生于未婚女青年和高龄初产妇多见,这可能与思想紧张有很大关系。产痛的轻重更能说明问题,如对分娩过程有所了解,能很好配合者,产痛一般都能耐受。其次,周围环境很重要,如待产室内有一人大声呼叫,其他人也不能耐受。医务人员如能耐心体贴地陪产,帮助解除顾虑,则产妇比较安静。上述一些情况说明,产科心理护理十分重要。

1. 加强孕期宣教是心理护理的基本措施。从早孕起按不同阶段进行不同内容的宣教,使孕妇了解妊娠不同阶段的生理变化以及如何照顾自己。可通过举办孕妇学校讲课,也可在候诊时用幻灯、图片或模型进行讲解。有条件者应让未来的爸爸也参加,有利于共同进行孕期保健。

2. 创造良好的环境。孕期有个和谐、相爱的家庭环境,在精神心理上给予关怀和支持。在产时有个宁静舒适的分娩场所,对减少难产、减轻产痛均有帮助。不少国家,提倡正常分娩在家庭或分娩中心。每个孕妇从妊娠一开始由固定的助产士负责检查和接生,这使孕妇产生安全信赖感。一般来说,改善服务态度,热情关心,并给予正确指导是非常重要的。医务人员的语言、行为对产妇有很大的影响。

3. 产后增加母婴接触。这是对产妇的最大安慰,有助于产妇的身心恢复。在产房或手术室,让产母多看几次婴儿或听听婴儿的哭声,可减轻缝合中的痛苦。正常产后,如能实行母子同室,则可消除母亲的种种顾虑,建立抚养孩子的信心,也可早期抱奶,有利于婴儿健康。

对有病新生儿或畸形儿的母亲,则应取得家庭的协助,寻求合适的方法和时机,给予暗示,以免突然得知不幸的消息,造成精神上的巨大创伤而发生意外。

第五章　产褥期保健

产褥期是指从胎盘娩出到母体生殖系统恢复正常状态的一段时间,约为 6～8 周。在此期间母体全身各系统都发生明显的生理变化。在经历了妊娠与分娩的负担后,又担负起哺育新生婴儿的重担,所以在产褥期要特别加强护理,使产妇早日康复,并积极预防各种疾病的发生。产褥期保健是围产保健中的重要的一环。

第一节　一般护理

1. 休养环境。产程中体力消耗较大,许多产妇产后感到疲劳,需要一个安静环境休息和睡眠,所以产妇休养室必须安静、整洁、空气新鲜、温度适宜(一般最好维持在 20℃～24℃之间)、光线柔和。被褥要清洁、松软,经常换洗。由于产妇与新生儿的抵抗力较弱,所以不宜有过多的客人拥挤在室内,尤其是上呼吸道感染、消化道感染者更不宜接触产妇与新生儿。

2. 注意阴道流血。产后 24 小时之内,尤其 2 小时之内,产后出血较多。分娩后应由接生者观察 1～2 小时。如阴道出血多,要查明原因,积极止血,并要监测血压、脉搏,判断有无休克。产后 24 小时内出血总量超过 400ml 为产后出血,属于异常情况。

回到休养室后,仍要注意阴道出血情况,观察子宫收缩和排尿情况,腹部或会阴创口有无渗血、血肿等。

3. 个人卫生。生产褥期抵抗力差,又加生殖道有创面,防御能力降低,容易感染,所以加强个人卫生十分重要。洗脸、刷牙、洗脚等卫生习惯要坚持,特别要注意会阴的清洁,最好每次大小便后用温开水洗外阴,方向从会阴到肛门(从前到后),至少每天上下午各洗一次外阴部。会阴垫要及时更换。内衣裤每天换一次。因产褥期出汗多,内衣容易脏,要及时清洗,以减少皮肤及乳房感染的机会。

大小便及换会阴垫后,护理新生儿前及饭前要洗手。指甲要剪短,免藏污垢及划伤新生儿。

4. 营养。产妇体力恢复及哺乳均需要补充营养。根据产妇消化功能的生理变化过程,产后头几天可吃些营养丰富的、易于消化的软食,如牛奶、鸡汤、鱼汤、面条等,以后逐渐增加。蛋白质、维生素以及矿物质的补充也很重要。要多吃动、植物蛋白含量多的食品,如豆制品、牛奶、蛋类、鱼、鸡、肉类等。此外,蔬菜、水果可补充维生素及矿物质。钙与铁的补充很重要。脂肪在饮食中的比例不宜太高,产后不要吃太多油腻的食物。产妇的饮食要易于消化、热量充足,每天总热量为 12552 J 左右,每天可吃 4～6 餐。

5. 休息和活动。充分的休息和睡眠对母婴均有利。产后 1～2 天要卧床休息,最好侧卧,但大小便可下床。以后根据产妇体质逐渐增加活动,可在室内适当活动及做产后体操,这可促进全身的恢复。产后 2～3 周可做日常轻劳动,避免蹲及增加腹压的劳动。1 个月内不参加体力劳动。

6. 产褥期要心情愉快,精神放松,对自身的康复及新生儿的成长充满信心,培养与新生儿间的感情。心理平衡可加速康复,增加乳汁。

7. 体温与脉搏。产后当天体温可略升高,尤其产程中过度疲劳者,但不超过 38℃,而且次日即可恢复正常。在开始分泌乳汁时,由于乳房充血、肿胀,体温也可略升高,但也不超过 38℃。产后 2 周内应定时测量体温与脉搏,如果体温升高,要及时查明原因。如果有心慌和气短,脉搏增快在 120 次/分以上,要及时查明原因。

8. 恶露。产后的阴道排出物叫恶露。其中含血液、黏液、坏死的蜕膜组织及白细胞、细菌等。在产后 1～3 天内为血性恶露、色红,量比月经少。产后 3～7 天为浆液性恶露,呈淡红或粉红色,以黏液为主。产后 2 周左右为白色恶露,呈淡黄或乳白色。恶露应无臭味,量逐日减少,一般持续 3～4 周。如有臭味或血性恶露持续时间过长或量多,则为异常现象,需请医生诊查。

9. 保持大小便通畅。膀胱胀满影响子宫收缩,可引起产后出血,所以产后 4～6 小时内要鼓励产妇及时排尿。由于胃肠蠕动慢,产后容易便秘,要多饮水,多吃含纤维素丰富的蔬菜,并养成定时排便习惯,保持大便通畅。

10. 性生活。产褥期生殖系统尚未复原,会阴和阴道创面尚未完全愈合,宫口未关闭,子宫胎盘剥离创面未愈合,所以要禁止性生活,避免产褥感染。产后 3 个月,如经检查已恢复正常,可开始性生活,但需避孕。

11. 有合并症的产妇要根据不同疾病予以特殊的观察及护理,详见有关章节。

第二节　乳房护理

乳房是哺乳器官,乳房护理是保证母乳喂养的重要环节。乳房护理要从妊娠期就开始,产褥期尤为重要。

一、一般护理

1. 清洁卫生。经常洗澡,清洁乳房,特别要清除乳头的污垢和结痂,乳房要用宽大、松软、清洁的乳罩托起,以利血液循环,为哺乳作准备。

2. 乳头护理。第一次哺乳前要用肥皂水擦洗乳头,然后用清水洗净,此后每次喂奶前要清洁乳头。如果乳头有畸形和凹陷,除在妊娠期纠正外,产褥期仍须经常擦洗和牵拉,并预防乳头皲裂。

3. 保持乳汁分泌通畅。产后2~3天乳房充血和肿胀,可感到发热胀痛,如不及时排空,可造成乳汁淤积。产后及时哺乳,最早在产后2小时内,至晚到6小时就要开始哺乳。新生儿吸吮可使乳腺管通畅,预防乳汁淤积或乳头皲裂。每次哺乳要尽量让新生儿吸空乳汁。如乳汁过多,新生儿吸吮后,及时用手或吸奶器将乳汁排空。这样不仅可以预防乳汁淤积和乳腺炎,还可促进乳汁分泌量增加。

4. 哺乳卫生。为减少新生儿肠道感染或产妇乳房感染的机会,乳房局部的卫生十分重要。每次哺乳前后要用温毛巾清洗乳房和乳头。乳房用清洁小毛巾和乳罩保护。内衣要勤换。喂奶前后要用肥皂水洗手。如有乳头皲裂或新生儿口腔有感染时,用乳头盾哺乳。

二、常见产后乳房病的处理

(一)乳汁分泌不足

1. 病因。影响乳汁分泌的因素很多,产妇乳腺发育、健康状况、营养、心情以及神经体液因素都有关,此外与婴儿的吸吮也有关。

2. 处理。

（1）乳汁不足时要尽量弄清原因,针对原因治疗和处理。

（2）注意充分休息,增加营养,多吃高蛋白流质饮食,如鱼汤、鸡汤和乳类;保持心情愉快。

（3）婴儿的吸吮可促进乳汁分泌。

（4）中药下奶方对某些情况有效,根据辨证施治原则开处方。

（二）乳汁淤积

因乳腺管受阻,乳汁不能通畅排出而成硬块淤积于乳房内,称乳汁淤积。

1.病因。常因外力挤压乳房,或因乳头异常新生儿吸吮力弱或不及时哺乳而造成乳汁不能排空所致。

2.治疗。

（1）局部按摩或冷敷。

（2）及时排空乳汁,可由婴儿吸吮或吸奶器抽吸。

（3）药物。可用催产素 10μ 肌注,15 分钟后吸奶,可促进乳腺管收缩而排出乳汁。

（4）中药。可用下方煎服,1 日 2 次:瓜蒌实 10 g,乳香 6 g,没药 6 g,当归 9 g,甘草 6 g,通草 3 g,穿山甲 10 g。2～3 剂。

（三）乳头皲裂

乳头表皮脱落,根部裂口或溃疡,称乳头皲裂。

1.病因。多因乳头发育异常未及时纠正,或哺乳方法不当、哺乳时间过长,或乳汁不足,婴儿吸吮力过强造成。

2.诊断。皲裂处可有出血或继发感染,在婴儿吸吮时产妇感到乳头疼痛。

3.处理。

（1）保持局部清洁,奶后盖以消毒毛巾或纱巾。

（2）局部可涂抹 10% 安息香酸酊等药物,哺乳前用清水洗净,对吸奶之婴儿无妨。

（3）用奶盾哺乳,待创面愈合后可直接哺乳。

第三节　会阴护理

1. 保持外阴清洁,每日用温开水或 1:5000 高锰酸钾液或 0.1% 新洁尔灭液清洗 2

次,每次大便后亦清洗。

2. 勤换会阴垫。

3. 会阴如有伤口,要注意伤口有无红肿、疼痛或硬结。如有感染征象,早期可用抗生素局部封闭。一般用卡那霉素 0.5 g 溶于 0.5% 普鲁卡因 10ml 内,在伤口周围封闭注射。可配合物理疗法。1 周后可用 1:5000 高锰酸钾液坐浴,每日 2 次,每次 20 ~ 30 分钟。

4. 及时拆除缝合线,注意伤口愈合情况。

第四节　排尿困难的预防和处理

一、产后尿潴留

产后不能自动排尿而膀胱胀满者,称产后尿潴留。

（一）原因

1. 分娩过程中胎先露对膀胱压迫过久,或产科手术对膀胱的牵拉挫伤,使膀胱黏膜充血、水肿甚至出血,尤其膀胱三角区和尿道内口处水肿,造成排尿困难。

2. 膀胱逼尿肌收缩力弱或膀胱肌对尿充盈的敏感性降低,或由于麻醉药的影响,使"膀胱麻醉"。

3. 外阴伤口疼痛,反射引起排尿抑制,或精神紧张使尿道括约肌痉挛。

（二）处理

1. 鼓励定时排尿。

2. 诱导排尿温开水冲洗外阴,或听流水声等以诱导排尿动作。

3. 下腹部热敷。

4. 推拿利尿穴,此穴位于脐与耻骨联合中点处,逆时针方向按摩,并间断向耻骨联合方向轻轻推压 5 ~ 15 分钟。

5. 针刺疗法,气海透曲骨。

6. 药物治疗。新斯的明 0.5mg 或氨甲酰胆素 0.25mg 肌注,膀胱过度充盈时慎用,有心脏病者禁用。

7. 导尿。上述方法无效时安置导尿管。如尿量过多,不应一次排空,以防止膀胱内压力骤减,引起黏膜血管破裂而出血。连续开放 24 小时后,可 2～4 小时排空 1 次,进行膀胱体操,训练膀胱肌肉,待导尿管可自动排尿时,再拔出导尿管。注意保持导尿管清洁,预防尿路感染。

二、产后尿失禁

产后不能控制排尿,尿液不时流出者,称为产后尿失禁。

(一)原因

1. 分娩过程中盆底组织过度受压或扩张。

2. 产科助产手术造成盆底组织撕伤,使盆底组织松弛,尿道膨出,尿道支持组织及尿道括约肌松弛所致。大部分病人在产褥期可逐渐恢起。

(二)处理

1. 鉴别尿失禁与尿瘘,如有尿瘘则需手术修补。

2. 正确处理产程,避免产程延长。

3. 手术助产时避免盆底组织损伤,正确修补盆底组织的产伤。

4. 产褥期勿过劳,避免腹压过度增高。

5. 盆底组织锻炼,如肛提肌动作,每次 10 分钟,每日 2 次。

6. 服中药,辨证施治开方。

7. 如久治不愈可行修补手术。

第五节　便秘的处理

一、原因

1. 产褥期胃肠功能减低,蠕动缓慢,肠内容物在肠内停留过久,水分被过度吸收。

2. 经过妊娠及分娩,腹肌与盆底组织松弛,排便力量减弱。

3. 会阴伤口疼痛,反射性抑制排便动作,产时因先露压迫可使原有的痔疮充血、肿胀,也可使病人不敢排便,大便的水分被再吸收,大便干结,更加不易排出。

4.饮食中纤维素含量不足。

二、处理

1.加强饮食调节,多进饮料及纤维素多的食物。

2.加强腹肌及盆底组织的力量,按时产后活动及体操。

3.解除外阴伤口及痔疮的疼痛。

4.应用缓泻剂如果导、酚酞、开塞露等药物。

5.中药如麻仁滋脾丸、番泻叶等口服。

6.上述办法无效时可用肥皂水灌肠。

第六节　产褥期体操

1.产后保健操能促进子宫的复旧,使腹壁和骨盆底组织极早恢复张力,可防止子宫脱垂或张力性尿失禁的发生,可使产妇尽快恢复到生育前的健美体型。产后操还可促进血液循环,增进食欲,减少排大小便的困难。

2.产后保健操的运动量随产后日期延长逐渐加大。

(1)产后第 1 日,可在床上做抬头运动:仰卧,两手置腹部,头从枕上抬起,可连做两个八拍。

(2)产后 2~4 日,可在床上做上肢运动:仰卧,两臂水平外展,然后内收,做两个八拍。然后将上臂缓缓举过头部,再慢慢收回,也做两个八拍。

(3)产后 5~9 日,可在上述动作后加做下肢屈伸动作及缩肛运动:仰卧,两手平放躯干两侧,先将右下肢向腹部屈曲,然后放平伸直;左下肢做同样动作,共两个八拍;另外,有节奏地做肛门收缩、放松动作,也做两个八拍。

(4)产后 10 天可开始做整套产后保健操:

第一节——深呼吸运动:仰卧,两臂直放于身旁,先深吸气,腹壁下陷,然后呼气。做四个八拍(图 5 - 1)。

第二节——缩肛运动:仰卧,两臂直放于身旁,进行肛门的收缩与放松动作,做四个八拍。

第三节——伸腿动作:仰卧,两臂直放于身旁,双腿轮流上举和双腿并举,与身体保持直角。共四个八拍(图5-2)。

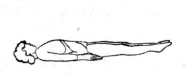

　　图5-1　深呼吸运动　　　　图5-2　伸腿动作

第四节——腹背运动:仰卧,髋及腿略放松,分开稍屈,脚底平放在床上,尽力抬高臀群及背部,使离开床面。共四个八拍(图5-3)。

第五节——仰卧起坐:平卧,两手叉腰坐起。共四个八拍(图5-4)。

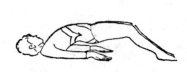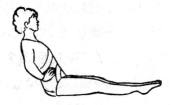

　　图5-3　腹背运动　　　　图5-4　仰卧起坐

第六节——腰部运动:跪姿,两膝分开,肩、肘呈垂直,双手平放床面,腰部进行左右旋转动作。共四个八拍(图5-5)。

第七节——全身运动:跪姿,双臂支撑于床面,左右腿交换向背后高举。共四个八拍(图5-6)。

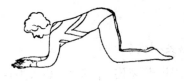

　　图5-5　腰部运动　　　　图5-6　全身运动

以上运动,可每日两次进行锻炼。

第七节　产后访视

围产保健网的建立,可确保每位孕产妇均能享受健康保健。利用围产保健手册,各级保健组织可加强相互联系。

产妇从医院出院时,由医生仔细填写围产保健手册,将妊娠分娩及产后住院期间母婴情况作介绍,指出产后访视的要点,并将手册转至基层保健组织,如地区保健站、地区医院等。家庭产后访视,是加强产褥期保健及医护人员和产妇联系的重要方式。产妇及婴儿出院后的 3 天内,基层保健人员作第一次家庭访问,然后根据情况复访,产褥期至少访 3 次。

访视内容:

(1)了解产妇一般健康状况及康复情况,有无合并症。

(2)了解新生儿健康状况,哺乳情况,生长发育有无异常情况。

(3)健康指导,包括产褥卫生、新生儿护理、计划生育指导等。

(4)建立婴儿保健手册,定期检查,计划免疫等。

第八节　产后检查

产后 6 周即 42 天左右到医院门诊作产后检查,以了解产妇生殖系统及全身恢复情况,了解婴儿生长发育情况,进行健康咨询。

检查内容:

(1)会阴、阴道或腹部伤口愈合情况。

(2)宫颈有无裂伤,愈合情况,宫口是否已关闭。

(3)盆底组织紧张度及其恢复情况,有无阴道壁裂伤、子宫脱垂、张力性尿失禁等异常。

(4)子宫复旧情况,子宫大小、位置有无异常。

(5)附件及宫旁组织有无炎症或肿物。

(6)哺乳情况,乳量是否充足,乳房有无感染。

（7）全身健康状况的恢复,血压、脉搏等重要体征检查;原有疾病或孕期并发症的恢复情况。

（8）新生儿健康检查及生长发育指标,如身长、体重的测量。

（9）针对性的健康咨询,重点是婴儿哺喂及计划生育指导。

第六章　新生儿保健

第一节　新生儿成熟度的估计

新生儿成熟度的评估极为重要,它关系到对其预后的估计,及其在观察中可能发生的问题,以制订医疗护理计划。通常用末次月经来计算胎龄,但在许多情况如月经不规则、记忆不正确或避孕药影响月经等,此法不可靠。必须要用新生儿的客观标准来评估成熟度,才能比较正确地判断胎龄,制订相应的医疗措施。

一、各种新生儿的命名和定义

1. 新生儿期。指出生后到 28 天,生后 1～7 天为新生儿早期,8～28 天为新生儿晚期。

2. 围产期 I 。妊娠满 28 周到生后 7 天。

3. 胎龄。从末次月经期第一天开始计算,每满 7 天算 1 周。在少数孕妇如确切知道受孕期,则胎龄可以从受孕日期开始计算再加 2 周。

4. 成熟度。经历正常妊娠的新生儿,发育良好,能够适应宫内和宫外的变化。成熟度取决于胎龄、形态及功能方面的指标,可分为下列几种:

(1)早产儿。胎龄满 196～259 天(28～37 周)。

(2)足月儿。胎龄 259～293 天(37～42 周)。

(3)过期产儿。胎龄≥294 天(≥42 周)。

5. 以胎龄和体重的相互关系命名时,将胎儿出生体重和该孕周的平均出生体重比较则有下列划分:

(1)适于胎龄儿(AGA)出生体重在该孕周体重的第 10～90 百分位数。

(2)小于胎龄儿(SGA)出生体重在第 10 个百分位数以下。

（3）大于胎龄儿（LGA）出生体重在第90个百分位数以上。

二、评定胎龄和成熟度的要求

1. 方法要简单易行，便于掌握。

2. 对婴儿无损害。

3. 评估时不受婴儿健康情况的影响。

4. 指标要精确，便于判断及记忆。

5. 检查时要认真。

6. 与产科资料应一致。

三、评估胎龄的常用体征指标

1. 皮肤透明度。查看躯干皮肤，尤其是腹部脐以上皮肤的透明，并可见多条大小不等的清晰的血管，随胎龄增加，皮肤稍厚，有脱屑、干裂，罕见血管，有的呈羊皮纸样。

2. 头发。随着胎龄的增加，头发由棉花样或羊毛样逐渐变粗而成为一根根清楚可数的头发。

3. 耳廓软骨。极不成熟的耳软骨，触之像皮瓣一样，没有弹性，随胎龄的增加，耳软骨逐渐发育，弹性渐增加。

4. 乳腺结节。足月新生儿可以摸到乳腺结节，可测量两侧结节的直径，乳房结节随胎龄增加而增大。

5. 乳头。随胎龄的增加与周围皮肤的界限更为清楚，乳晕的边缘也随之突起于皮肤。

6. 指甲。指甲是否到达指端和指边缘界限（即甲沟）是否清晰，是指甲成熟的指标。

7. 足底皮肤皱纹。主要检查较粗的皱纹，细而表浅的皱纹只有在皮肤干燥时才能看到，而且在足底皮肤拉紧时细纹消失。早产儿仅在脚拇指根部有1~2条皱纹，足跟光滑，随胎龄增加皱纹逐渐清楚，足跟的皱纹也增加。例如：胎龄36周新生儿的足底后3/4光滑，胎龄38周新生儿的足底前2/3有皱纹，胎龄40周新生儿的足底，皱纹满布全足底。

四、Dubowitz 氏胎龄评分法

1. Dubowitz 氏胎龄外观评分法,详见表 6 – 1。

表 6 – 1　Dubowitz **氏胎龄的外观评分**

体　征		0 分	1 分	2 分	3 分	4 分
水肿		手足明显水肿,按胫骨有凹痕	手足水肿不明显,按胫骨有凹痕	无水肿	—	—
皮肤组织		很薄,胶冻状	薄而光滑	光滑,中等厚度,皮疹或表皮翘起	稍厚,表皮皱裂翘起,以手足为最明显	厚,羊皮纸样皱裂,深浅不一
皮肤颜色		暗红	均匀粉红	淡粉红,全身不一	面、耳、唇、手掌或足底粉红	—
皮肤(躯干)		许多静脉和微静脉清晰可见,尤其在腹部	可见静脉和其分支	腹部清晰可见少许血管	腹部隐约可见少许大血管	不见血管
胎毛(背部)		无	多而长	少,特别在下背	少,部分无	至少一半
足底纹理		无	前半部红痕不明显	红痕 > 前半部,褶痕 < 前1/3	褶痕 > 前2/3	明显深的褶痕 > 前2/3
乳头形成		难认,无乳晕	明显可见,乳晕淡,直径 < 0.75cm	乳晕呈点状边缘不突起,直径 < 0.75cm	乳晕呈点状边缘突起,直径 < 0.75cm	—
乳腺大小		不能摸到	一或两侧直径 < 0.5cm	两侧或一侧直径 0.5 ~ 1cm	两侧或一侧直径 > 1cm	—
耳朵形状		耳廓平,边缘不变或稍弯	耳廓边缘部分弯曲	上耳廓稍弯	上耳廓弯曲良好	—
耳朵硬度		耳廓软易折叠,不回复	耳廓软,易折叠回复慢	软骨长到耳廓边缘,柔软处迅速回复	耳廓硬,软骨长到边缘,立即回复	—
生殖器	男	睾丸未降	至少一个睾丸在阴囊高处	至少一个睾丸下降	—	—
	女	大阴唇分开小阴唇突出	大阴唇几乎覆盖小阴唇	大阴唇完全覆盖小阴唇	—	—

2. Dubowitz 氏胎龄的神经系统评分，详见表6-2。

表6-2　胎龄的神经系统评分

体　征	0	1	2	3	4	5
姿势						
弯腕角	90°	60°	45°	30°	0°	
踝弯曲	90°	75°	45°	20°	0°	
臂缩动	180°	90°~180°	<90°			
腿缩动	180°	90°~180°	<90°			
腘窝角	180°	160°	130°	110°	90°	<90°
跟到耳						
围巾征						
头后垂						
腹悬托						

（1）姿势：观察时婴儿要静止，取仰卧位。手足伸直者，评0分；手伸直而臀、膝稍曲，评1分；手伸直而足较明显弯曲，评2分；手臂稍曲，而腿屈曲外展，评3分；手臂和腿完全弯曲，评4分。

（2）弯腕角：检查者的大拇指和食指放在受检儿的手背和前臂，应用足够的压力，获得尽可能的完全弯曲，测量小鱼际隆突和前臂腹面之间的角，按图评分（操作时不要拿婴儿的腕关节旋转）。

（3）踝弯曲：检查者的大拇指放在婴儿足底，其他手指放在腿后，应用足够的压力获得尽可能的完全弯曲，测量足背和小腿前面之间的角，按图评分。

（4）臂缩动：婴儿仰卧位，牵引儿手即完全伸展，继之放松。若手臂回复迅速完全弯曲,评 2 分;手臂回复到不完全弯曲,或反应缓慢,评 1 分;维持在伸展,或任意摆布,评 0 分。

(5)腿缩动:婴儿仰卧位,牵引足,使之伸直,再放松。若髋和膝完全弯曲,评 2 分;部分弯曲,评 1 分;略动或不动,评 0 分。

(6)腘窝角:婴儿仰卧,平放在检查床上,检查者的左手食指和大拇指握婴儿大腿膝部,使保持膝胸位,检查者再用右食指放在婴儿踝的后面,轻轻加压,使腿伸直,测其腘窝角。

(7)跟到耳:婴儿仰卧,拉婴儿足,轻轻弯曲使其接近头部,观察头与足之间的距离,按图评分。注意使膝处于自然状态。

(8)围巾征:婴儿仰卧,执婴儿的手,绕过头颈,尽可能达到对侧肩后,使肘横过身体,看肘横过多远,按图评分。肘达对侧腋下线的,评 0 分;达对侧锁骨中线和腋下线之间的,评 1 分;达正中线者,评 2 分;达不到中线的,评 3 分。

(9)头后垂:婴儿仰卧,抓住两手慢慢拉向坐的位置,观察头与躯干的关系,按图评分。完全后垂,评 0 分;头能部分控制,评 1 分;维持头与身体成一直线,评 2 分;头前倾,评 3 分。

3. Dubowitz 氏胎龄的外观和神经系统评分与妊娠时间的关系,详见表 6 - 3。

表 6 - 3　Dubowitz 氏胎龄外观和神经系统评分与妊娠时间的头系

总　　分	孕　周	总　　分	孕　周
0 ~ 9	26	40 ~ 43	35
10 ~ 12	27	44 ~ 46	36
13 ~ 16	28	47 ~ 50	37
17 ~ 20	29	51 ~ 54	38
21 ~ 24	30	55 ~ 58	39
25 ~ 27	31	59 ~ 62	40
28 ~ 31	32	63 ~ 65	41
32 ~ 35	33	66 ~ 69	42
36 ~ 39	34		

五、简易胎龄评分法

简易胎龄评分法见表 6 - 4。

表 6-4　简易胎龄评分法(胎龄周数 = 总分 + 27)

体　征*	0　分	1　分	2　分	3　分	4　分
足底纹理	无	前半部红痕不明显	红痕 > 前半部,褶痕 < 前1/3	褶痕 > 前2/3	明显深的褶痕 > 前2/3
乳头形成	难认,无乳晕	明显可见,乳晕淡、平,直径 < 0.75 cm	乳晕呈点状,边缘不突起,直径 < 0.75cm	乳晕呈点状,边缘突起,直径 > 0.75cm	
指　　甲		未达指尖	已达指尖	超过指尖	
皮肤组织	很薄,胶冻状	薄而光滑	光滑,中等厚度,皮疹或表皮翘起	稍厚,表皮皲裂翘起,以手足为最明显	厚,羊皮纸样,皲裂深浅不一

* 各体征的评分如介于两者之间,可用其均数。

六、临床应用

1. 对每个新生儿均应按简易法予以评估。

2. 发现评分胎龄与产科资料不符时,应进一步核实月经史,并按胎儿目前评估的胎龄进行相应的处理。

3. 对小于胎龄儿,尤其是足月小样儿和大于胎龄儿,尤其是糖尿病母亲的婴儿,胎龄评估有极其重要的意义。

第二节　新生儿室的消毒和隔离制度

由于新生儿免疫功能差,抵抗力弱,易受外界病原体的侵袭。新生儿室的消毒和隔离制度是防止医源性交叉感染、保护婴儿健康的重要措施。严格遵守消毒隔离制度是医护人员的重要职责及基本素质。

一、工作人员(或在家护理婴儿的人员)

1. 定期查体。新生儿室的工作人员的健康情况,是引起或防止交叉感染的重要环节。医护人员,应每半年或1年查体一次,包括肺部透视、鼻咽培养、大便培养及肝功能。如果结果阳性,或有传染病,如皮肤感染,应予以治疗或调离。治疗期间,不能在新生儿室工作,经治疗肠道、呼吸道传染病痊愈后,可以回工作岗位。

2.洗澡。洗澡、修剪指甲,是保持医护人员个人卫生的重要方面,也是关系到婴儿室的交叉感染的重要一环,有条件时,应每天上班前洗澡,或每天洗澡一次。

3.手的清洁。手是传播感染的主要途径。入室工作前,认真刷手,是防止和控制交叉感染的重要方面。刷手时,要用流动水和肥皂水,刷手至肘上,共用2~3分钟。每检查或护理完一个婴儿后,应用肥皂水洗手,或用2‰新洁尔灭洗手。每次手拿污物或换尿布后,均应认真用肥皂水洗手之后,再用1:1000的新洁尔灭或1:2000的洗必泰液泡手。刷手或洗手后,应用消毒毛巾擦干,或自然干燥,或烘干。反复使用的擦手毛巾是传播细菌的重要源泉之一。为避免手的污染,上班时勿用手接触自己的鼻孔、眼睛和口腔。

4.戴口罩、帽子和穿专用鞋。进行治疗工作时,或疑有感染时,均应戴口罩。应4~8小时更换口罩一次。帽子每天洗一次,入室要换专用鞋。

工作人员不能随便坐婴儿床和治疗台,不能使用婴儿被、尿布等专用品。

二、新生儿室(或婴儿卧室)

1.新生儿室应是通风良好,阳光充足的地方,每个婴儿占用的面积应是2.5平方米。

2.擦地。新生儿室要每天3次用湿拖布擦地,然后再将污物扫除,以防灰尘在空气中飞扬。

3.通风和室温。室内每天至少通风2次,每次15~20分钟。室温应保持在22℃~24℃,相对湿度达50%~60%。

4.如有条件,可每天应用防腐杀菌剂1:2000醋酸洗必泰或2.5‰过氧乙酸喷雾,或用紫外线照射1~2次。每间婴儿室,每周应彻底消毒一次,扫除或消毒前后应做空气培养。每个月新生儿室大扫除一次。

5.低体重儿应有专门的房间。有条件时,应按病种分开居室。早产儿室的温度要25℃~27℃,相对湿度60%~65%。

三、用具

1. 婴儿尿布、衣服和床单、包被，应有足够的备用量供使用。最好用一次性尿布。如无条件，定时更换后投入污物袋内，不可随地乱放。

2. 奶具和服药杯，每人一套，每次用前均应消毒。

3. 听诊器、磅秤及测量板，每次用前用 1:2000 洗必泰液或 1‰过氧乙酸擦净。任何感染性疾患，听诊器应是专用的。

4. 呼吸器的管道和湿化瓶，每班消毒一次。超声雾化器、盛水器、复苏器、婴儿面罩、头罩、小漏斗、皮管等，均应在用完后，清洗并用 1‰新洁尔灭或 1‰过氧乙酸或 1:2000洗必泰液浸泡 2～3 小时，再用蒸馏水冲洗晾干备用。

极低出生体重的早产儿，应用高压消毒的尿布和衣物。

5. 培育箱和管理每次一个婴儿用完后，应用 1:2000 的洗必泰液或 1‰新洁尔灭擦洗，被褥单和窗口袖套换干净的备用。使用过程每天用以上消毒液擦一次，窗口袖套和被褥单每天换一次。使用长时间者应一周更换培育箱，或能按期消毒。水箱每天换水。

四、污物处理和隔离问题

1. 尿布、棉签、纱布等用过后，分别放在专用污物盘或桶内，不要乱抛在地上。

2. 隔离。患金黄色葡萄球菌和致病性大肠杆菌感染可疑者或已确诊者，应立即严格隔离，以防扩散。工作人员接触患儿时要穿隔离衣，工作完毕脱去隔离衣。严格洗手后，方可接触其他患儿。如有条件，则应有专人护理。

3. 非本室工作人员严禁入室。

4. 非室内工作必需品（如工作人员碗筷和衣服）不应放在室内。

5. 乳母和家属不得进入婴儿室。喂奶时可将小儿抱到母亲休养室或哺乳室。凡母婴有感染时停止哺乳。早产儿或危重小儿母亲或家属要探望时，应穿隔离衣，换室内鞋，但不能摸小儿。

6. 提倡母婴同室，将小儿放在母亲床旁小床内，利于增进母子感情，早吸母乳，提高母乳喂养率，减少新生儿室密度。但只适于健康之母与子。

7. 婴儿出院后被褥应晾晒或用过氧乙酸熏后再用。有感染者,先用 1‰ 过氧乙酸泡后拆洗,晒干再用。

第三节　正常新生儿的护理

正常新生儿的生理解剖特点有:皮肤娇嫩,免疫力低下,易感染;体温调节能力差,体表面积大,易散热;肾功能差,易发生钠储留和对糖耐受能力差;胃呈水平位,容量小,胃壁肌发育不全,吞咽能力差和贲门括约肌松等特点,易发生溢奶和呕吐;脐带是感染的门户之一等。鉴于以上特点,对新生儿护理时应尽职尽责地达到要求。

一、出生时的护理

1. 清理呼吸道。为防止开始呼吸后将黏液吸入气道,在出生后未啼哭和喘气前,立即先用吸引导管将咽、鼻的黏液吸出。

2. 保暖。产房环境和子宫内的温度有很大差距,婴儿出生时应尽快用软布吸干身上的羊水,以防水分蒸发时丢失热量。应设法良好地保温,例如有条件者可用远红外线灯或开放暖箱取暖等,包裹要预热,否则新生儿生后体温很快下降过低,以致影响血液循环和代谢。比较适宜的新生儿周围环境如产房温度最好在 26℃～30℃,湿度 50%～60%,达不到时,可创造条件达到要求。擦胎脂,将腋下、腹股沟、头皮、耳后等处的胎脂用油或湿水擦洗干净,躯干部皮肤的胎脂一般认为有保温和保护皮肤的作用,生后自行吸收,可不必擦洗。

3. 评分。生后 1 分钟、5 分钟及 10 分钟行阿氏评分。

4. 结扎脐带。正常新生儿出生 1～2 分钟内结扎脐带。推迟结扎,可造成红细胞增多症;过早结扎,可减少胎盘向新生儿的血液回流,造成贫血或低血容量。

5. 滴眼药。出生后,常以 0.25% 氯霉素眼药滴眼,以预防眼睛感染。

6. 全面检查新生儿有无窒息、产伤、畸形等,处理完毕后测体重、盖脚印、结腕条。

二、日常护理

以保暖、防交叉感染和喂养为主。

1. 入室时,核对母亲姓名、住院号、小儿性别、腕条、脚印,复习母亲孕、产期病史及了解新生儿产时情况,详细查体。

2. 洗澡。有条件时(即有流动水和室温合适者)可每天用流动水洗澡,应用无刺激性的肥皂,室温24℃~26℃,水温40℃左右。洗后用软毛巾吸干,不宜擦,以免损伤皮肤而引起感染。在颈下、腋下和皮肤皱褶处,撒以滑石粉或松花粉,以保持干燥。

3. 眼睛的护理。洗澡后,用生理盐水棉签或棉球,由内向外擦净眼分泌物。疑有感染者,可每天滴以0.25%氯霉素或涂眼药膏,重者须注意隔离,并请医生医治。

4. 脐部护理。每天晨间护理时,应用75%酒精清洁脐带根部和周围皮肤。如果脐带脱落后,脐窝有渗出物,可以涂以95%酒精,保持干燥。脐带脱落以后,偶尔有肉芽形成,可用5%~10%硝酸银溶液点烧之。有脓性分泌物者,在用75%酒精消毒之后,涂以1%~2%龙胆紫,如果局部有炎症,应予抗生素治疗。

5. 臀部护理。排大便后,应用温水洗臀部,并用软布吸干,再涂以鞣酸软膏或鱼肝油软膏,女婴应从前往后擦洗。用的尿布要洗净和柔软的,定时更换尿布。注意大小便的次数和性状。

6. 喂养。正常婴儿应以母乳喂养为最理想,可每2~3小时抱喂一次。如果人工喂养时,则哺乳时间为每3~4小时喂奶一次。

7. 测体重和体温。每天测4次体温,隔一天测体重一次。回家后可根据情况测体温和体重。

8. 认真观察新生儿的情况,并认真记录。例如,吃奶情况、大小便、黄疸、体温等,及时发现异常,与医生联系。

9. 出院前要认真查体,出院当天测体重。出院时核对母亲姓名、住院号、婴儿性别、腕条、腰牌,并包扎脐带。向家属说明卡介苗接种情况、婴儿在院情况、喂养情况及出院后护理注意事项等。

第四节 保 暖

新生儿,尤其是未成熟的新生儿,体温调节功能差,如果保暖不当,易被寒冷所刺激,影响预后,所以保温是十分重要的。

新生儿体热的产生,主要依靠体内代谢产热——化学性产热。棕色脂肪是新生儿的主要产热组织。当寒冷刺激后,皮肤的特殊传感器引起去甲肾上腺素的分泌增加,使棕色脂肪三酸甘油脂分解成为甘油及脂肪酸。一部分脂肪酸进入血循环氧化而产热,另一部分再脂化产热。

新生儿体温调节功能差特点:第一,体表面积相对地比成人大,散热多;第二,皮下脂肪少,隔热差;第三,产热少,特别是摄入量不足时;第四,分泌去甲肾上腺素使棕色脂肪分解的功能差;第五,没有自我保护能力,环境影响较大,如不及时保温,会很快丢失大量的热量。

一、预防热的丢失

(一)新生儿散热机制

1. 热从体内到体表散热。由于血管舒张和收缩的变化,使热从体内发散到体表。

2. 体表向环境散热其机制有:第一,辐射,如果环境温度低于体温,则体热由体表皮肤向环境辐射;第二,传导,由于接触冷物体,热向冷物体传导;第三,对流,将体热经皮肤流失到流动的冷空气中;第四,蒸发,当婴儿体表潮湿时,蒸发热多,如在羊水未擦干时,或洗澡时未及时擦干。

(二)防止散热的方法

1. 出生后立即擦干,并用温暖的毯子或包被包裹。

2. 保持婴儿周围环境温度适中,可用各种暖箱、热水袋、热水垫或辐射热装置保温,使婴儿皮肤温度保持在 36.5℃ 左右。

3. 减少对流和传导散热房屋通风时,婴儿不宜放在空气直接对流处。给氧时要经过加温。婴儿接触的物体要温暖。

4. 及时补充营养,以供应足够的热量。

二、包裹保温

最简单的保温方法:

1. 包裹材料。最好是柔软、蓬松的,如用棉花制成棉被,用前要加温,保持温暖。

2. 包裹部位。躯干体表面积大,大部分包裹方法均保护此部位。但新生儿头的比例较大,头部血管丰富,出生后应戴棉帽,可防止大量热的丢失。

三、暖箱

暖箱可以为新生儿提供中性温度环境,中性温度是最适宜的环境温度。在此温度,氧的消耗和产热最低,从而呈平衡状态,体温可维持正常,测肛门温度可在36.8℃~37.2℃之间。

1. 应用的适应证。早产儿和低体重儿;足月或正常体重的高危新生儿,体温调节功能差者,如重症窒息、感染等。

2. 不同体重及生后年龄的中性温度。它是调节暖箱温度的依据,中性温度随新生儿的组织成分、出生后日龄、健康状况及衣着等而改变。

新生儿裸体放入暖箱时温度可参照表6-5。

表6-5　暖箱温度与婴儿体重、出生天数的关系

出生体重	初　生	1周后	相对湿度
<1000g	36℃	34℃	55%~65%
1001~1500g	34℃	33℃	
1501~2000g	33℃	32℃	
>2000g	32℃	30℃	

如果环境温度低,暖箱壁温度低,也可使新生儿辐射或传导丢热,所以改进用双层壁的暖箱或在暖箱中的新生儿周围罩一个塑料做的罩子,可起到保温作用。

对暖箱内新生儿进行任何操作时,应尽量避免温度骤变。

四、室温

胎儿在宫内温度比母亲体温约高0.5℃,出生后环境温度一般均低于宫内温度,又加潮湿的羊水,使新生儿丢失很多热量。有学者测定,平均温度为25℃的产房中,新生儿潮湿时,丢失热量达420.5J/kg/min;如果擦干,但裸体,丢热为365.7J/kg/min;如果擦干包裹,则丢热减少到163.2J/kg/min;如擦干后放在辐射灯下,则丢失热仅94.1J/kg/min。因此室温对于新生儿体温调节关系重大。

1. 产房温度。理想的应在30℃以上,但一般难以保持,且工作人员不适应如此高

温,一般保持在26℃。但处理新生儿的微环境,如结扎、包裹脐带、称体重、窒息复苏等操作,均应在保温条件下进行。根据各医院条件可用热水垫,加热床、灯泡、辐射热等以保证达到必需的温度。产房的湿度最好是40% ~50% 。

2. 转运途中的保暖。从产房或手术室到婴儿室途中,保温也十分重要,但很容易被忽视。理想的转运应当是放在暖箱内,也可利用旧暖箱等改装成土法保温的盒子或箱子。

3. 婴儿室。对于早产或低体重或高危儿,可按上述中性温度调节,放于暖箱中;对于足月的正常新生儿,在生后第一个24 小时,应在过渡婴儿室休养,温度宜在28℃ ~30℃ ,待体温能稳定在36.5℃左右,再移入婴儿室,婴儿室温度应保持在24℃ ~26℃ ,洗澡时应在26℃ 以上,湿度为50% ~60% 。

第五节　预防感染

感染是造成新生儿发病率及死亡率的主要原因之一。由于新生儿机体抵抗力低,免疫功能差,无论是免疫球蛋白或补体均低于成人,所以是一个易感人群,在护理新生儿时要注意保护和预防感染的发生。

一、新生儿感染的途径

1. 血行感染。它是出生前感染的主要途径,细菌或病毒可通过母亲循环到胎盘的绒毛间隙,在胎盘形成绒毛膜炎或细菌内毒素,破坏胎盘屏障作用,而使病原体进入胎儿体内,造成胎儿感染,即先天性宫内感染。

2. 上行感染。阴道内的菌群进入宫腔,如胎膜早破或宫腔操作、盆腔检查时,细菌上行成蜕膜炎、胎盘微脓肿而进入母亲及胎儿循环,或当阴道分娩时胎儿通过产道因吸入或咽入带菌的羊水或分泌物而被污染。

3. 环境感染。多在产程中的操作,如阴道检查、手术助产、胎儿内监护、头皮电极安放、头皮血气检查、新生儿复苏等过程中,将细菌带入新生儿体内。

通过医护人员的手、器械、敷料,在医疗护理过程中使新生儿感染,即为医源性感染,是生后感染的主要途径。

值得注意的是吸氧或呼吸机应用过程中被细菌污染成为感染源。此外,各种器具,如暖箱、奶具、衣物均可作为传染媒介物。

二、预防感染的措施

1. 产程中避免不必要的阴道操作、产程延长等,及时处理胎膜早破。

2. 治疗母亲感染性疾病,包括病毒及细菌感染,选用对羊水、胎盘通过率较高的抗菌药物。

3. 加强环境清洁和消毒,定期消毒产房、婴儿室环境。

4. 严格器械、敷料、布类的消毒,包括氧气管道、瓶等。

5. 严格遵守无菌操作规程,对新生儿一切医务护理,包括注射、复苏、手术等,均应在无菌操作下进行。

6. 接触婴儿前,必须严格洗手。

7. 及时将感染的婴儿、母亲或工作人员与健康婴儿隔离。

8. 食具、食品包括奶、糖水等的消毒。

9. 预防性抗生素的使用,不主张盲目使用抗生素,但对下列情况可考虑使用:

(1)胎膜破裂 12 小时以上,产程延长。

(2)母亲有明确的感染者,如羊膜绒毛膜炎、泌尿系感染、败血症等。

(3)经过较复杂的操作的新生儿,如脐静脉给药、气管插管两次以上、气胸引流、呼吸机人工呼吸等。

(4)有严重全身疾病,如心衰、酸中毒、休克等。

第六节　母乳喂养

母乳是新生儿的天然和理想的食物,是营养的最佳来源。从各种成分比例、营养价值以及预防感染的能力等特点,均显示了母乳最适合新生儿的需要,因此应提倡母乳喂养。

一、母乳的优点

1. 预防感染。母乳最大的优点是有预防感染的作用,许多免疫物质和细胞均可通过乳汁,给予新生儿。母乳中 IgA 可保护新生儿消化道及呼吸道不受微生物侵袭。乳铁蛋白可抑制大肠杆菌及念珠菌生长,还有溶菌酶、干扰素等免疫物质。巨噬细胞和嗜中性细胞可直接吞噬微生物和异物。母乳抗病毒感染也引起了人们的重视,抗病毒的特点是:

(1)母乳中存在多种病毒的特异性和非特异性的免疫成分。

(2)抗病毒物质中,主要为分泌型 IgA(SIgA)起作用。

(3)初乳中抗病毒物质明显高于成熟乳。

此外,母乳喂养还可避免人工喂养配制和装瓶过程中的污染机会。

2. 营养成分比例合适。母乳中的蛋白质、脂肪及碳水化合物的比例适合新生儿的机体特点和需要,有利于消化蛋白质。主要是乳白蛋白,遇胃酸凝块小,易消化,而且白蛋白中的必需氨基酸含量丰富。牛奶的蛋白是以酪蛋白为多,遇胃酸后凝块大,不易消化。

人奶中的脂肪颗粒小,饱和与不饱和脂肪酸比例相等,易吸收,且有含量丰富的亚麻油脂,供新生儿正常成长发育需要。

人乳中乳糖比牛奶多,且为乙型乳糖,有利于肠内乳酸杆菌生长,从而抑制大肠杆菌生长,减少肠道感染的机会。

母乳钙磷比例合适(2:1),有利于吸收和利用;铁铜含量比牛奶多;维生素不易破坏和污染,维生素 A、E、C 含量比牛奶高。

3. 母乳卫生又经济、方便,乳汁温度适宜,不必配制和消毒,而且随时可供需要。

二、早喂母乳

母亲产后 3 天内的乳汁,称为初乳。初乳色淡而清,但是它有高浓度的营养素、免疫球蛋白和白细胞。初乳中的溶菌酶比牛奶高 300 倍以上。这些物质在母亲产后 24 小时内,就已经在乳汁内存在,因此提倡早抱母乳,应在生后 2~4 小时以内,甚至一断脐带就开始吃母乳。第一天双侧乳房可各吸吮 5 分钟,次日即可吸 15 分钟或至吸完乳汁为止。坚持早抱母乳还有以下作用:

(1)初乳可使新生儿增强免疫功能,可预防感染。

(2)吸吮可刺激母乳分泌增多,还可预防乳汁淤积等。

（3）吸吮可反射性刺激垂体后叶催产素的分泌,刺激产后子宫收缩。

（4）可增进母子接触和情感交流。

（5）促进排胎便,减轻黄疸。

三、母婴同室

（一）我国自古在家分娩后就是母子同室

在医院,分娩后则把婴儿和母亲分开而放在婴儿室,现在谈到在医院母子同室,则成为新生事物,对此曾有不同看法。母子同室是值得推广的,通过近几年的实践,观察到有以下几点优点:

1. 是预防感染的有力措施。主要是早抱奶的作用,母乳中的免疫抗体起作用。1985 年 12 月北京市一度发生致病性大肠杆菌流行,北京妇产医院受波及,4 个婴儿室唯独母子同室未被波及,既无带菌者,也无发病者,提示母乳喂养在预防肠道感染方面起着重要作用。尤其初乳中含有较高的 IgA,可以防止感染源进入肠黏膜,起着保护作用。此外母乳中的 I 型乳糖,促使了乳酸杆菌生长,抑制大肠杆菌生长,减少发病。

2. 起到母子情感交流作用。在母亲早期哺育婴儿中,视线、语言和接触婴儿中,对于母婴间感情交流起着重要作用。

3. 母亲学会观察婴儿的情况和对婴儿的护理,出院后对婴儿的一切不感到陌生,护理婴儿时不是紧张,而是以愉快、高兴、母爱的心情护理婴儿。这一切对婴儿的健康成长均起着重要作用。对婴儿的不正常情况,也能及时发现。

4. 由于婴儿吸吮及早期活动,以及心情愉快,母体产后恢复快。

5. 出院后坚持母乳喂养率高。

（二）母子同室的要求

1. 环境。房间应是阳光充足,空气新鲜,保持良好室温和优美的环境,具有家庭气氛。母亲床边设一婴儿床,最好每间不超过 6~8 名产妇。

2. 婴儿护理。由于几对母子在同一房间里,夜间可能影响母亲睡眠,所以夜间可将母婴分开,婴儿集中的婴儿室,由夜班护士照顾。晨 6 时送出喂母乳后,在婴儿室洗完澡再送至母亲身边。白天由母亲照顾婴儿,而护士巡回指导换尿布、喂养方法和观察婴儿情况,发现异常随时让母亲学会观察,并报告大夫给予处理,尚应做乳房护理。

每个房间应设一张办公桌,主管的责任护士基本固定在房间,可随时回答产妇提出的问题和做各种护理指导。每天上午可在音乐伴随中,宣传有关母乳喂养的优点,科学育儿知识,护理婴儿的要点及产后避孕方法等知识,以提高母乳喂养的效益。

3. 母婴同室的对象。母亲孕期及产时无合并症,婴儿为顺产,出生时情况良好者。

4. 母亲应学会的护理技术。在母婴同室期间,母亲应学会乳房护理,了解母乳喂养的重要性,换尿布和给婴儿洗澡的有关方法及科学育儿知识。

5. 母婴同室中,母乳喂养应提倡早喂,按需要不定时喂,随时满足婴儿的需要。

第七节　卡介苗接种

卡介苗(简称 BCG)是 1907 年法国医学家 Calmette 和其助手 Guerin,用改变了性质的牛型结核杆菌制成的一种活菌疫苗。接种卡介苗是属人工免疫中的主动免疫,是将特异性抗原(细菌)接种到易感婴儿体内,使机体产生免疫抗体,用这种方法以代替自然感染,而又不产生像自然感染时那样严重的情况,并可自动地产生特异性免疫力。这种免疫力,可以限制以后结核菌感染在体内的播散,从而减少结核病、粟粒型结核或结核性脑膜炎的发生。

一、卡介苗注射法

1. 皮内注射法。

(1)部位。左肩下三角肌外缘下端,注射部位不得高于肩部,以避免衬衣的摩擦,影响愈合时间和继发感染。

(2)剂量。0.1ml 内含菌苗 0.05mg。要求恰好注射在皮内,如注射过深则易引起局部溃疡和附近淋巴结反应。新生儿主要用皮内注射法。

2. 皮上划痕法。在左臂三角肌外缘上端处的皮肤,用 75% 酒精消毒后,用手将皮肤绷紧,将菌苗用滴管滴 2 滴在局部皮肤上,再用消毒的缝衣针透过菌苗,划一个 1 ~ 1.5cm 长和宽的"井"字形,深度以有红痕而又不出血为宜。划后菌苗在划痕上轻轻涂开,然后放松皮肤,约 10 分钟后,菌苗干了再穿衣。

3. 多刺法。以每毫升含菌量 50mg 的菌苗 2 滴,滴在左上臂三角肌下端的皮肤上,用消毒的大缝衣针轻压20～30下,可见血痕,待菌苗干后即可。

二、接种技术和注意事项

1. 卡介苗是混悬液,静置时菌体下沉,用时应摇匀,并核对有效期,无标签或过期者不能用。菌苗不用时,应保存在2℃～8℃的冷暗处。

2. 接种时护士应提高责任感,对剂量和接种部位及深度,都应严格遵守技术要求。

3. 接种前皮肤用75%酒精消毒,安瓿打开超过半小时不能再用。

4. 接种后当即填好卡片及病历,并在明显处做好标记,避免重复注射。

5. 新生儿接种后,在6周内应避免与结核病患者接触。

6. 新生儿接种后3个月,应在指定的结防所做结核菌素试验,阴性时补种。

三、卡介苗接种后的反应

1. 一般无全身反应。

2. 局部反应。

(1)注射3～4周后,可在注射部位出现红肿块,如黄豆大。以后肿块逐渐形成脓泡或小溃疡,往往自行愈合、结痂,并逐渐干枯(约1～2个月)。

(2)反应较重者,硬块中心可有坏死,局部淋巴可发生脓肿,破溃后形成较深的溃疡,愈合较慢。这种现象,往往是由于注射较深,或超过规定的剂量所致。如有局部破溃时,可涂以1%龙胆紫,红肿者加服消炎药。

3. 附近淋巴结的反应,在接种1～2个月或3个月左右,往往可见到附近淋巴结轻微肿大,这是正常反应,多发生在同侧腋下的淋巴结。

四、卡介苗接种的对象

初生的健康正常新生儿,均为接种对象。

五、暂时禁忌接种的对象

1. 发热。

2. 体重低于2300 g。

3. 重症患儿。重度窒息后、RDS、呼吸衰竭、颅内出血、肺炎、消化道疾患、皮疹、皮肤脓疱以及病理性黄疸等。

4. 一些患先天性疾病的新生儿,如先天性心脏病和其他先天性畸形者。

5. 因病未接种者,可在 3 个月时直接去结防所接种,或 42 天随母做产后检查时,直接接种。

六、卡介苗用具的处理

1. 注射器是专用的,经高压消毒过的。

2. 用过的安瓿或过期菌苗要烧毁,不得随意丢弃。

第八节 生后 42 天健康检查

生后 42 天母子回到医院做健康检查,是保健工作的重要一环。不但对产妇有益,并且对婴儿是一个喂养、发育和健康情况的鉴定,受到家长们的欢迎。

一、目的

1. 对正常的婴儿了解其出院后的健康情况。对住院期间患病的婴儿,观察和了解其出院后的健康恢复情况。如重症的窒息儿、颅内出血等,应做相应的神经行为检查。

2. 观察婴儿的营养状态和休重、身长增长情况。体重增长的指标,是每天增加最少 25g,最多 50g。如果每天增长不足 25g,应进一步了解其喂养方法,并给予喂养指导。对严重营养不良,而父母又不太认识这方面的严重性时,应及早指导喂养,及时纠正营养不良,才不至于影响婴儿脑的发育。

3. 可发现出生时所没有的一切疾病,如重度心脏杂音、重度湿疹、肝脏肿大、贫血、迁延性黄疸、脐疝及睾丸鞘膜积液等。对慢性脐炎及时发现和予以处理。

4. 对卡介苗的局部反应进行鉴定和补种卡介苗。那些出生时因某种原因未能接种的婴儿,42 天补种,这时机是合适的。

5. 年轻的妈妈们聚在一起,交流着自己育儿的经验,起到相互学习的作用。

6. 了解母乳喂养坚持率,指导辅食添加。

二、工作要求

1. 应由较有经验的医生出产后门诊。

2. 一位护士先给婴儿测量体温、体重和身长。

3. 注意室温和保暖,以免婴儿受凉。

4. 准备好听诊器、压舌板、75%酒精、生理盐水、1%龙胆紫和5%~10%硝酸银等备用。

5. 布置环境,宣传育儿知识。

第七章　围产期用药

第一节　药物通过胎盘对胎儿的影响

孕妇用药是否妥当,直接关系到下一代智力和身体健康,是一个重要课题。因为大多数药物都可以通过胎盘,从母血进入胎儿。妊娠早期用药不当,可导致胎儿畸形和死亡;妊娠中期和晚期,器官分化成熟,可导致器官功能的变化,影响胎儿和新生儿的发育和生存。反之,合理用药则可促进胎儿成熟,预防新生儿疾病。如近年来,对不可避免的早产,于分娩前给孕妇注射糖皮质激素,促胎儿肺成熟,预防早产儿发生肺透明膜综合征。为了做到合理用药,必须权衡药物、母亲和胎儿三方面的影响。

一、孕期生理变化对药物代谢的影响

1. 血清蛋白结合能力的改变。孕妇因代谢产物增加与体内蛋白质结合的运输排泄,占用了部分白蛋白,而使体内与药物结合的白蛋白相应减少,所以造成血中游离的药物增多,易于通过胎盘影响胎儿。

2. 肝脏某些解毒功能下降。人体的解毒功能主要是由肝脏完成,很多药物的代谢是经过肝脏的氧化、还原、水解或结合进行的。妊娠期间,人体内酶系统有一定改变,如妊娠期由于雌激素作用,抑制某些药物在肝的醛化作用,从而使药物的半衰期延长,形成蓄积,易于影响胎儿。

二、通过胎盘的转运方式孕妇用药

通过胎盘才能影响到胎儿,胎盘屏障不能看做是单纯的类似血管内壁半透膜的功能,还具有一般生物膜转运的特点,而且有代谢药物和分泌激素的功能,从而间接影响药物的转运。

1. 简单扩散。通过胎盘时,高浓度的一侧向低浓度的一侧转运,最后胎盘屏障两侧达到平衡,这是药物的主要转运方式。简单扩散与分子大小、解离度及脂溶性有关。一般说来,大分子物质(如肝素)不易通过胎盘,小分子物质(尤其是分子量 <1000 者,如双香豆素类)均易通过胎盘。故孕妇用抗凝药物肝素为首选。

2. 易化扩散。膜蛋白和酶系载体系统,参与药物转运,较单纯扩散快。

3. 主动扩散。是指非药物的一些化学物,如 K^+、Na^+、维生素 B_{12}、肌酸酐、氨基酸和嘧啶等化合物的转运,它们既非脂溶性,分子量又大,却能迅速转运。

4. 特殊转运。某些物质转运前,须经胎盘代谢,转变成能较快的转运物质。如抗坏血酸(维生素 C)不能迅速通过胎盘,须转化成去氢抗坏血酸,才易从母血扩散到胎儿循环。

三、孕妇服药对胎儿的影响

综上所述,孕妇服药对胎儿有无影响并非单一因素。文献报道中常有相互矛盾的意见,这主要是由于用药的条件不同。因为其影响取决于药物的分子理化性质、剂量、使用时间、通过胎盘的速度和程度、母体的健康情况,特别是取决于胎儿的发育和不同胎龄的反应。目前有一种恐惧心理,孕期不能服药,服药将会影响胎儿。有的孕妇在孕早期因为感冒和腹泻,服了几片药就要求人工流产。其实有病治病,服药还是需要的。如果不治,发展成高烧或严重腹泻,将需服更多的药,而且还会因为高烧和频繁的腹泻而发生流产或早产。总之,妊娠期用药,必须考虑到母亲和胎儿两个方面。用药必须有指证,并根据药物的理化性质选用,注意用药剂量和疗程。切不可一切药物禁用,也不可滥用。

四、孕妇用药足以影响胎儿的有以下一些药物

1. 抗肿瘤药。氨甲喋呤、6-巯基嘌呤、环磷酰胺、马利兰、苯丁酸氮芥、去乙酰甲基水仙碱以及放射性碘治疗或骨盆照射,均可引起胎儿畸形。

2. 激素类。妊娠 3 个月的妇女,应用类固醇类性激素(如雌激素、孕酮、睾丸酮及类似药物)后,有可能使女性胎儿男性化。妊娠 3 个月以后应用,可使女性胎儿生殖器官暂时性增大;用过乙烯雌酚的孕妇所生的子女,发生男性副睾囊肿和睾凡发育不

良、女性月经过少、不孕和阴道腺病,比未用过雌激素的为多见。肾上腺皮质激素,在妊娠14周内大剂量应用,可引起死产、早产和腭裂,故在妊娠早期亦应禁用。

3. 抗疟药。乙胺嘧啶和氯喹可致耳聋、脑积水和四肢缺陷等胎儿畸形。长期大量使用奎宁可造成死胎、先天性耳聋。是否能引起畸形,意见有分歧。

4. 抗惊厥药。苯妥英钠、去氧苯比妥、苯巴比妥可引起胎儿腭裂和唇裂。

5. 镇静安定药。氯丙嗪对含黑色素组织有亲合力,孕妇长期服用可致胎儿视网膜病变。氟哌啶醇可致胎儿四肢畸形。妊娠头3个月服用眠尔通、安定和利眠宁均可能导致胎儿畸形。

6. 抗凝血剂。双香豆素和苄丙酮香豆素(Warfarin)可致胎儿出血、死亡和鼻骨发育不全。

7. 抗生素。氯霉素可致灰色综合征、新生儿死亡;红霉素可致肝损害;新生霉素致高胆红素血症;链霉素致神经性耳聋;磺胺类引起核黄疸;四环素可引起新生儿手指畸形、先天性白内障、骨生长障碍、牙齿着色和釉质发育不全、前囟隆起或死胎;硝基呋喃妥英可致大血球性贫血;奎宁、奎尼丁对耳有毒,可使血小板减少。

8. 溶血反应。某些新生儿(尤其是早产儿或体重轻的新生儿)红细胞对某些药物的溶血反应敏感,这是由于这些新生儿红细胞中缺乏两种遗传性酶类,即葡萄糖-6-磷酸脱氢酶和谷胱甘肽还原酶。各种药物引起溶血反应可能近似,其中包括:抗疟药、磺胺类、硝基呋喃妥类、抗结核病药、某些解热镇痛药、大剂量合成的水溶性维生素K和某些抗生素等。

五、孕妇用药注意事项

除了不用对胎儿有影响的药外,还应注意用药的时间和剂量。一般来说,早期妊娠特别是8~12周为胚胎各器官的分化发育阶段,用药应慎重。另外用药的剂量少与多以及用药时间,也有一定影响,原则上孕期尽量少用药。

六、分娩期用药

正常生理性分娩一般不用药,妊娠合并症用药。应注意使用的有下列几种药物,因可能对新生儿有呼吸和神经反射起抑制作用,即所谓的"抑郁症"。另外,手术产所用的麻醉药亦应适当选择。

1. 吸入麻醉。吸入麻醉包括笑气、环丙烷、乙醚、氟烷等。因其对新生儿可产生严重的"抑郁症"达 7 分钟之久，近代产科麻醉已很少选用。

2. 巴比妥类药物。巴比妥类是一种较强的安眠药。巴比妥类药物能迅速通过胎盘，能积聚在胎儿的脑组织之中，如巴比妥、阿米妥、鲁米那，其作用可维持在 2 天之上。还有短暂的硫喷妥钠作为静脉麻醉，对剖腹产婴儿可以起呼吸抑制作用。

3. 镇静药。安定为一种较新的苯甲二氮䓬药，用于流产或分娩时，可以减少使用强效的止痛剂，并可使肌肉松弛，有助扩张宫颈、抗惊厥。口服 2.5 ~ 5mg，每日 2 次，或肌注、静注 10mg。氯丙嗪最好不用，因能产生急性的低血压及抑制新生儿呼吸。

4. 降压药。在妊高征章节中已详述，临产时根据病情可适当选用一种。值得提出的是常用降压药利血平，分娩期不宜使用。因此药可致新生儿昏睡及鼻黏膜充血，威胁新生儿，并可减少胎盘的灌流量。

5. 强止痛剂。吗啡是过去常用的强止痛剂，但因其对新生儿有严重的抑制作用，近年来已废弃，而以其类似结构的杜冷丁代之，毒性较小，镇痛作用 100mg 肌注与吗啡 1mg 相同。在分娩 1 小时内或 3 小时以上应用不会发生抑制作用。

第二节　药物通过乳汁对新生儿的影响

关于药物在乳汁中排泄的资料不多。据已知的资料，几乎所有的母体服用的药物，都能在乳汁中发现，某些药物排泄量还比较大。因此母亲服用一种或多种药物时，应考虑对乳婴儿的危害性，力求避免滥用药。

乳腺排泄药物不是过滤，可能是被动扩散。因此大部分药物虽在乳汁排泄，排泄率差别大，不一定对婴儿产生副作用，或可被乳儿消化道破坏。

一、从乳汁排泄足以影响婴儿的有以下一些药物

1. 碘和硫脲嘧啶。哺乳期妇女给予 10 ~ 30μCu 放射性碘后，有 27% 可通过血浆—乳汁屏障，对婴儿产生抑制作用。内服硫脲嘧啶乳汁的浓度可为血中浓度的 3 ~ 12 倍，有可能引起婴儿甲状腺肿和粒性白细胞缺乏症。

2. 抗生素。不同抗生素，自乳汁中排泄差异很大。如红霉素静脉滴注，比血清浓度高 4~5 倍。但青霉素 G 肌注或静滴时，乳汁中浓度仅血清浓度的 2%~20%。乳母口服 1g 异恶唑青霉素，4 小时左右乳汁中尚不能测出。尽管有的抗生素在乳汁中浓度很高，氯霉素在乳汁中浓度接近血清浓度的 50%。四环素为血清浓度的 70%，可是到达婴儿体内的药量有限，不能达到有效浓度，相反地可引起过敏反应和导致耐药菌株的发生。卡那霉素和异烟肼，给乳母服用后，有可能导致乳儿中毒，最好不用。

3. 维生素类。乳母患有维生素 B_1 缺乏时，其乳汁因某些辅酶减少，导致碳水化合物氧化不全的中间产物产生，其中包括乳酸等，婴儿吸入这种乳汁即可中毒。为防止这种中毒现象，可给予母婴足量维生素 B_1，以促进这种中间代谢产物氧化为无害产物。

4. 中枢神经抑制药。巴比妥类催眠药，从乳汁中排泄不高，一般认为不会影响婴儿。但也有个别报道，癫痫乳母长期服用苯巴比妥和苯妥英钠各 400mg，婴儿出现高铁血红蛋白症，全身大瘀斑，嗜睡和虚脱现象。故哺乳妇女应避免长期使用巴比妥类。

乳母服用安定，可使新生儿体重下降和发生高胆红素血症。服用眠尔通则可导致新生儿中毒。服用溴化物和扑痫酮可造成乳儿倦睡，溴化物还可引起婴儿皮疹。

二、乳母用药时注意事项

乳母患病禁用上述从乳汁中排泄影响婴儿的药物。如乳母患甲状腺肿，接受放射性碘和硫脲嘧啶，最好不哺母乳，用抗生素时以青霉素为宜，患结核病用异烟肼和链霉素者，不宜哺母乳。

第三节　子宫收缩药与引产药

产科特殊用药为子宫兴奋药是一类能选择性兴奋子宫平滑肌的药物。其作用可因子宫生理状况和用药剂量不同而使子宫产生节律性收缩或强直性收缩，用药不当可以造成子宫破裂与胎儿窒息的严重后果。子宫兴奋药有以下几种，表 7-1、表 7-2、表 7-3 予以说明。

表7-1 子宫兴奋剂

药物名称	规 格	用 法	作 用	副作用
催产素 Pitocin 含催产素 10μ/ml 增压素 <1μ/ml	针剂 5～10μ/ml	静脉滴注配制0.5～2μ%葡萄糖溶液 肌肉注射 葡萄糖溶液20ml稀释,静脉推注	引产 兴奋子宫平滑肌,适当剂量增强妊娠子宫的节律收缩,胎儿娩出后促子宫收缩,减少产后出血。儿肩娩出时推注促胎盘娩出,缩短三程	用量过多或用于头盆不称的病例,可引起子宫破裂
垂体后叶素 含增压素 10μ/ml 催产素 10μ/ml	针剂 5～10μ/ml	肌注或皮下注射 静滴0.5～2μ%	1. 兴奋子宫同催产素 2. 可致血压增高 3. 冠状血管收缩 4. 肠环状肌收缩	有高血压心血管病者不适用,可致冠状动脉缺血抗利尿
麦角新碱 Ergonovine	片剂 0.2～0.5 mg/片 针剂 0.2～0.5 mg/2ml	口服0.2～0.5mg/次 肌注0.2～0.5mg/次 静脉滴注0.2mg+5%葡萄糖稀释	兴奋子宫平滑肌较催产素作用强而持久,对子宫体和子宫颈引起一致性的收缩,用于子宫收缩不良、止血	偶见过敏,轻者表现恶心、呕吐,严重者血压下降,呼吸困难

表7-2 促宫颈成熟药物

药物名称	规 格	用 法	作 用	副作用
MyLis マイリス 主要成分 硫酸脱氢 表雄酮	针剂 无水结晶 100mg	注射,用水稀释20℃以下难溶,加温,静注100mg/次	妊娠晚期促宫颈成熟,预防过期妊娠,妊38周每周静注2次,每次100mg至宫颈成熟临产	耳鸣、恶心、呕吐、药疹

表 7 - 3　适用于早、中期妊娠的引产药

药物名称	规格	用法	作用	副作用
前列腺素 E₁ 衍生物 ONO - 802 阴道栓剂	纱锭样栓剂,1 粒 1mg	人工流产前放置于阴道后穹窿,每 3 小时放药一次,最大量放 5 次/日	人工流产前 3 小时放药 1 粒软化宫颈。中期妊娠引产连续放药至宫颈内容物排出,5 粒无效,停止放药	恶心、呕吐、腹泻、头晕、头昏
前列腺素 PGE 或 PGF₂α	针剂 2.5μg/ml 0.5μg/ml	静滴开始量 生理盐水稀释至 0.5μg 可逐渐增量	最大量为 50μg/ml,24 小时内引产成功占 95%	恶心、呕吐、强直性宫缩

第四节　新生儿用药

　　药物对疾病的疗效,取决于药物与受体之间相互作用的结果。新生儿内脏器官发育不成熟,功能不够健全,他们不是成人的缩影,不能仅从其身体的大小来看待。他们有自身的生理特点,这些在很大程度上增加了药物的不良作用。因此,对新生儿用药,要严格掌握用药指征,权衡利弊,对症下药。

一、新生儿生理特点对药物的影响

　　1. 药物的吸收。新生儿胃肠道吸收功能的差异性很大,尤其在病理情况下,吸收更差。故对新生儿多采用胃肠道外给药,静脉给药最好。肌肉及皮下给药,由于新生儿周围循环不良,可影响药物的吸收。新生儿的皮肤、黏膜面积相对地较成人或年长的儿童为大,而且皮肤角化层薄,外用药物吸收较强,且易于中毒。

　　2. 药物的分布。药物在体内大部分与血浆蛋白结合,保留于血中。新生儿血浆蛋白浓度低,药物与蛋白结合少,就增加了药物在血中的游离浓度,而易引起中毒。新生儿细胞膜的渗透性强,如血脑屏障通透性强,药物在脑脊液及脑组织浓度提高。新生儿体液细胞外液所占比例高达 45%,故水溶性药物在细胞外液浓度低,细胞内液浓度高。

3. 药物的代谢。新生儿的肝细胞酶系统发育尚不成熟,结合能力差,对药物的代谢和解毒亦较差。

4. 新生儿对药物的特殊反应。

(1)由于新生儿肝脏发育不成熟,肝功能及肝细胞酶系统均不成熟,某些药物如磺胺类对葡萄糖醛酸转移酶有抑制作用,影响胆红素的转化,而易致高胆红素血症,导致核黄疸。又如磺胺、消炎痛、西地兰等药物,可与胆红素争夺白蛋白,而致游离胆红素增加,发生核黄疸。又如新生儿 G-6-PD,即先天性葡萄糖-6-磷酸脱氢酶缺乏症,在某些药物如磺胺类、呋喃类、阿司匹林等作用下,易导致溶血而发生高胆红素血症。

(2)新生儿的皮肤、黏膜和毛细血管丰富,对外用药物吸收量较一般为大,可引起全身性中毒。滴眼药和滴鼻药易通过黏膜吸收,如鼻眼净药水用于新生儿时易引起呼吸抑制,新生儿应禁用此药。

5. 哺乳期用药对新生儿的影响。许多药物可通过乳汁影响新生儿,但药物从乳汁中的排泄量与药物数量、输入速度、结构、理化特性有关。乳汁中浓度较高的药物有红霉素、硫氧嘧啶、四环素,乳汁中含量不多的有青霉素、链霉素、磺胺等。

二、新生儿用药注意事项

(一)抗生素的注意事项

1. 不要盲目用药,要考虑感染程度、病原菌种类及新生儿的日龄大小,而选用副作用小、效果好的抗生素。

2. 使用抗生素前,对抗生素的药理学要有了解,并同时了解新生儿及早产儿的生理特点,适当用药。

3. 有条件作细菌培养者,应根据药物敏感试验选用抗生素。无条件时,一般在生后 3 天以内针对大肠杆菌的抗生素为首选;1 周以后,以针对葡萄球菌和 β 组溶血性链球菌的抗生素为首选。

4. 感染明显或病情较重者,应联合应用抗生素,使用方法以静脉滴注或肌肉注射为佳。

5. 原则上不用于预防,但新生儿在以下情况之一者可根据情况应用,例如,早破水

12 小时以上;有可疑感染或产母有感染;羊水Ⅲ°污染;气管插管二三次以上等。

（二）糖皮质激素类药物的注意事项

1. 适应证：

（1）先天性肾上腺功能不全用作替代疗法。

（2）选天性肾上腺增生症,应用时有抑制促肾上腺皮质激素的作用,从而减少对肾上腺皮质的刺激。

（3）严重感染性疾病时,为提高机体的耐受力,以减轻细菌及病毒对机体的损害。

（4）新生儿硬肿症,为了促进机体代谢。

（5）新生儿低血糖,使糖原增多,血糖升高。

（6）高胆红素血症,可活跃肝酶系统,阻止抗原抗体反应。

2. 常用量：

（1）强的松。口服 1~3mg/kg/d,分 3~4 次口服。

（2）氢化考的松。5~12mg/kg/d,每日 1 次,静脉滴注。

（3）地塞米松。0.2~0.4mg/kg/d,或 0.5~1mg/次,用于脑水肿或抗休克时,每日 1~2 次;必要时每 6~8 小时一次。

3. 用药注意：

（1）激素可掩盖感染症状,故使用时要用足量的抗生素。

（2）易引起霉菌感染。

（3）短期用药可骤停,但超过 5~7 天者应逐渐停药。

第八章 围产期营养与食品卫生

第一节 围产期营养

　　营养是机体从外界摄取食物,经过消化、吸收、同化等一系列生物现象来满足自身生理需要的过程。人类整个生命过程都需要营养,良好的营养有利于维持机体健康。当营养不良时,会对机体健康造成损伤,但损伤的严重程度则取决于营养不良发生的时机、严重程度和持续时间。围产期是生命过程中对营养状况最为敏感的时期,若此时发生营养不良,则对子代造成的损伤最大,有些还会是不可逆的损伤,如脑细胞数目的减少、先天性畸形等会影响子代的终生幸福。因此,围产期营养也是妇幼卫生工作者特别关心的问题之一。胎儿和新生儿所需的营养物质完全依靠母体供给,孕妇和乳母的营养状况就决定了胎儿和新生儿的营养状况,所以围产期营养主要讨论孕妇、乳母的营养及其对子代的影响。本章的讨论将涉及整个孕期及哺乳期,但以围产期为主。

一、孕期营养状况对子代的影响

　　1.影响胎儿出生体重和新生儿死亡率水平。1994年李奕等研究表明,胎儿出生体重与孕期母体营养状况呈正相关,其中以热能摄入量关系最密切,其次是蛋白质、脂肪等。一般认为母体每日摄取热能低于2000kcal时,胎儿出生体重将低于正常,足月低体重新生儿的死亡率远远高于出生体重正常儿。

　　2.影响胎儿各器官系统发育。孕期母体的某些营养素的不足或过多,可能引起胎儿组织器官发育不良或畸形。人体组织器官的发育可以分为四个阶段:第一阶段为细胞增殖期:此期主要是细胞分化增生;第二阶段为细胞增殖与增大期:细胞分化增生和细胞体积增大同时存在;第三阶段为细胞增大期:此期以细胞体积增大为主;第四阶段为成熟期:此期细胞生长停止,细胞中酶系统和细胞功能进一步完善。组织器官生长发育的这几个阶段是相互联系的,各阶段时间长短和细胞最大增殖期依据各组织器官的特点不同,大多数组织细胞都是一直增加,直到衰老死亡细胞的数量与新生成的细胞达到平衡为止。但机体有像脑组织这样的非再生器官,其细胞增殖期末所存在的细胞数量将持续一生,任何对正常细胞发育的干扰都可能造成不可补救的后果。对正常细胞发育干扰所造成后果的严重程度,不仅取决于组织的特点,也取决于干扰所发生的时机。在增殖期母体摄入热量或蛋白质严重缺乏,可导致细胞分化迟滞,某些器官细胞数目不足或永久性的缺陷。据报道,低体重儿中有先天畸形者较体重正常儿高8倍。神经管畸形儿孕母血清锌明显低于正常。实验研究证明:在不同孕期给孕鼠过量维生素 A,可引起胎鼠发生腭裂、短尾、无尾等不同的畸形。

3.影响胎儿脑发育。胎儿脑发育不仅受双亲遗传基因的控制,也直接受母体的生理和营养状况的影响。1988年何志谦指出孕期营养不良可影响胎儿脑细胞的数目和体积,影响的程度取决于营养不良发生的时机、严重程度和持续时间。人脑细胞的增殖与增大自胎儿期开始,持续至出生后2年内,其中最关键的时期是在孕10周至出生1年内。当胎儿出生时脑重量为成人的25%,至出生第12个月脑内DNA合成完成,此时脑重量已达成人的70%,脑细胞在这一时期对营养不良非常敏感,若此时发生热能、蛋白质、碘等营养不良,可以使细胞分化减慢、大脑DNA和RNA含量减少,导致永久性的缺陷,对小儿以后的学习能力、运动控制等造成终生影响。1998年Winkvist研究了营养补充对母子两代的好处后指出,营养状态与子代的健康状况关系十分密切。动物试验证明:自出生后至断奶这一段时间限制热能摄入,可引起脑细胞数目永久性的减少,断奶后限制热能摄入,则脑细胞的体积小。如孕期和出生后均限制热能,则至断奶时脑细胞总数比上述各种情况减少得更多。

二、哺乳期营养状况对子代的影响

哺乳期营养状况对婴儿生长发育的影响主要是通过乳母对婴儿所哺乳汁的数量和质量来实现的,孕妇产后在神经内分泌调解下分泌初乳即进入哺乳期。1998年Kienzle对泌乳峰期时营养素需要量所作的估计表明,哺乳期母体要补偿分娩时的机体损耗和供给分泌乳汁所需的营养素,当短期营养素供给不足时,母体首先保证泌乳的需要,甚至动用自身组织来保证乳汁营养素浓度的稳定,若继续供给不足,就会影响乳汁分泌的数量和质量。乳腺对营养素并非自由通过而是有选择性地通过。乳汁中氨基酸、脂肪的种类和比例,水溶性维生素、硒、碘等营养素可随母体膳食摄入和营养状况发生改变,但其变化的相关强度随营养素的种类而异,除维生素 B_6、硒、碘外一般营养素摄取量高于推荐量时,也不会异常增高,乳中的叶酸、钙、磷、钾、钠、镁等基本不受影响。母乳是 4~6 个月以内纯母乳喂养婴儿的唯一食物,是婴儿所需各种营养素的唯一来源,母乳中某些营养成分的改变必然导致婴儿营养状况随之发生改变,从而影响婴儿正常生长发育,如母乳中维生素 B 缺乏,而导致婴儿患脚气病就是很好的例证。

机体良好的营养状态有赖于热能和各种营养素的合理供给,因不同营养素在体内具有不同的生理作用,当机体内某种营养素缺乏或相对不足时,则会导致不良的影响。

三、围产期的热能和营养素

1. 热能。机体的所有生命活动都需要消耗热能来维持,人体所需的热能来自蛋白质、脂肪和碳水化合物三大产热营养素,孕期热能用于维持母体与胎儿的生命活动和组织合成。整个孕期孕妇体重平均增长 12.5kg,其中包括母体增加的组织合成,如子宫、乳腺、细胞外液、储存脂肪等,以及妊娠产物胎儿、胎盘、羊水等。充足的热能是保证孕妇健康和胎儿正常发育的基础,只有在热能供给充足的基础上,蛋白质等其他营养素才能正常的用于组织合成。孕期应增加供给热能的数量,通常是按母体和胎儿组织增加的蛋白质、脂肪、碳水化合物的能量当量以及这些组织增加带来的能量消耗并考虑食物特殊动力等因素而计算的理论值,总计 80000kcal。根据这一数值提出妊娠中后期每日应增加供给300kcal 热能。但近些年来各国的调查资料表明,这一数值可能过高地估计了孕期的能量需要,实际数值并不需要如此之多,绝大多数孕妇整个妊娠期仅需 60000kcal。我国对城市轻体力劳动孕妇孕中、晚期的调查结果表明,平均每人每日摄入热量为 2350~2450kcal,仅较未孕时的 2300kcal 多摄取 50~150kcal。妊娠期热能需要量的增加是随孕周的增加而递增,妊娠早期基础代谢率与孕前基本相同,不必额外增加热能供给,我国认为妊娠中晚期热能的每日膳食供给量(recommended dietary allowances,RDA)需增加 200kcal。热能不宜摄入过多,过多的热能可致孕妇体重增长过重和胎儿出生体重过大,会增加难产的机会。当然热能摄入也不可过低,孕期热能不足可影响胎儿正常发育,孕中晚期的热能供给应以每周控制母体体重增长在 0.3~0.5kg 为宜,同时应注意三大产热营养素所占比例要适宜。乳母对热能需要量的增加与产奶量有关,人乳含热能约 70kcal/100ml,由母体热能转变为乳汁热能的效率约为 80%,因此每产生 100ml 乳汁大约需 90kcal 热能。营养良好时乳母的日泌乳量自产后开始持续增加,2 周时达 400~500ml,4~6 个月达 800~1000ml,7 个月时达峰值约 12000ml,9 个月后逐渐减少。若以每日 850ml 计,则需消耗母体约 800kcal 热能,热能不足时乳汁数量及其中脂肪含量明显降低,从而影响婴儿的正常发育。乳汁中的热能来源除膳食外,还可动用储存脂肪,分娩时母体大约有 4kg 的储存脂肪,可以补充泌乳所需热能。我国乳母的 RDA 较孕前增加 800kcal,但近年我国对乳母营养调查结果显示,多数达不到此量,应进一步研究。

2. 蛋白质。蛋白质对维持胎儿的正常发育极为重要,孕期蛋白质供给不足,可能会导致胎儿发育迟滞并影响中枢神经系统的发育。胎儿体内合成蛋白质所需的氨基酸,最初因缺乏氨基酸合成酶,而完全依靠母体供给。也就是说,对胎儿来讲,最初合成蛋白质所需氨基酸均为必需氨基酸,待肝脏发育成熟后才能逐步合成部分氨基酸。胎儿体内尚不能合成的氨基酸,必须继续由母体供给。直到出生后,对婴儿来说,除成人的 8 种必需氨基酸外,组氨酸仍是必需氨基酸。给孕鼠足够的热能,但限制蛋白质摄入,可使仔鼠出生体重、身长、肝重、肾重均降低,心、脑、胸腺等组织的细胞数目减少。这些缺陷即使在生后喂高蛋白饲料也不能恢复,饲料中缺少一种必需氨基酸亦可造成上述结果。此结果也提示了孕期蛋白质营养不良造成的组织器官缺陷可能是永久性的。整个妊娠过程约储留 910g 蛋白质,用于胎儿、胎盘、母体等组织合成,其中约有一半是用于胎儿的组织合成。孕期充足的蛋白质储留,具有防止妊娠高血压综合征(PIH),促进孕妇产后恢复、刺激乳腺分泌和增加泌乳量的作用,从而有利于婴儿的生长发育。妊娠晚期平均每日约需储留 5g 蛋白质,我国妇女妊娠中、晚期蛋白质的 RDA 分别较孕前增加 15g 和 25g。乳母对蛋白质亦有较高的需求,人乳中蛋白质含量约 1.2g/100ml,按每日平均泌乳 850ml,则每日乳中约有 10.2g 蛋白质。膳食蛋白质转变为乳汁蛋白质的效率与其生物学价值有关,一般为 70%。若植物性蛋白质比例大时,转换率则更低。母体蛋白质摄入量可影响泌乳量和乳中蛋白质质量,膳食蛋白质供给不足时,乳汁分泌可明显减少,同时动用母体组织内储存的可利用蛋白质,以维持乳汁中蛋白质含量的稳定。若长期缺乏蛋白质,则乳汁中的蛋白质含量和赖氨酸、蛋氨酸的浓度降低,使乳中蛋白质的营养价值降低。所以向乳母提供质好量足的蛋白质十分重要。我国乳母蛋白质的 RDA 为每日较孕前增加供给 25g。在供给孕妇乳母的膳食蛋白质中,人体利用率较高的动物性和豆类蛋白质应不低于 40%。

3.脂类。脂类对促进胎儿正常发育,尤其是中枢神经系统的发育具有十分重要的作用。脑和神经组织的固体物中约一半是脂类。脑组织的脂肪酸中 1/3 是亚油酸、亚麻酸,在脑发育过程中若无适量的必需脂肪酸,可能推迟脑细胞的分裂增殖。脑细胞的髓鞘生成自胎儿即开始,神经髓鞘的生成需大量饱和脂肪酸,整个妊娠期母体脂代谢远高于未孕时,孕期所需增加的热能中,脂肪几乎占一半。人乳中含脂肪约 3.5g/100ml,其脂肪酸的组成与膳食中脂肪的种类和热能供给情况有很大关系,当乳母热能摄取不足时,乳中的脂肪主要是动用母体储存脂肪,乳汁中脂肪成分与体内储存脂肪类似。当乳母膳食中热能供给充足,摄入植物性脂肪多时,乳中有较多的不饱和脂肪酸,若摄入动物性脂肪多时,则乳中有较多的饱和脂肪酸。1997 年戚秋芬等研究认为,我国乳母乳汁中脂肪酸含量特点为亚油酸含量较高,反映了我国人民以素食为主的饮食习惯。所以孕妇乳母的膳食中应注意供给含有适量饱和脂肪酸和多不饱和脂肪酸的脂类,以满足胎儿、婴儿生长发育和脂溶性维生素吸收的需要。我国孕妇、乳母脂肪的 RDA 为占总热能的 20% ~ 25%。

4.维生素。

(1)维生素 A:维生素(Vitamin A,VitA)又名视黄醇(retinol),它的最主要也是最明显的生理功能在于视觉方面,其次与细胞分化、胚胎发育有关,它还参与人体许多其他生理过程,如精子形成、免疫反应、味觉、听觉、食欲和生长。

妊娠期母体 VitA 和 β - 胡萝卜素水平呈进行性降低,直至妊娠结束。在母亲与胎儿之间通过简单扩散完成 VitA 转运。胎儿 VitA 和 β - 胡萝卜素水平常常略低于母亲的水平。母亲血清 VitA 水平受社会经济水平、胎儿性别和 VilA 供给量的影响。在发达国家,多数妊娠妇女能从膳食中获得需要的 VitA 量。

在发展中国家,VitA 缺乏是明显的公共卫生问题。孕妇的维生素 A 缺乏与贫困人群中的早产、宫内发育迟缓(intra-uterine growth retarded,IUGR)及低出生体重(low birth weight,LBW)有关。另有报道,孕期母亲 VitA 和 β - 胡萝卜素水平下降与先兆子痫伴随发生,1996 年 Ziari 等的研究发现,妊娠晚期妇女无论是先兆子痫组还是子痫组平均血清 VitA 和 β - 胡萝卜素水平均显著地低于对照组。1997 年 Greenberg 等的调查显示孕期严重的 VitA 缺乏与母婴 HIV 传播有关,但也有两者无关的报道。

孕期,尤其是孕早期摄入大剂量 VitA 可引起毒性反应,包括急性、慢性中毒和致畸。致畸作用包括胚胎吸收、自发性流产、出生缺陷和子代永久性学习能力丧失。另据报道,人类婴儿、新生儿先天性肾脏畸形和中枢神经系统发育异常,是由于他们的母亲孕期摄入过量的 VitA 尤其是当剂量超过每天 10000IU 时(3000μgRE)。过量摄入 VitA 导致的损伤还包括耳畸形、颅面畸形、先天性心脏病和胸腺畸形。

母乳喂养的新生儿,其生长发育完全依赖于母乳的营养成分。VitA 也完全由母乳提供。母乳中 VitA 缺乏与新生儿的发病率和死亡率有关。1997 年 Martinez 等人发现,孕晚期血清 VitA 水平低及低 VitA 摄入量的妇女,乳汁中 VitA 浓度也低,这将导致新生儿的 VitA 缺乏。早产及低出生体重儿 VitA 缺乏可影响免疫功能,增加呼吸系统感染机会,体外细胞培养发现,VitA 能促进新生儿单核细胞生成 IgM(丁艳华等,1998)。早产儿在新生儿期适量补充 VitA 对防治感染性疾病有重要意义。

1992 年全国营养调查显示:人群视黄醇当量(RE)摄入不足,即使在高收入阶层也只占我国 RDA 的 78.3%(葛可佑等,1996)。在一些贫困地区,人群体内 VitA 水平有可能缺乏,但相关资料报道甚少。中国西部 40 个贫困县的调查结果显示,有 7% 的被调查妇女认为自己在妊娠期间与妊娠前比有夜间视物不清的现象(颜虹等,1999)。一些膳食调查资料显示,孕期妇女视黄醇当量的摄入只能满足推荐量的 19.36% ~ 67.6%。

由于过量摄入 VitA 可能引起出生缺陷,国际维生素 A 咨询小组(IVACG)推荐孕妇平均每日摄入 650μgRE。IVACG 同意给孕妇每日补充 10000IU 以预防因缺乏维生素 A 而导致的胚胎异常,但仅限于那些普遍有维生素 A 缺乏的地区。一个负责营养补充剂工业的商业协会建议应将孕妇的补充剂限制在每日摄入 10000IU 或以下。摄取平衡膳食的健康人无须用补充剂。据此,美国营养学会、美国临床营养学会和美国营养师协会发表了一项正式的联合声明:营养良好的健康人不必补充维生素和矿物质,除非是在某些特殊情况下,例如,孕妇补充叶酸和铁及新生儿补充维生素 K。

中国营养学会推荐,孕晚期妇女 VitA 的 RDA 为 1000μgRE。

总之,VitA 及其类似物,对视觉、细胞分化和胚胎发育都是必需的,但需要量甚微。过量的 VitA 可导致流产或出生缺陷等。多数妊娠妇女能从膳食中获得需要的 VitA 量。除非十分需要,育龄妇女必须慎用 VitA。

(2)维生素 D:维生素 D(vitamin D,VitD)是 Ca 代谢的最重要生物调节因子之一,为骨骼正常生长所必需。它可由膳食摄入或暴露于紫外光下由皮肤组织的 7 - 脱氢胆固醇合成。因此,只要经常接受足够的日照,VitD 就不会缺乏,也不需要由膳食提供。VitD 在血浆中的主要循环形式是 25 - (OH)D$_3$,胎儿体内浓度随母亲 VitD 摄入量的增加而升高,也随缺乏而降低。各种形式的 VitD 均通过胎盘转运给胎儿。孕期 VitD 缺乏可影响胎儿的骨骼发育,导致婴儿手足抽搐、牙齿生长异常、胎儿佝偻病、出生后佝偻病和母亲骨质软化症。给这些妇女每日补充 10μg(400Iu)的 VitD 可降低相应的发病率。而过量给予 VitD 则可引起更严重的问题,如子代牙齿形成缺陷和主动脉缺损。

孕期 VitD 的需要量并不增加,只要接受足够的日光照射,VitD 缺乏一般较少见,正常的平衡膳食可满足需要量。对日照不足地区,素食者,应考虑补充 VitD。美国的 RDA 为 5~10μg。我国对孕中、晚期妇女 VitD 的 RDA 为 10μg。

(3)维生素 E:维生素 E(vitamin E,VitE)又名生育酚,它的主要生理作用是抗氧化。孕期妇女 VitE 水平随孕周增加而升高,约在妊娠的第 37 周达高峰,分娩后立即下降。1996 年 Senaidy 报道:非孕妇女 α - 生育酚和占 δ - 生育酚的正常值分别为 15.2 ± 1.3 和 1.8 ± 0.2nmol/L,孕期妇女 α - 生育酚增加,在孕晚期达高峰为 19.1 ± 1.6nmol/L,分娩后逐渐降低,而 δ - 生育酚的高峰在孕中期为 2.1 ± 0.2nmoL/L,随后逐渐减少,于产后 1 个月降至 1.5 ± 0.1nmoL/L,恢复至孕前水平。这种现象可能与胎儿生长有关,也可能与妊娠期妇女正常的高血脂有关。

VitE 从母亲到胎儿循环的转运机制尚不清楚。妊娠期脐血浆 VitE 水平约为母亲血浆的 1/3 甚至更低。VitE 缺乏被认为与先兆流产、早产、胎儿宫内发育迟缓和新生儿溶血有关。

VitE 在自然界中普遍存在,由于摄入不足产生的缺乏较罕见。除非有些人对膳食脂肪吸收障碍,引起 VitE 吸收不良,继而导致缺乏。

我国膳食 VitE 的 RDA 为 12mg,VitE 的膳食来源丰富,妊娠期不必额外增加供给量。

(4)维生素 B_1:维生素 B_1(vitamin B_1,VitB$_1$)又名硫胺素(thiamine),主要功能是参与碳水化合物代谢,由于不能在体内长期贮存,故足够的摄入量非常重要。孕期妇女血清 VitB$_1$ 水平较非孕期低。孕期 VitB$_1$ 缺乏时,母体可无明显的临床表现,然而胎儿出生后,可能出现先天性脚气病。妊娠期过量摄入 VitB$_1$ 可导致恶心、呕吐、焦虑和嗜睡,产生这些综合征的剂量往往高于经典的过高剂量水平。

摄入平衡膳食的妇女不必额外使用补充剂。近年来,我国南方一些农村地区,单纯食用精白米的情况增多,致使孕妇发生 VitB$_1$ 缺乏的情况有所增加。我国推荐量为每日 1.8mg,美国为每日 1.5mg。

(5)维生素 B_2:维生素 B_2(vitamin B_2,VitB$_2$)又名核黄素(riboflavin),它是体内多种氧化酶系统不可缺少的辅基,在细胞代谢、呼吸链反应中起着控制作用,直接参与氧化还原反应,并激活 VitB$_6$ 参与尼克酸(VitB$_5$)的形成,与铁的吸收,贮存与动员有关。VitB$_2$ 通过胎盘的确切机制尚不十分清楚。一种假设认为,母血以黄素腺嘌呤二核苷酸(FAD)进入胎盘,分解出 VitB$_2$,释放入胎儿循环,胎儿再从 VitB$_2$ 合成自身的 FAD。孕期 VitB$_2$ 需要量增加,若摄入不足则随着妊娠的进展出现 VitB$_2$ 缺乏。1974 年 Heller 等报告,孕早期 25% 的妊娠妇女出现 VitB$_2$ 缺乏,而在孕晚期则为 40%(谷胱甘肽还原酶法测定)。1986 年黄思齐等对某城市的妊娠妇女进行营养状况调查显示:孕晚期 VitB$_2$ 的摄入量仅为我国 RDA 的 58.5%。高剂量 VitB$_2$ 引起毒性效应未见报道。我国推荐孕期 VitB$_2$ 供给量为每日 1.8mg,美国为每日 1.6mg。应考虑孕期适当增加 VitB$_2$ 的摄入量,尤其在妊娠晚期。

(6)维生素 B_5:维生素 B_5(vitamin B_5,VitB$_5$)又名烟酸(niacin)或尼克酸(nicotinic acid),是辅酶Ⅰ与辅酶Ⅱ的组成成分,除了参与蛋白质、脂肪和 DNA 的合成外,在胆固醇的代谢中也起着重要作用。孕期母亲血清 VitB$_5$ 水平降低,尿中 VitB$_5$ 排泄增加,这可能与孕期血容量和肾小球滤过率增加有关。目前尚无证据表明 VitB$_5$ 降低和排泄增加影响妊娠结果。VitB$_5$ 的膳食供给量应与 VitB$_1$ 保持合适比例,我国推荐量为:孕妇每日 18mg。一般妊娠期妇女能从平衡膳食中摄取需要的 VitB$_5$。

(7)维生素 B_6:维生素 B_6(vitamin B_6,VitB$_6$)人体内有三种具有 VitB$_6$ 活性的化合

物,即吡哆醇(pyridoxine)、吡哆醛(pyridoxal)、吡哆胺(pvridoxamine)。这些物质在体内被磷酸化为辅酶形式,参与酶系代谢,已知有 60 多种酶需要 $VitB_6$。体内许多生化反应与 $VitB_6$ 相关,尤其是对核酸代谢及蛋白质合成有重要作用。孕期母体血清 $BitB_6$ 水平低于非孕期妇女,尿中黄尿酸(二羟基喹啉甲酸,4,8 – xanthurenic acid)排泄量在整个妊娠期间呈进行性增加,至足月时,约达非孕妇女的 15 倍(用色氨酸负荷试验,评价体内 $VitB_6$ 营养状况)。每天给孕妇补充 6~10mg 的 $VitB_6$,可使血中 $VitB_6$ 水平趋向正常。

不同国家推荐的孕期膳食供给量大致较非孕妇女增加 0.5mg,当蛋白质摄入增加时,$VitB_6$ 的供给量也应增加,美国推荐量为每日 2.2mg,我国尚未规定。

(8)叶酸:叶酸(folic acid)参与 DNA、RNA 的合成。孕期叶酸摄入不足的孕妇伴有多种不良妊娠结局,包括自发性流产、先天性畸形、孕期出血、胎盘早期剥离、先兆子痫、胎儿生长抑制、早产和低出生体重。孕期妇女叶酸的吸收并无改变,血浆及红细胞叶酸水平的下降、推测为血容量扩大和肾排泄增加的结果;另外,胎盘富含与叶酸结合的蛋白质,为叶酸的膜受体,使叶酸被主动转运到胎儿,导致胎儿血叶酸较母体高。因此,足月时,总的胎儿和胎盘叶酸盐浓度接近于 0.8mg/100g。妊娠晚期,叶酸的膳食需要量为每天 $470\mu g$,这是根据尿中叶酸分解代谢的产物排出量来估计叶酸代谢更新速率所得到的数据。在一些国家,补充叶酸有使出生体重增加的功效。早在 30 多年前,人们就开始怀疑神经管畸形(neural tube defects,NTDs)与叶酸摄入量低有关。20 世纪 70 年代中期以来,有大量的关于叶酸缺乏和 NTDs 的研究报告,证明叶酸摄入量是 NTDs 危险性的重要决定因素。1997 年 Eskes 认为,围产期补充叶酸能降低 NTDs 的发生及复发,有效的摄入量为每日 $400\mu g$。研究显示,叶酸能部分地预防 NTDs 是因为一部分受影响的妊娠妇女有某种遗传素质,在高激素胱氨酸血(hvperho rnocystine-mia)的作用下,发生了某种基因代谢改变。这种基因代谢缺陷能用叶酸和(或)B_{12} 的治疗来克服。

畸形发生多在妊娠最初 28 天内,而此时多数妇女并未意识到自己已怀孕。美国育龄妇女的一般叶酸摄入量为每日 200~250μg。在计划妊娠时推荐增加叶酸摄入量的策略并不完全有效,因为在美国 50% 以上的妊娠是非计划的,因此,美国疾病控制与预防中心(CDC)推荐所有可能怀孕的妇女每日均补充 $400\mu g$ 的叶酸以降低发生神经管畸形的危险性。增加叶酸摄入量的措施包括教育人们增加经常摄取富含叶酸食物的意识，或每天使用含 400μg 叶酸的补充剂，此两种方法都比较难以实施，并需要长期坚持才能收到效果。美国食物及药品管理局（FDA）已建议在谷类制品中强化叶酸。这样可持续、被动地增加妇女的叶酸摄入量，而主要的担心则是非目标人群也摄入较高量叶酸（>1 mg/d）。叶酸摄入量高可掩盖维生素 B$_{12}$ 缺乏的血液学指标，可能产生不可逆的神经学损害而延误治疗。对孕妇叶酸推荐量各国变动范围较大，从每日的 100μg 到 400μg。WHO 的 RDA 为每日 200 ~ 300μg，总摄入量应不少于每天 350μg 或 7μg/kg 体重，美国的 RDA 为每日 400μg，我国尚未有具体规定。

（9）维生素 C：维生素 C（vitamin C，vitC）又名抗坏血酸（astorbic acid），它对组织胶原的合成、铁的吸收、叶酸的代谢等具有重要作用。孕期妇女血清 VitC 水平降低，足月时的血清 VitC 水平约为孕中期的 1/2。为保证胎儿的需要，即使母体 VitC 含量很低时，脐血 VitC 水平仍较母体高 50%，甚至是母血含量的 2 ~ 4 倍。

孕期 VitC 缺乏在发达国家罕见，缺乏 VitC 的临床重要性还不十分清楚。过量摄入的 VitC 大多数被排泄，大量 VitC 对胎儿的潜在毒性无证据。尽管如此，还是应告诫妊娠期妇女不宜大量服用 VitC，尤其是在孕早期。

孕期尤其是孕晚期妇女血清 VitC 水平与母乳中 VitC 有很好的相关性。1998 年 Ortega 等人的调查显示：孕晚期蔬菜水果低摄入量的妇女其血清中与母乳中 VitC 值均明显地低于高摄入量组。

在发达国家，正常的每日膳食足以满足需要。我国对孕妇推荐的 VitC 供给量由非孕妇女每日的 60mg 增加至 80mg。正常的平衡膳食也能满足我国 RDA 的推荐量。

5. 无机盐与微量元素。

（1）钙：孕期钙（calcium，Ca）代谢非常复杂，而且改变异常显著。这与母体改变和胎儿胎盘机制有关。许多激素参与了钙的代谢，包括人胎盘生乳素、雌激素、甲状旁腺激素、降钙素等。这些激素共同作用，决定了孕期母体的钙水平。在妊娠期妇女血循环中的总钙量逐步减少到比非孕妇女低 5%，接近足月时再次升高。钙泵被甲状旁腺激素相关蛋白（Parathyroid hormone - related protein，PTHrP）的分子碎片激活后，将钙主动转运到胎盘，所以脐血离子钙水平在足月时超过母血水平。

胎儿骨骼系统钙在妊娠第 9 ~ 10 周时开始积累，在 26 周时约 6g，到 40 周时，达到

30g。在妊娠早期,钙累积速率约每日 7mg,妊娠中期达每日 110mg,而在近足月妊娠时达到每日 350mg。低钙摄入是否会对 25 岁以下年轻母亲的骨矿物质含量产生不良影响,以及是否会增加她们后来发生骨质疏松症的危险性尚未得到证实。孕期相对钙缺乏与 PIH 的发生有关。每天补充 2g 钙,可降低先兆子痫、早产、低出生体重、自发性流产的发生率。

孕妇的钙摄入量常低于推荐量。孕晚期妇女钙摄入不足或缺乏,将导致母乳中钙含量降低,进一步影响到新生儿。

牛奶和其他许多食物是膳食钙的主要来源。对于膳食中钙摄入较少(约每日 600mg)的 25 岁以下妇女,推荐的钙补充量为每日 600mg。

摄入高钙不会引起高钙血症,而高剂量 VitD 摄入可导致高钙血症。我国营养学会建议孕中期摄入钙为每日 1000mg,孕末期为每日 1500mg。

(2)铁:铁在水溶液中有亚铁(Fe^{2+})和高铁(Fe^{3+})两种极易交换的氧化形式,这使铁以提供或接受电子的方式在氧化还原反应中起催化作用。大多数功能性铁是以血红素蛋白(heme protein)的形式存在,血红素极易负载氧和卸载氧。血红蛋白是含血红素的重要分子,其功能是运输氧。

铁缺乏和缺铁性贫血是世界范围的最常见的微营养素缺乏病,全球约有 20 亿人患病(1998 Stoltzfus 和 Dreyfuss)。Yip(1997)指出在不发达国家有 30% ~60% 的儿童和育龄妇女患病,Ramakrishnan 等(1999)估计这类国家约有 50% 的孕妇患贫血。中国孕妇缺铁性贫血患病率目前尚无全国资料,部分基于医院临床观察或小样本社区调查的结果显示孕妇贫血比例约在 10% ~85% 之间(1986 王文广等,1994 李诗兰等,1994 吴燕等,1995 马沛然等,1996 王玲玲,1997 徐广飞等)。颜虹等(1999)对陕西省白水、合阳县进行的贫血调查结果表明,37% 的 20 ~30 岁农村未孕、未哺乳妇女患贫血。据此判断,该两县孕妇的贫血患病率会更高。缺铁性贫血影响人的工作能力、行为、智力发育、体温调节、免疫与抗感染能力、铅中毒等。许多研究揭示妊娠期贫血与早产、低出生体重及死胎可能有关(1986 Murphy 等,1996 Yip 等,1999 Scanlon 等)。

铁缺乏可通过增加膳食铁含量和其生物利用率来预防。动物肝脏、全血、肉、鱼、禽是铁良好的食物来源,富含抗坏血酸的食物可促进铁吸收。美国推荐孕妇铁的 RDA 为 30mg/d,我国为 28mg/d(1990 中国营养学会)。Yip 等(1996)认为此摄入量一般不能由膳食铁来源满足,建议通过铁补充剂实现。

(3)锌:自1938年发现碳酸酐酶是一种锌依赖酶以来(1940 Keilin等),锌(zinc,Zn)已被证明与大约200种酶的活性有关(1996 Tamura等),当锌被除去后,所有这些具有催化作用的酶的活性就明显下降(1996 Cousins等)。锌有三种功能即催化、结构和调节功能(1996 Cousins等),与人体免疫、神经与内分泌调节、感觉以及基因表达有关(1986 Hambidge等,1991 Chandra和1993 Vallee等)。锌对人体尤其是对胚胎的正常发育起到了重要作用,孕妇锌缺乏可能会导致不良妊娠结局诸如流产、死产、胎儿宫内发育迟缓等(1996 Tamura等)。因此,锌被认为是妇女孕期重要的营养素之一。

人体内锌含量约为1.5~2.5g,此水平靠每日吸收的5mg锌来维持(1996 Cousins等)。虽然内源性分泌与膳食摄入是体内锌的两个来源,但机体锌平衡是靠对膳食摄锌的适应来调节。世界卫生组织、美国推荐孕妇的锌RDA为15mg/d(1989 National Research Council等,1996 WHO),而中国营养学会(1990)推荐锌的RDA为20mg/d。然而世界大多数地区孕妇锌的膳食摄入量远远不足(1996 Tamura等,1996 Cousins等)。从可查阅的文献中发现,仅有一项对20名妊娠晚期日本妇女的研究结果表明,日平均锌摄入量为22mg(1996 Tamura等)。一项调查说明,美国女子摄入的锌为其RDA的81%,其他多数研究报道的估计摄入量范围为RDA的47%~67%(1990 Moser~Veillon)。有4项研究显示素食孕妇平均锌摄入量为8mg/d,另有27项关于非素食孕妇的研究表明平均锌摄入量为10mg/d(1996 Tamura等)。

膳食锌减少被认为可引起生长缓慢,目前对这一观点的看法不甚一致,但一些学者认为这可能与研究方法不规范有关(1996 Tamura等,1996 Cousins等)。在全球不同国家与地区已进行的41项研究中,有22项结果指出母体锌水平与婴儿出生体重有关(1996 Tamura等),而其余的研究并未发现相关关系(1996 Cousins等)。给母亲每日补锌4.5~45mg的9个干预实验也未得出一致结论(1996 Cousins等)。1995年Goldenberg等人以低血浆锌浓度为条件,选择处于低出生体重高危的美国低收入妇女,提供25mg/d锌使血浆锌水平升高,可显著地增加婴儿的出生体重、头围、臂和股骨长度以及肩胛下皮褶厚度。当孕妇摄入9mg/d锌时即可达到正平衡(1985 Topper等,1988 Campbell等)。当补锌达13mg/d时,妇女生殖能力得到改善(1995 Goldenberg等)。当补锌达15mg/d时,可满足孕期的需求。特别是对大量吸烟、滥用药物、多次妊娠及孕期患有缺铁性贫血并治疗的孕妇应补锌达 15mg/d（1996 Cousins 等）。

（4）碘：碘（iodine，I_2）是合成甲状腺素的主要原料。而甲状腺素可促进蛋白质的合成，并促进胎儿生长发育。孕中期开始基础代谢率增高，反映甲状腺素增加和碘的需要量增加。母亲碘缺乏可致胎儿甲状腺功能低下，从而引起以严重智力发育迟缓为标志的克汀病。甲状腺素对大脑的正常发育和成熟非常重要。克汀病的其他特征表现（如聋哑、身材矮小和痉挛）取决于甲状腺功能低下发生的妊娠阶段。当甲状腺功能低下发生在孕晚期时，神经病学损害不如发生在孕早期那么严重。在妊娠的初 3 个月，通过纠正母亲的碘缺乏可预防克汀病。WHO 估计，全世界有两千万人患有因母亲碘缺乏所致的大脑损害，其 IQ 值可能损失了 10。WHO（1996）指出通过补碘来预防，它推荐的妊娠期和哺乳期碘摄入量为 200μg/d。美国育龄期妇女除了由碘盐摄入的碘外，平均摄入量约为 170μg/d。我国营养学会推荐孕中、晚期碘摄入量为 175μg/d，哺乳期为 200μg/d。

（5）铜：铜（copper，Cu）对于 Hb（Hemoglobin）合成和其他重要酶的功能是必需的。约95%的铜与血浆铜蓝蛋白结合，5% 与血浆白蛋白结合，后者供给组织 Cu。血 Cu 水平的升高是通过增加血浆铜蓝蛋白而引起的，这种情况可能是由于内源性雌激素的增加，因为已知口服避孕药具有相似的影响。在动物铜缺乏大鼠的子代可观察到有异常的脑、毛发和皮肤发生。在人类，母亲低 Cu 水平与子宫内胎儿死亡有关。

关于 Cu 缺乏和过量的妊娠结局尚无一致的研究结果。一项研究显示，Cu 对早产、胎膜早破可能起一定作用。脐血 Cu 浓度与出生体重有关，早产婴儿血清 Cu 和 Zn 浓度明显地高于足月婴儿，早产婴儿的母亲血清 Zn 和 Se 无变化，而 Cu 浓度显著高于足月新生儿母亲。目前严重的 Cu 缺乏稀少，我国尚无推荐的孕期供给量。

（6）镁：镁（magnesium，Mg）是地球上最丰富的微量元素之一。Mg 缺乏与神经肌肉症状、心律失常、孕期吸收紊乱等有关。一些研究报道，孕期补充 Mg 能改善围产期结果，即减少先兆子痫和早产的发生。

（7）铬：铬（chromium，Cr）在脂肪酸和胆固醇合成中具有一定的作用。其通过增加胰岛素对细胞膜受体的亲和力，在碳水化合物代谢中是必需的，Cr 可与氨基酸形成复合物，以便构成葡萄糖耐量因子。母亲 Cr 缺乏可能导致妊娠糖尿病。妊娠期 Cr 的需要量平均每日 10～60μg，尚无证据显示妊娠期必须补充 Cr。

（8）锰：锰（manganese，Mn）组成线粒体－能量－酶系统，它也是骨骼系统黏多糖生物合成的必需品。在动物，产前 Mn 缺乏与产后不协调（uncoordination）、共济失调（ataxia）、平衡（eguihbrium）缺乏有关。孕期 Mn 的作用还不十分清楚，人类 Mn 缺乏的征象尚未得到证实。

（9）硒：硒（selenium，Se）是体内抗氧化系列酶的组成成分，还参与其他酶的功能。硒单独作用对妊娠结果的影响研究尚未见报道。它往往与其他元素共同作用。有资料报道，低出生体重儿脐血清的平均硒浓度低于出生体重正常的新生儿。早产母亲的血浆锌、硒水平无明显不同，但铜浓度明显增加。在硒、碘均缺乏的地区，孕妇及胎儿的血硒水平均较低，硒－脱碘酶的发现，有理由认为硒在加重碘缺乏，引起智力发育迟缓方面起着重要的作用。

硒的供给量曾被许多国家学者报道过，美国每日硒的最低安全需要量约为 $50\mu g$。

不同机构推荐的孕妇、乳母每日膳食中营养素供给量见表 8－1。

表 8－1　不同组织推荐的孕妇、乳母每日膳食中营养素供给量

	中国（1988）			WHO		美国（1989）		
	孕中期	孕晚期	哺乳期	孕后半期	乳母前 6 个月	孕妇	乳母前 6 个月	乳母后 6 个月
热能*（Kcal）	2900	2900	3500	2550	2750	—	—	—
蛋白质*（g）	95	105	105	54	65	60	65	62
钙（mg）	1000	1500	1500	1000～1200	1000～1200	1200	1200	1200
铁（mg）	28	28	28	—	—	30	15	15
锌（mg）	20	20	20	—	—	15	19	16
硒（μg）	50	50	50	—	—	65	75	75
碘（μg）	175	175	200	—	—	175	200	200
视黄醇当量（μg）	1000	1000	1200	750（VitA）	1200（VitA）	800	1300	1200
维生素 D（μg）	10	10	10	10	10	10	10	10
维生素 E（mg）	12	12	12	—	—	10（α-TE）	12（α-TE）	11（α-TE）
硫胺素（mg）	1.8	1.8	2.1	1.0	1.1	1.5	1.6	1.6
核黄素（mg）	1.8	1.8	2.1	1.5	1.7	1.6	1.8	1.7
烟酸（mg）	18	18	21	16.8	18.2	17	20	20
抗坏血酸（mg）	80	80	100	30	30	70	95	90

续表

	中国（1988）			WHO		美国（1989）		
	孕中期	孕晚期	哺乳期	孕后半期	乳母前6个月	孕妇	乳母前6个月	乳母后6个月
叶酸（μg）	—	—	—	400	300	400	280	260
维生素 B_{12}（μg）	—	—	—	3.0	2.5	2.2	2.6	2.6
维生素 K（μg）	—	—	—	—	—	65	65	65
维生素 B_6（mg）	—	—	—	—	—	2.2	2.1	2.1
P（mg）	—	—	—	—	—	1200	1200	1200
Mg（mg）	—	—	—	—	—	320	355	340

注：以成年女性中等体力劳动的供给量为基础进行的计算。

第二节　围产期的食品卫生

食品中的某些有害因素可能通过胎盘及乳汁传给下一代，影响子代的生长发育，严重时使子代发生先天疾病或畸形。所以，围产期的妇女不仅要重视食物的合理搭配满足对热能和各种营养素的需要，而且要注意食品卫生问题。本节着重讨论食品中常见的有害因素对孕妇、乳母及子代的危害及其预防。

一、常见的食品污染物

1.霉菌。霉菌在自然界广泛存在，大多数对人体无害。但某些霉菌的产毒菌株污染食品后，在适宜的条件下可产生霉菌毒素，可作用于机体的各个系统和器官，其表现形式为急、慢性中毒、致癌、致畸、致突变等。如黄曲霉毒素，除有很强的毒性和致癌性外，还可使母畜不孕或产仔少，黄曲霉毒素 B_1 可使胎鼠死亡及发生畸形。红色青霉毒素其毒性亦较大，而且有致突变性、胚胎毒性及致畸性。玉米赤霉烯酮除引起人类急性中毒外，还可使禽与啮齿类动物发生雌性激素亢进症，引起动物不孕和流产（1994陈炳卿主编）。

2.N-亚硝基化合物。N-亚硝基化合物在腌制的动物性食品特别是不新鲜食品的腌制品、霉变食品、油煎咸肉以及直火烘干大麦芽所制的啤酒中含量较多。N-亚硝基化合物具有强烈的致癌性，可诱发各种动物及各种器官组织的肿瘤，而且也可通过胎盘和乳汁使子代致癌。除此之外还有致畸作用与胚胎毒性(1994 陈炳卿)。

3. 苯并(a)芘。苯并(a)芘主要由各种有机物如煤、汽油及香烟等不完全燃烧而来。烹调加工食品时,烘烤或熏制直接污染食品且高温加热造成热解、热聚也可形成苯并(a)芘。苯并(a)芘具有致癌性和致突变性并可经胎盘使子代发生肿瘤、胚胎死亡及仔鼠免疫功能下降(1994 陈炳卿)。1995 年 Kristensen 报道,苯并(a)芘使仔鼠生育能力也受到影响。

4. 农药残留。食品中农药残留对人体健康的影响日益受到人们的注意。而且有些农药在体内有明显的蓄积效应,特别当母体在妊娠及授乳时,有毒化学农药在体内超过常量的聚集有极大的危险性。往往化学农药及其代谢产物的浓度尚未引起母体中毒时,却已能出现特殊活性,对生殖机能产生影响;化学农药也可通过胎盘屏障,对发育中的胚胎或胎儿产生各种各样的影响,同时也不可忽视农药会经由母乳对乳儿发生作用。

总之,围产期妇女摄入的食物应为新鲜、无霉变、无农药残留的绿色食品,尽量少食腌制和熏烤食品,多食蔬菜、水果,提高维生素 C 及胡萝卜素的摄入量以阻断亚硝基化合物在体内的合成。

二、咖啡因

咖啡因是神经内分泌、心脏和血管的兴奋剂,可引起心动过速、血压升高,减少子宫和绒毛间血流。妊娠可降低咖啡因的代谢速率。咖啡因的半衰期在妊娠中期为 7 小时,分娩期为 10.5 小时,而非妊娠妇女为 2.5～4.5 小时,咖啡因可穿过胎盘到达胎儿,胎儿的咖啡因半衰期不明,但未成熟的早产儿及足月新生儿大约为 4 天(1992 Dlugosz)。

1994 年 Sivak 等实验证明,咖啡因使实验动物的子代生长停滞和产生畸形。Fortier(1993)对 7025 个单胎活产新生儿进行回顾性调查结果显示,咖啡因增加宫内生长受限的危险性。1993 年 Mills 对受孕 21 天的孕妇 431 人进行前瞻性研究,调查了其咖啡因的摄入情况和暴露于胎儿生长受限的因素与妊娠结局,在单因素分析中,消耗咖啡因最多的组(>300mg)婴儿体重和头围低于 10 个百分位点的比例较高。

咖啡因还可分泌于母乳中,被婴儿吸收,如果一个母亲每天饮 6～8 杯以上含咖啡因的饮料,其婴儿体内所蓄积的咖啡因足以引起失眠、好动症状等。

为避免对胎儿和婴儿的影响,建议在妊娠期及哺乳期少喝或不喝含咖啡因的饮料。

三、酒精

Lewis(1994)指出,美国每年大约有1200个出生婴儿伴有胎儿酒精综合征,包括产前和产后生长迟缓、中枢神经系统缺陷、面部异常及其他出生缺陷的发病率增高。孕妇每周摄入含25.5~136g纯酒精的酒时,胎儿酒精综合征的发病率为10%,而每周摄入量大于136g纯酒精时,发病率为30%~40%。美全国癌症协会(1996)报告,孕妇饮酒(包括啤酒和含酒精的饮料)可使孩子患白血病和弱智。1998年何旦莎等人应用流式细胞术检测新生1天的大鼠大脑、小脑和脑干脑细胞的增殖特性,以观察大鼠在妊娠期间喂以含酒精食物对其新生仔鼠脑细胞增殖的影响,提示酒精干扰新生仔鼠脑细胞增殖,这可能是导致"胎儿酒精中毒综合征"患儿智力和行为受损的病理机制之一。

流行病学调查结果显示,孕妇酗酒,其孕期合并症如胎盘早剥、羊水感染、胎粪污染等比非饮酒者高,流产、围产期死亡(死胎或死产)的发生率增加,而且尿锌排出量增加、导致母亲及胎儿锌缺乏。

综上所述,酒精对孕妇和胎儿有多种影响,因此孕妇在整个妊娠期不应饮酒。

第九章 开展围产期保健

关于如何开展围产期保健在世界一些国家有一套较好的办法。但具体到我们国家不一定适用。我们应根据我国的情况，从实际出发来做好这项工作。也就是在现有的基础上，适当地加以整顿和提高，逐渐达到国际水平。更具体地说，妇女保健和新生儿保健没有开展的，要开展起来，已开展的要充实内容和提高质量。对胎儿保健也应迅速开展。如何做好围产期保健，有以下几点意见。

一、妇幼卫生工作搞好协作

当前产科医生只负责产妇，儿科医生只负责离开母体的新生儿。对怀孕着的胎儿保健则重视不够。要开展围产期保健、妇女保健工作，保健的对象就不仅是妇女和孕妇了，而且必须包括胎儿。儿童保健工作者的对象不仅是离开母体的新生儿、婴幼儿和儿童，而且也应包括胎儿。对于围产期中的孕期和分娩期保健，产科工作者起着决定性的作用。当前我国有些地区已经实行计划生育、妇女保健、新生儿保健以及儿童保健一条龙的做法。而且有些城市在卫生保健组织中，已经把市一级的妇产科医院、儿童医院、区一级综合医院的产科、儿科以及各街卫生院中的妇幼医生，在农村具有县一级的产科和儿科，乡镇一级的妇幼医生和乡村医生组成一体。把计划生育、孕妇保健和新生儿保健统一管起来形成妇女保健和儿童保健的三级网，这是开展围产期保健的有利条件，在没有这样组织的地区也应考虑成立。成立后要有配合，还要有一条上下结合的管理制度。另外，也要有层层把关的业务指导和监督。开展围产期保健在我国这样优越的社会主义制度下是完全可能的。

例如，妇女一旦被确诊怀孕以后，产科应给予"孕产妇保健手册"。孕妇要负责保管，不得遗失。手册内容包括姓名、住址、工作单位、末次月经、预产期等；还有孕期检查、初诊日期、孕周、既往史、家族史、一般心、肺等内脏检查、基础血压、合并症、化验检查、妇科检查、骨盆测量等。还有复查记录、分娩记录、产后记录以及产后42天检查记录和新生儿发育情况等。孕产妇持保健手册在孕后 3 个月到所属单位进行检查,临产时必须持此手册到所属医院分娩。接受孕妇住院分娩的医院应负责在手册内填写分娩时情况记录,出院时再交给产妇。并给产妇一本"给新生儿家长的一封信"。产妇出院后,将手册交所住地区卫生院以便于基层进行产后访视,最基层的妇幼医生收回"手册"进行保管,待产后 42 天检查完毕,再进行分析、总结。在产妇出院阶段,一般是产后和新生儿访视同时进行,也可以以脐带脱落为准,脐带脱落前由产科负责访视,脐带脱落后由儿科负责访视。但最好统一由妇幼医生一并负责。访视新生儿时要采用"新生儿访视记录单",并填写"新生儿出生卡"。如果是死产、死胎以及新生儿死亡后,应填写"新生儿死亡卡",出生卡和死亡卡可用不同颜色来区分。如出生卡是粉红色的,死亡卡是白色的。再在死亡卡的一角按年龄分组,以便于分析和总结。

总之,从怀孕到分娩、产后以及新生儿层层都要有人负责,事事都要有记载。随时发现疾病,应及时给予处理和治疗。这项工作是复杂而且需要仔细对待的。业务上有分工,也要有合作。这都由产科三级和儿童保健三级管理来保证。妇幼工作必须搞协作。目前有的城市,在市一级的产科和儿科除去解决区一级的疑难问题外,还成立了协作组,组织讲座培训,共同搞有关围产期的科学研究。当地第三级(地区卫生院)的妇幼医生不仅负责产科又要负责儿科。如产前检查、分娩、产后和新生儿访视等。发现问题能及时处理和治疗。必要时再进一步向区级单位反映,区级单位不能解决时再向市级反映。在农村虽然产前检查、接生以及产后、新生儿访视都由当地的接生员一人来承担,但也应有相应的记录。一旦有不能处理和治疗的情况,便于及时地反映给上级医疗机构。城市卫生院和农村乡镇卫生院的妇幼医生的工作内容包括:宣传、指导、处理和治疗。同时还要指导各地区群防员和乡村医生,起着技术把关的作用。他们是开展围产期保健的骨干力量。

二、调查研究和学习实践相结合

通过对本地区的调查,从中可以发现问题。解决问题,使工作有的放矢,从而推动工作不断地前进。如儿童的死因调查,重点可在 3 岁以下,为了解决更多地围产期中存在的问题,不妨把死因调查重点放在 1 周岁以内的婴儿。1 岁以内的婴儿又可以新生儿为重点,新生儿中又以 7 天以内死亡为重点,从中找出问题的关键,做好围产期保健。

调查研究的另一个目的,是为了在我们开展一段工作后,作为前后对比的基本材料。工作质量的鉴别必须有赖于比较,没有比较就没有鉴别。

开展任何调查都要制订计划,包括目的、内容、措施、方法和时间、人员安排及地区范围等。经过调查资料的分析,肯定成绩,找出工作中存在的问题。例如,产科质量、漏报问题等,一个一个地来解决,逐年比较或不同年度同季节比较,这对工作是大有好处的。

我国广大农村,由于比较普遍地使用农药,有些女同志不可避免地会接触这些农药。另外,我国工业也正在蓬勃发展,女工人数也占相当大的数字。所以有条件的工厂保健站,在开展计划生育、女工保护的基础上,应该结合本厂具体情况开展物理因子、化学因子、生物因子对孕妇、胎儿不利影响的调查研究。根据调查的结果,采取相应的措施,对开展女工和婴儿保健工作是有好处的。

围产期保健不是一个新生事物,它是随着人们在努力降低婴儿、新生儿死亡率的过程中逐渐被人们重视起来的。我们对这方面的问题刚刚有所认识,工作做得还很不够,国外对这项工作在近十几年来已经重视起来,而且有了一套经验,可供我们参考借鉴。对于开展围产期保健随之而来的问题,就是要求我们继续学习。学习方法可以由有关业务部门组织层层培训,还可以学习兄弟单位和有关同志的先进经验,也要重视学习书本上的知识。妇幼卫生工作是一门技术性很强的工作。目前广大群众卫生知识水平已在不断的提高,因此,要求我们必须更好地掌握好业务知识。要学习基础理论,学习临床知识,唯有经过努力学习,反复实践,才能提高技术水平,搞好工作。

三、开展遗传咨询门诊

由于围产期保健的发展,在很大程度上加深了对胎儿时期的研究,从而可以在出生前对胎儿的部分疾病做出诊断。根据美国 1955～1967 年统计 15 岁以下儿童的 10 多种主要死亡原因中,原来未列入主要死亡原因的遗传性疾病,已迅速上升到第二位。在日本,1 岁以内婴儿的死亡原因中,遗传性疾病占第一位。天津市中心妇产科医院 1974～1978 年报道先天畸形在新生儿中占第二位。由于细胞遗传学研究有了飞速的发展。现在已有很多简便的显示和研究人染色体的技术方法,最常见的有:微量末梢血培养、羊水培养、皮肤培养和直接观察骨髓细胞等。目前最常用的,甚至已经列入高龄产妇常规检查之一的就是在闭经16周后通过羊膜穿刺术,收集羊水进行培养和核型分析,以明确诊断一些遗传性疾病。如先天愚型(Down's综合征)、先天性卵巢发育不全(Turner's综合征)、先天性睾丸发育不全(Klinefelter's综合征)等。也可以通过羊水中胎儿甲种球蛋白的测定来初步筛选胎儿的神经管发育缺陷,还可以通过测定羊水中某些酶的缺乏来筛选遗传性代谢性疾病。各种染色体异常和代谢异常性疾病,一般都是在受精时便已形成。因此,在妊娠期根据羊水细胞的染色体分析和酶的生化分析,判断胎儿是否有先天异常是可能的。遗传性疾病都是不能从根本上治愈的。虽然遗传性代谢性疾病中的苯丙酮尿症、半乳糖血症早期可以通过饮食疗法来保护智力,然而有的患儿在出生时即已表现出白内障和肝硬变,所以从预防医学和计划生育的观点来看,出生前胎儿疾病的诊断是具有根本性的主要意义。可以在产前明确诊断后通过终止妊娠来达到预防的目的。

(一)对下列人应开展咨询门诊

1. 当生下的小儿患有某种遗传性疾病时,双亲渴望知道今后再生育时会怎样。

2. 一对未婚男女,其中一方或亲戚患有遗传性疾病,他们担忧是否会给未来的小儿造成潜在的遗传危险。

3. 近亲已经结婚了,双方想知道这对未来的小儿有无影响。

4. 有重复发生流产、死胎或不育的历史,尤其是自然流产中50%都是因为胚胎患有严重的先天异形,所以在出生前要了解孕母是否可能再分娩异常儿。

遗传咨询门诊是围产期保健措施的重要内容之一。从上述情况看,开展遗传咨询门诊是非常必要的。

(二)遗传学的一般概念

从遗传的角度来讲,人体的细胞有两种:一种是体细胞。一种是性细胞也叫生殖细胞。其中性细胞是人体生殖器官所产生的特殊细胞,男性是精子,女性是卵子,精卵结合称为受精,再经过不断地细胞分裂、分化、发育成一个具备亲代(父亲和母亲)遗传性的个体(子代)。

细胞是由细胞核和细胞质两大部分所组成,正常人的细胞核内有46个(23对)染色体。其中第1对到22对存在于所有人的细胞核内,不分性别,叫做常染色体,而第

23 对染色体与性别差异有关,叫性染色体。男子的性染色体由 1 个 X 和 1 个 Y 染色体组成;女子则由两个 X 染色体组成。据此,正常男子和女子的细胞核型分别记为 46/XY(男)和 46/XX(女)。分子表示染色体总数,分母表示性染色体的组成。细胞生长到一定的阶段,在一定的条件下,由一个细胞分裂成两个细胞,这是细胞增殖。经细胞分裂而产生的新细胞,一方面不断代替体内衰老死亡的细胞;另一方面在机体创伤修复的过程中起重要的作用。生殖细胞由睾丸和卵巢中的原始生殖细胞以有丝分裂方式进行增殖,生殖细胞的成熟分裂是减数分裂,二次减数分裂中细胞分裂二次,但染色体只复制一次,最后成熟的精子或卵细胞的染色体数仅为原来的一半,故称为减数分裂。正常染色体配对的两条索状物,平行排列。除男子的性染色体外,两者是完全相同的。当形成两个配子(精子和卵子)时,所有染色体从配对中分离开来,平均地分配在两个配子里,故配子里的染色体数恰好为体细胞的一半。换言之,当女子的一个卵母细胞分裂为两个卵子时,它们就都含有同样的 X 性染色体。而男子的精母细胞分裂时,产生两种不同的精子,一种含 X 性染色体,一种含 Y 性染色体。当配子结合起来形成合子(受精卵)时,二者染色体在一个细胞核内重新配对排列,或是 46/XY(男)或是 46/XX(女),二者的机会相等。

由于种种原因,在形成配子时,某一对或某几对染色体可以不分离,故某些配子的染色体可能比 23 多,有些则比 23 少。这时所形成的合子中,某个或某些染色体就不是配对成双的,而可能是多一条而为三体(三体性),或者少一条(单体性)。此外,染色体重新排列时,它的某一部分可以断裂丢失,也可以多获得一部分,可以倒位,甚至一个染色体的一部分同另一个染色体的一部分相互易位。

每一个染色体上都含有数以万计的基因,成为遗传的物质基础,能直接或间接地调节和控制着细胞的新陈代谢,特别是蛋白质的生成。从化学组成上看,基因是去氧核糖核酸(DNA)的片段。基因决定酶,酶决定代谢作用,代谢作用决定各种遗传性状。因此染色体畸变可能产生一系列代谢改变。所以亲子之间必然有相似继承之处。例如,亲子之间在面型、身材、发型,甚至于音调、笑容都可以有相似之处,这种相似之处就是遗传性。但是尽管亲子之间有许多相似之处,却也有很多差异;子代个体之间,又存在着差异,比如子女不完全与父母一样,兄弟姐妹也不完全一样。这种现象叫变异,遗传能在一定条件下维持生物的特性不变,可以保持生物的相对稳定。变异则使生物的性状随内外环境的变迁而发生改变。遗传和变异都是生物普遍存在的现象。

（三）遗传和先天性疾病

人类的遗传有一定的遗传基础，按一定的方式传递给后代的。但也有一些疾病虽然属于先天性疾病，它们是由于在胚胎早期，受到某种环境因素影响。如物理辐射、病毒感染或母体激素异常以及药物影响等使胎儿的发育才引起某些先天性疾病，而不是由父母双方生殖细胞中遗传物质所引起，比如先天性心脏病中的一部分，是由于母亲在妊娠前 3 个月感染风疹病毒而引起的，患儿就不会再传给后代。那么这部分先天性心脏病是属于先天性疾病，而不属于遗传性疾病。同时有一些综合征，如唐氏综合征（Down's syndrome），是属于遗传性疾病，也可以合并先天性心脏病。因此，有些疾病虽然是先天性疾病，但不一定是遗传性疾病。换言之，不能说先天性疾病都是遗传性疾病。有些遗传性疾病却不是一生下来就出现症状的，如杜兴氏肌营养不良，它虽然属于遗传性疾病，但并不是一出生就出现了临床症状的，必须生长到一定年龄之后才会出现症状的。这些疾病虽然不是出生时就有临床表现，但却仍然属于遗传性疾病。

（四）遗传与环境

人类在大自然中总是要和大自然共同存在。遗传性疾病势必存在遗传性和变异性，而事实上遗传性和变异性是一对矛盾，在一定条件下，可以互相转化。遗传性的改变就表现为变异性，而变异性则是使人类产生各种多态性，从而更好地适应于各种自然环境条件。有时环境因素的影响会引起与遗传性状相类似的遗传性状，称为似表型，如胎儿受 X－射线、缺氧、感染、某些药物的影响，以及后天营养不良都可以导致类似遗传性状的侏儒症。因此，我们在临床上往往可以看到同一种遗传性疾病，在每个人身上的表现有很大的差异。有的是由遗传因素而引起，而环境的因素不大，如血友病、半乳糖血症、苯丙酮尿症，还有的由环境因素而引起的疾病如外伤。有的疾病如高血压症、糖尿病、肿瘤等，都有一定的遗传因素作用。但是环境因素的作用往往是促使发病的主要原因。

遗传的基本物质为基因，基因活动势必也脱离不了自然界。一个个体的基因只能决定该个体发育的可能性，但遗传性状却是基因与环境相互作用的结果。在不同环境条件下出现遗传差异，就是人体表现度的不同，在整个人群中，由于民族、地理的差异，其对基因的表现能力也就不同。

（五）疾病在家族中遗传的类型

遗传的变异即遗传物质突然的、飞跃式的出现，这种现象为遗传突变。遗传突变又分为染色体畸变和基因突变。基因突变导致遗传性状的改变就是分子病的发病基础。染色体畸变是包括染色体数目和形态结构的改变，现在不少先天畸形是由染色体畸变所致。

1. 染色体畸变引起遗传病的特征：

（1）带有染色体畸变的个体常表现为智力不足和生长发育迟缓，并且常合并有多发性先天性畸形，这些情况大概由于染色体上基因的综合作用结果。例如，异常的指纹、掌纹、内脏畸形、骨发育畸形等。许多有性染色体畸变的个体，主要趋向于性发育被扰乱。

（2）带有染色体畸变的个体多起源于亲代生殖细胞形成过程的差错，因而亲代的染色体检查常是正常的。

（3）染色体畸变的个体可以从其母体怀孕中期羊水细胞的培养中给予明确诊断，这样就可以及早终止妊娠，防止畸胎的发生。

（4）染色体畸变的病历约占遗传性疾病总体的3%左右。新生儿中约有 1/200 有可识别的染色体异常。在妊娠前 3 个月的流产中 65% 有染色体异常。全部自然流产中约 20% 有染色体异常。

2. 基因突变所致的遗传病。基因突变可以发生在常染色体上，也可以发生在 X 染色体上。可以是显性，也可以是隐性。基因突变是指染色体的基因位点上化学基础的变化，也就是指去氧核糖核酸（DNA）的碱基组成排列顺序的变化。

（1）常染色体显性遗传。只要在机体内存在着有一个决定性的基因，这种疾病的性状就能表现出来（如软骨发育不良）。从家系图中我们可以看到显性遗传有下列特征（见图 9-1）：

第一，患者的双亲中最少有一个是患有该疾病者。

第二，该疾病性状，在其每一代亲属中都有出现（有家族史）。

第三，疾病性状的出现与性别无关。若父母一人是该病患者（有一个异常基因），子女中各一半可能患病；若父母二人都有异常基因，则子女传得的疾病的可能性接近 3/4。

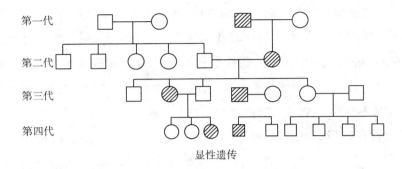

图9-1　显性遗传的家系图示

第四,在近亲配婚与非近亲配婚的子女之间,该疾病的出现率差异不显著。

(2)常染色体隐性遗传。隐性遗传必须在机体内存在两个相同的决定同一性状的基因,这种疾病的性状才有可能表现出来,如小头畸形、苯丙酮尿症等。下面是一个典型的隐性遗传的家系图示。(见图9-2)图中○══□表示近亲配婚。

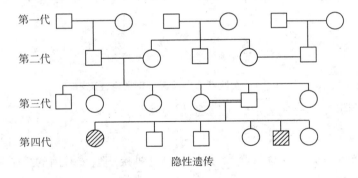

图9-2　隐性遗传的家系图示

常染色体隐性遗传具有下列特点:

第一,患者双亲可以是正常者。

第二,疾病的性状可以不是在每一代的亲属中出现(无家族史)。

第三,疾病的出现与性别无关。若子女中出现一个患者,则下一胎患病的可能性为25%,携带异常基因而不显现疾病的可能性为1/2。

第四,近亲婚配者出现这种疾病性状的机会比非近亲婚配者多。

(3)伴性遗传(性连锁遗传)。这种疾病的遗传与性别有关,故称为伴性遗传,其决定性状的基因是在X染色体上的,故也叫伴X遗传。

①伴性隐性遗传。女性有两个 X 染色体,其中一个 X 染色体存在的隐性基因时,可被遮蔽而表现不出来,因此该疾病的性状就不能表现出来,但该女性对其子代的影响还是存在的(这个 X 染色体还能传给子代),也就是说她是该基因的携带者。而在男性中由于只含有一个 X 染色体,所以当在这条 X 染色体上有这种疾病的基因存在时,就可以有疾病的性状表现出来。这种家系有下列几种不同的类型:

第一,女性是致病基因携带者与正常男性婚配(见图 9 - 3)。这是最常遇见的一种。结果下代子女中一半男性是患者,一半女性携带异常基因(如血友病 A、血友病 B)。

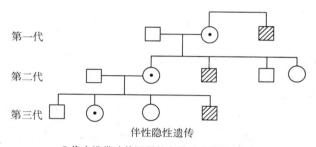

伴性隐性遗传

⊙代表携带遗传因子的女性无疾病表现

图 9 - 3 女性基因携带者与正常男性配婚

第二,患者可在每一代的亲属中出现,但也可隔代出现。

第三,男性患者多于女性患者,疾病的出现与性别有关。

第四,遗传的方式多从母系而来,即母亲是这种疾病遗传基因的携带者。

第五,近亲配婚的后代发病率比一般婚配高。

②伴性显性遗传。显性遗传意味着只要有一个异常基因,性状就能表现出来。凡是出现女性致病基因存在者,那个女性就是患者。伴性显性遗传的疾病有低血磷抗维生素丁性佝偻病。其特点是患者父母必须有一人患病。若男性患者与正常女性配婚,则女性子代都患病。如女性患病与正常男性结婚,则子女各有一半可能患病。症状表现男较女重。若不表现疾病性状的人,就不会有异常。

从以上不难看出要想开展好遗传咨询门诊,不论是产科或儿科医生,都首先必须掌握好遗传学的基础,还要具备细胞学与分子医学的技术,才能按照遗传疾病的发病规律,对患者或有关家属进行指导。

（六）遗传学咨询内容及注意事项

1. 对患者要耐心，仔细地做好家系调查，绘成家谱，弄清该种疾病的遗传方式。但要注意有些病历为散发性。

2. 遗传性疾病在后代中的概率是由精卵子随机结合推算出来的，其可能性，遗传学只能作出大体的预测，不能做肯定或否定的保证。

3. 遗传学咨询应结合计划生育，保证生一个，活一个，壮一个和聪明一个。40 岁以上结婚的妇女，可以动员她不要再怀孕以避免先天畸形的发生。

4. 很多遗传性疾病与近亲结婚有关，应积极宣传避免近亲结婚。

5. 必要时进行遗传学以及分子医学的检验，以便对未出生前的胎儿做出有无遗传性疾病的正确回答。必要时终止妊娠，避免国家和家庭经济上的浪费和精神痛苦。

6. 应当指出，遗传性疾病到目前为止已经发现有数千种，但是能通过遗传学检查而且能够做出产前诊断，达到预防出生目的的疾病却不多。例如，已知遗传性生化紊乱的疾病有 160 种，但是目前能在产前诊断出来的只有 62 种，同时产前诊断也不能大海捞针，要尽可能缩小范围，有的放矢，否则不可能做出正确的诊断。

7. 对后代的预测问题，实际上是概率问题，可用两个水平来说明。

（1）在群体水平上，因为在群体中流传着极少数的致病基因（如血友病、神经纤维瘤等），每一个人得到这些致病基因的机会是相等的。

（2）在家庭水平上，若为常染色体显性遗传，父母的一方有病，则子女患病的概率是 1/2，若为常染色体隐性遗传，父母的表现型都正常，未来的每一个子女患病的概率将是 1/4。

在 X—伴性隐性遗传时，杂合子女性的儿子中有 1/2 患病，而且所有子女中约 1/4 患病。这样医生可以告诉前来进行遗传咨询的双亲，他们将出生有遗传病小儿的概率是多少。至于是否再怀孕，根据其未来的危险性可以自行决定。

四、宣传普及围产期保健

宣传普及围产期保健是能否做好围产期保健的一项重要内容之一。宣传普及围产期保健应分为两个方面：一方面是向妇幼工作人员宣传，只有在提高妇幼人员业务水平的基础上，掌握围产期保健应有的知识，才能为群众做好围产期保健工作。另一方面,以各种形式向广大群众进行有关围产期保健知识的普及教育。使他们自觉地施行一系列的保健措施。

围产期保健的内容很多,计有:孕期保健(包括生理妊娠的规律,病理妊娠的信号等)、分娩保健、产后保健、新生儿保健等。如在孕期保健中应宣传孕妇营养要丰富多样、劳逸结合、睡眠充足、精神愉快。孕妇要了解 3 个月开始定期检查的必要性,衣服要宽舒勿束腰。7 个月以后洗澡不要坐浴。孕妇用药要遵医嘱。尤其是初产妇应从 5 个月开始要经常用毛巾蘸温开水擦奶头,以防哺乳时乳头发生皲裂。孕初、孕末忌房事。产后切勿忘记要避孕等。

总之,宣传教育要通俗、简练,还要有一定的科学性,方能使群众易于接受而且记得牢。

五、健全产前检查门诊和婴幼儿保健门诊

(一)设立产前检查门诊

产前检查的目的是了解孕妇和胎儿的健康情况,采取一系列必要措施,保证孕妇的健康,防止异常分娩,使胎儿顺利地娩出。换言之,产前检查是与未成熟儿、围产期死亡作斗争的有效方法之一。

产前检查的次数:从 3 个月(约 12 周)开始每月检查一次。约 7 个月(28 周)后每两周检查一次。约 9 个月(36 周)后每周检查一次。

产前检查的内容:在初查时,必须了解孕龄、既往史、家族史。全面体格检查包括体重、内脏、四肢、血压以及合并症。妇科检查外阴、阴道、宫颈、子宫和附件并测量骨盆。化验检查尿蛋白(必要时做离心沉淀以及微生物培养)、血色素、血型、出凝血时间等。通过全面检查可以纠正孕妇身体某些缺陷。早期发现可有益于早期诊断和早期治疗。复查时应检查体重、血压、宫底高、股围、胎位、胎心、先露、衔接、浮肿以及尿液等。如果发现某种疾患,不宜继续妊娠时要及早终止。此外,对心脏血液排出量少的母亲,在怀孕后 3 个月避免繁重的工作。这样可以预防母亲和胎儿血循环的紊乱,减少早产。正确选择剖腹产的适应证和时间,对于预防胎儿呼吸、循环紊乱和胎儿脑损伤有重要意义。特别应该提出来的是孕妇体重增加的速度,如超过每周 1.5 斤,即属于病态(正常孕妇妊娠在 4 个月以后平均体重每周增加 1 斤)。以上检查的项目是

当前对孕妇不可缺少的内容。但是特别注意的是第 28 周的检查是对受胎物（胎盘、胎儿、羊水等）全部重新评价的关键时刻。在检查的同时，正是开展卫生宣教的好机会。但是孕妇检查的内容和项目，必须随着围产期保健的开展而不断增添。

在我国很多地区都开展了羊水检查这项工作。尤其是对高龄孕妇（35～38 岁以上）成为产前检查常规的内容之一。羊水是胎儿的附属物之一，羊水中的细胞来自胎儿的脱落细胞。羊水穿刺诊断的时间是妊娠 16～20 周。在耻骨联合上自腹部取羊水 15ml 左右，然后进行接种、培养和检查。羊水检查不仅是对细胞进行染色体的分析，而且还能做较多的生化检查和胎儿性别的鉴定。对疾病的检查目前已不仅限于遗传性疾病，而且也能知道胎儿肺成熟的程度，羊膜穿刺是安全、精确和可靠的。据报道羊水穿刺后的"自然流产率"分别为 1.4% 和 0.85%，与自然流产率区别不大，并且证明无一例胎儿受伤。通过羊水检查可知高龄孕妇（超过 35 岁）胎儿有缺陷者占 2.8%。对羊水中胎儿甲种球蛋白的浓度，有 90% 确诊为神经管缺陷，其胎儿甲种球蛋白（AFP）的浓度为平均值的 3 个标准差以上。Seller 氏认为羊水中胎儿甲种球蛋白的定量无脑儿为 380ug/ml，而对照组为 15.5ug/ml，试验简单而易行。1978 年还有人测定羊水中以卵磷脂与鞘磷脂的比值（Lecithin Sphingomielin）来预测呼吸窘迫综合征，方法简便而安全。

到目前为止，尽管羊水穿刺还不能说是 100% 的没有缺点。但从计划生育和预防医学的观点来看还是应当广泛推行的。

1977 年也有人测定早期孕妇血清中胎儿甲种球蛋白的浓度来诊断无脑儿和开放性脊柱裂。

1976 年有人检查孕妇白细胞内丙酮酸盐激活酶的活性作为胎儿营养不良的指标，活性低时提示胎儿营养不良。

尽管产前诊断的内容和项目不断地在发展，加深了对孕妇和胎儿出生前的了解，但仍要尽快开展有关的检查项目，这是做好降低围产期死亡必不可缺少的任务之一。

（二）婴幼儿健康门诊

婴幼儿健康门诊虽然不属于围产期保健的范围。但是从儿童保健的角度来看，婴幼儿是从胎儿成长至成人的生物体连续发育的过程中不能缺少的一个重要阶段。婴幼儿健康门诊多从生后 42～56 天后开始，定期来门诊检查，建立"婴幼儿健康卡"或

"婴幼儿健康手册",并发给"婴幼儿保健"一书,手册中有描绘小儿生长发育曲线,从中早期发现异常情况以及加副食的程序等内容。在可能范围内,做一些在出生后不久即可发现而且能治疗的先天性代谢疾病的筛选工作,如苯丙酮尿症是一种氨基酸代谢异常的疾患,早期纠正膳食就可以使这个病不发展。其他如半乳糖血症、内分泌中的克汀病,早期发现、早期治疗都可以达到不影响智力的目的。1周岁以内小婴儿在进行健康门诊的同时还可以完成各种基础免疫,宣传卫生、营养、护理和防病等知识,完成一整套的儿童保健工作。尤其对于未成熟儿、营养不良儿以及佝偻病儿,都能按时检查,按时给予矫治。检查时更应细致,次数应增加,使其能迅速地赶上正常儿的发育指标。有条件的地区和单位(尤其是基层卫生院)应该把产后检查和新生儿检查合并起来。城市区街卫生院和农村乡镇卫生院,尤其应积极开展这项工作。

六、产后访视和新生儿访视

孕妇访视和新生儿访视,是孕妇分娩后科学管理的继续,尤其是目前初产妇较多。在确诊怀孕后天津市都发给"孕产妇须知"(附录)和分娩后给予"给新生儿家长的一封信"等宣传小册子,但实际上还远远不能满足孕产妇和分娩后护理新生儿的需要,还要通过实践来解决一些实际问题。因此,产后访视和新生儿访视是非常必要的。在访视当中不仅能掌握所管地区新生儿出生和死亡情况,而且可以根据需要给予具体的护理指导。同时可以早期发现疾病及时给予诊治,避免疾病蔓延。

（一）产后访视

当基层卫生院接到"新生儿出生卡"或"新生儿死亡卡"不出24小时之内,应当进行家庭访视。从"孕产妇保健手册"和产妇口述中,了解孕期和分娩情况,结合检查产妇,如体温、乳房、宫底高低(子宫收缩情况)、会阴(如有侧切,要查清缝合的情况如何)、恶露的色和量、饮食、大小便以及室内清洁和室温等,进行询问和了解,并且做必要的指导和详细记录。访视的次数,可根据具体情况而定,一般多由基层妇幼人员负责。

（二）新生儿和未成熟儿访视

产妇出院时产院赠给"给新生儿家长的一封信"的小册子,以便指导如何护理新生儿、照顾新生儿,并且通过检查以早期发现疾病,早期给予治疗。使其健康成长,从而降低新生儿死亡率。

1. 管理的范围和次数。这需要根据人力,访视的内容和指标要求以及工作人员的业务水平来解决管理的范围和次数。但是为了降低围产期和新生儿死亡,在新生儿出生后 7 天以内和第 28 天,要做新生儿健康小结,其余可根据具体情况增加访视次数。

2. 访视的内容。必须具备有新生儿生理解剖特点的基础知识和了解新生儿的特殊状态,所谓特殊状态,是指新生儿在出生后最初数日内可见到的特殊现象,这些现象虽然接近病理,但还属于生理性。一般在经过一个较短的时间自然会恢复。如生理性体重下降、生理性黄疸,生理性乳腺肿胀以及生理性阴道出血,都无需特殊处理。反之,如果是病理性黄疸,就要及时转院治疗。能否区别正常和异常,是能否访视新生儿工作的关键。

3. 访视新生儿的具体内容。量体温,称体重,必要时量身长,检查皮肤、脐带以及有无疾病等。归纳起来有以下几点:

(1)看。观察新生儿一般情况,包括外貌、表情、皮肤色泽,还要看新生儿居室的卫生状况如通风、室温及室内是否清洁整齐等。

(2)问。新生儿睡眠、哺乳、大小便情况。

(3)检查。对新生儿进行全身体格检查。要注意皮肤有无擦损,颈部、腋下、会阴部的皮肤是否潮湿,有无糜烂。其他处皮肤有无感染、硬肿。检查脐部是否干燥、脱落、有无分泌物、有无肉芽组织增生,如有任何异常情况要及时进行处理。必要时检查心、肺、肝、脾以及生殖器,特别注意的是有无畸形。

(4)宣传。"给新生儿家长的一封信"的主要内容是宣传新生儿的护理知识,但是具体情况还很多,由于一些地区的风俗习惯,常是不科学的,更应加强宣传。尤其要强调喂哺母乳的好处。除在前面已经提到过的,另外,对计划生育也有一定作用。因哺乳能促进催乳激素分泌,而催乳激素分泌增加即可抑制排卵。哺乳还能阻断激素潜在的诱发乳腺癌的机制,这样就可以减少乳腺癌发生率。

(5)护理指导。护理指导示范工作,不论在城市或农村,尤其是对初产妇更要加强这项工作,妇幼工作人员要有耐心和细心,如不论喂哺母乳或牛奶后,都要竖立新生儿,轻拍其腰背,待打嗝后,再轻轻放卧,以免漾奶。一旦漾奶,立即将新生儿侧卧,以免将奶吸入肺部,必须做好示范教会家属和母亲。每次访视后的情况,一律按访视单的要求记录好。

4. 访视时注意的事项：

(1)准备访视新生儿必要的用具,包括秤、测尺、脐带消毒棉制品以及酒精、龙胆紫、消毒棉花棍等。

(2)初次访视新生儿时必须说明来意,检查护理新生儿前要洗净双手,或用酒精棉球擦手,工作人员要戴口罩,态度和蔼,动作要轻柔。

(3)访视程序是先访未成熟儿再访成熟新生儿。

(4)送医送药到户。

5. 小结。新生儿 28 天后,要根据新生儿访视单的内容按季度、年度作总结,分析新生儿生产方式,出生体重、窒息、先天畸形、疾病等。从中计算各类情况的相对数,尤其是出生率、围产儿死亡率,以季度与季度,年度与年度比较,总结分析成绩和经验,以便推动工作前进。

6. 新生儿访视小结指标。这个指标是我们在实际工作中初步摸索的,很不成熟,请参考：

(1)新生儿访视率应为出生率(活产)的 100%。

(2)新生儿 28 天后体重比出生时增加 800g 和 800g 以上者占 80%。

(3)半个月内开始服维生素 D 400～800 国际单位者为 100%。

(4)新生儿期接种卡介苗者应为 100%。

参 考 文 献

1. 陈炳卿主编. 营养与食品卫生学. 第三版. 北京：人民卫生出版社,1994.

2. 丁艳华,王卫平. 维生素 A 对新生儿单个核细胞 IgM 生成能力的促进作用. 中华儿科杂志,1998,36(6):337 – 339.

3. 葛可佑. 90 年代中国人群的膳食与营养状况(1992 年全国营养调查). 北京：人民卫生出版社,1996.

4. 何旦莎,吕明雄. 酒精影响新生大鼠脑细胞增殖的实验研究. 中国优生与遗传杂志,1998,6(3):4 – 5.

5. 何志谦. 人类营养学. 北京：人民卫生出版社,1988.

6. 黄思齐,庞文贞,等. 孕期营养状况与胎儿生长发育关系的探讨. 营养学报,1986,38(1):41 – 46.

7. 李奕,等. 孕期营养对新生儿出生体重的影响. 营养学报,1994,16(3):306 – 308.

8. 李诗兰,武淑英,王凯燕,等. 妊娠期贫血原因分析及贫血对母婴的影响. 北京医科大学学报,1994,26(3):205 – 7.

9. 马沛然,王玉林,王锡鲁,等. 孕妇缺铁情况调查研究. 山东医药,1995,35(11):25.

10. 戚秋芬,等. 母乳中脂肪酸含量的动态变化. 营养学报,1997,19(3):325 – 332.

11. 王朝荣,等. 青岛地区巨大胎儿 458 例临床分析. 中国优生与遗传杂志,1998,6(2):66.

12. 王玲玲,潘季芬. 中医食疗咨询纠正孕妇贫血的疗效观察和效益分析. 上海中医药杂志,1996(8):35.

13. 吴燕,经永春. 妊娠期补充铁剂、叶酸后的血液及临床效果观察. 实用妇产科杂志,1994,10(4):185 – 7.

14. 徐广飞,吴杰,王澍清,等. 中、晚期孕妇营养状况与贫血调查. 营养学报,1997,19(3):316-320.

15. 严仁英. 实用优生学. 第二版. 北京:人民卫生出版社,1998.

16. 张琴,王晓榕,刘皖君. 早产低体重儿血清 VitA 状况及对免疫功能的影响,中国优生与遗传杂志,1998,6(6):89-90.

图书在版编目(CIP)数据

围产期保健宣教概论/乔秋飞编著. —西安:西北
大学出版社,2014.4
ISBN 978 – 7 – 5604 – 3384 – 4

Ⅰ.①围… Ⅱ.①乔… Ⅲ.①围产期—妇幼保健
Ⅳ.①R715.3

中国版本图书馆 CIP 数据核字(2014)第 062094 号

围产期保健宣教概论

编　　著	乔秋飞
出版发行	西北大学出版社
地　　址	西安市太白北路 229 号
邮　　编	710069
电　　话	029 – 88303059
印　　装	陕西向阳印务有限公司
开　　本	710mm × 1000mm　1/16
印　　张	16.75
字　　数	290 千字
版　　次	2014 年 4 月第 1 版　2014 年 4 月第 1 次印刷
书　　号	ISBN 978 – 7 – 5604 – 3384 – 4
定　　价	30.00 元